자세를 바꾸면
인생이 바뀐다

CHANGE YOUR POSTURE　CHANGE YOUR LIFE

옮긴이 최현묵
캐나다 자연치유대학 졸업
네츄로메디카 자연의학 아카데미 대표
현 한국 알렉산더 테크닉 협회(KATA) 회장

옮긴이 백희숙
일본 국립나라교육대학 졸업
미국 ACAT(American Center for the Alexander Technique) 졸업
현 한국 알렉산더 테크닉 협회(KATA) 교사

• 홈페이지 www.alexandertech.co.kr
• 인터넷 카페 cafe.naver.com/acatny
• 페이스북 www.facebook.com/atkorea

Change Your Posture, Change Your Life by Richard Brennan
All rights reserved
Design and typography copyright © Watkins Publishing 2012
Text copyright © Richard Brennan 2012
Korean translation copyright © 2012 by Aquarius Publishing
Korean traslation rights are arranged with Duncan Baird Publishers Ltd.
through Amo Agency, Korea

이 책의 한국어판 저작권은 저작권자와 독점 계약한 물병자리에 있습니다. 신 저작권법에 의해 한국 내에서 보호를 받는 저작물이므로 무단 전재와 무단 복제를 금합니다.

자세를 바꾸면 인생이 바뀐다

1판 1쇄 발행일_ 2012년 9월 15일 | 1판 3쇄 발행일_ 2013년 1월 25일 | 지은이_ 리처드 브레넌 | 옮긴이_ 최현묵, 백희숙 | 펴낸이_ 류희남 | 편집장_ 권미경 | 교정교열_ 김진희 | 펴낸곳_ 물병자리 | 출판등록일(번호)_ 1997년 4월 14일(제2-2160호) | 주소_ 110-070 서울시 종로구 내수동 4번지 옥빌딩 601호 | 대표전화_ (02) 735-8160 | 팩스_ (02) 735-8161 | 이메일_ mbpub@hanmail.net | 트위터_ @AquariusPub | 홈페이지_ www.mbage.com | ISBN_ 978-89-94803-12-8 03510 | 이 책의 어느 부분도 펴낸이의 서면 동의 없이 어떤 수단으로도 복제하거나 유포할 수 없습니다. 잘못된 책은 바꿔 드립니다.

자세를 바꾸면 인생이 바뀐다

CHANGE YOUR POSTURE　CHANGE YOUR LIFE

내 몸의 긴장을 자유롭게 하는 법

리처드 브레넌 지음
최현묵, 백희숙 옮김

물병자리

contents

추천의 글 ··· 8
머리말 ··· 17

제1장 알렉산더 테크닉의 효과 ··· 21
실제 경험 | 통증 완화 | 자세 개선 | 건강 유지 | 스트레스 해소 | 동작 발달 | 자기 계발 | 현재를 사는 즐거움 깨닫기

제2장 알렉산더 테크닉의 기원 ··· 43
유년기 | 젊은 연기자 | 초기 실험 과정 | 첫 실마리 | 중추 컨트롤 발견 | 신뢰할 수 없는 감각 인식 | 지시어 | 알렉산더의 발견 요약

제3장 알렉산더 테크닉의 발전 과정 ··· 57
임상 사례 | 영향을 받은 제자들

제4장 알렉산더 테크닉은 어떻게 이루어지는가? ··· 67
습관적 행동 | 요통 | 나의 이야기 | 의학적 치료 | 대체요법 | 알렉산더 테크닉 수업 | 알아차림 | 재교육 | 행동 패턴의 변화 | 알렉산더 테크닉이란?

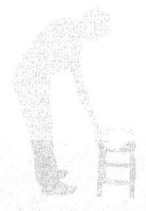

제5장 자세에 대한 이해 … 89
자세 훈련 | 자세의 정의 | 자세에 대한 재정의 | 자세 반사와 근육 | 몸, 마음 그리고 감정의 통일성

제6장 자세와 교육 … 105
강요된 선택 | 알렉산더의 관점

제7장 자세 개선을 위한 비밀 열쇠 … 121
삶은 응급 상황이 아니다 | 서두르는 습관 | 습관을 바꾸기 위한 첫 단계 | 자제심 | 스스로에게 시간을 주어라

제8장 가구가 자세에 미치는 영향 … 135
의자 | 자세가 나빠지는 과정 | 책상

제9장 자세 개선을 막는 보이지 않는 장애물 … 155
육감 | 바디 맵핑

제10장 당신 안의 곡예사 … 173
균형 잡힌 자세를 이루기 위한 비밀, 중추 컨트롤 | 눈 | 서기 | 바르게 서는 방법 | 앉기 | 구부리기 | 앉아 있다가 일어나기 | 서 있다가 앉기

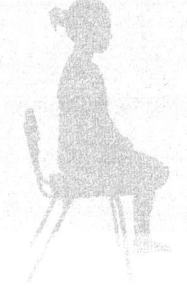

제11장 당신의 내면 관찰하기 … 195

자각 연습 1: 관찰의 시작 | 자각 연습 2: 자기 내면 관찰 | 자각 연습 3: 거울 관찰 | 지시어

제12장 자세와 신발 … 205

신발의 굽 | 신발 밑창의 단단함 | 신발 안의 공간 | 자연스러운 걷기와 달리기 | 새로운 신발

제13장 자세 개선의 첫걸음 … 217

알렉산더 테크닉 수업 | 알렉산더 테크닉 수업 경험 | 세미 수파인 자세 | 세미 수파인 자세의 효과

제14장 자세와 호흡 … 231

호흡과 스트레스 | 호흡 연습 | 호흡의 기전 | 호흡 개선하기 | 목소리와 자세 | 호흡 즐기기

제15장 삶의 균형 회복하기 … 247

자세와 감정 | 현재에 존재하기 | 삶을 위한 철학

역자 후기 … 260
감사의 글 … 263
부록 … 264
용어의 이해 … 266
참고문헌 … 269
알렉산더 테크닉 관련 사이트 … 271

추천의 글

더욱 건강해지는 몸 사용법

고상근(서울대 교수, 동 대학 대학생활문화원 리더십개발부장)

알렉산더 테크닉을 접한 지 벌써 5년이 되었다. 나는 특별히 몸에 이상이 있어서 시작한 것은 아니었다. 1975년부터 명상을 시작했고, 그 후 이것저것 많이 배우던 중 우연히 알렉산더 테크닉을 배우게 되었다. 과거에는 골프, 승마, 요트 등이 재미있었던 때도 있었지만, 지금은 이것이 가장 재미있다. 지금 와서 생각해 보니, 당시 배웠던 골프와 승마가 내 몸을 망가지게 했던 것 같다. 다시 골프나 승마를 하게 된다면 몸이 망가지지 않게, 긴장되지 않게, 정말 재미있게 할 수 있을 것 같다는 생각이 든다.

골프를 배울 때 힘을 빼고 치라는 말을 많이 듣는다. 그 말의 뜻을 이제야 알 것 같다. 지금 나는 프로 골퍼도 가르칠 수 있다. 비록 골프를 잘 치지는 못하지만, 힘을 빼는 법은 누구보다 잘 알고 있기 때문이다. 마찬가지로 나는 노래를 못 부르지만, 성악하는 사람도 가르칠 수 있다. 그리고 그 외의 어떤 운동 분야도, 어떤 예술도 잘 가르칠 수 있다. 왜냐하면 인간의 모든 활동은 몸의 사용이며, 나는 몸 사용에 대한 전문가이기 때문이다.

《자세를 바꾸면 인생이 바뀐다》는 '몸의 사용'을 통해 자세를 개선하고, 육체적·정신적 변화를 이끄는 알렉산더 테크닉에 대해 소개하는 책이다. 처음 이 책을 보았을 때 나는 사실 적잖이 우려도 했다. 사과를 먹어 보지 않은 사람에게 사과 맛이 어떤지 설명하기 어렵듯이 알렉산더 테크닉의 맛을 독자들에게 100퍼센트 전달하기는 쉽지 않을 것이라 생각했던 것이다. 하지만 이 책은 충실한 내용과 풍부한 자료를 담고 있어, 읽는 것만으로도 간접적으로나마 알렉산더 테크닉을 경험하고, 그 특징과 효과를 파악하기에 충분하다.

알렉산더 테크닉은 자세 교정법이라기보다는 몸 사용법을 가르치는 것이라고 볼 수 있다. 세상에는 많은 신체 건강법과 정신 수련법이 있는데, 알렉산더 테크닉은 육체와 정신이 연결되어 있음을 이용하는 방법이다. 그래서 연습을 하면 몸을 사용하는 방법이 바뀌어 육체적 건강이 좋아지며, 그 과정에서 당연히 정신적 건강도 좋아진다. 더욱 나아가서 영적으로 성숙하고 깨달음에 이르기도 한다.

'건강' 또는 '자세'는 누구에게나 중요한 주제다. 건강해야 사업에서도 성공할 수 있고, 건강해야 영적으로 깨달은 사람도 될 수 있기 때문이다. 짧은 인생, 당신은 어떤 삶을 택할 것인가? 이에 대한 해답이 이 책에 있다.

추천의 글

몸이 변화하는 것은 생각이 달라지는 것

정용설(의학박사, 인천산재병원 재활전문센터 소장)

정말 '자세'가 그렇게 중요한 것일까? 정말 이 책 제목처럼 자세를 바꾸면 인생이 바뀔 수 있을까? 개인적인 경험을 바탕으로 이야기하자면, 이 명제는 분명 사실이다. 나의 경우, 생각을 바꾸기 전에는 자세를 바꿀 수 없었고, 생각이 바뀌면서 자세뿐만 아니라 인생이 달라졌기 때문이다. 나는 알렉산더 테크닉을 통해 행동, 생각 그리고 감정에서 자동적이고 즉흥적인 반응을 하던 '습관'을 인지하고 수정하는 법을 알게 되었으며, 이는 나의 인생을 바꾸는 계기가 되었다.

내가 처음 알렉산더 테크닉을 직접 경험한 것은 캐나다 연수 중이던 2007년 겨울이었다. 그 전에 백희숙 선생님의 저서인 《알렉산더 테크닉 - 내 몸으로부터의 혁명》을 읽고 궁금하던 차에 무작정 알렉산더 테크닉 학교를 찾아 나섰던 것이다. 그곳에서 연수 기간 동안 매주 개인교습을 받았고, 한국에 돌아온 후 알렉산더 테크닉 학교가 생긴다는 소식을 듣고 1기 학생이 되어 이제 3년 과정을 마치고 알렉산더 테크닉 교사가 되려고 한다.

나는 의과대학과 대학원을 모범적으로 마쳤고, 재활의학을 전공하고 여러 대학에서 교수로 재직했다. 게다가 운동과 수기치료를 세부 전공으로 연구하고 있어 국내외의 다양한 치료법을 경험했다. 하지만 알렉산더 테크닉처럼 몸과 마음, 자세와 인생을 변화시키는 전혀 새로운 방식의 이론과 실기는 본 적이 없다.

알렉산더 테크닉은 400년 전 데카르트가 이원론으로 몸과 마음을 분리하기 전으로 돌아가 건강한 몸과 마음의 합일 상태를 추구한다. 알렉산더는 100여 년 전 바른 '몸의 사용'에 대한 개념을 발전시켰고, 개인적·사회적 상황을 고려할 때 그의 방식은 현대에서 더 큰 의미로 다가온다.

이 책은 지금까지 읽었던 알렉산더 테크닉 관련 책과 자료들 중에 가장 대중적이며, 가장 쉽게 알렉산더 테크닉을 설명하고 있다. 또한 외국에서 정식 자격을 갖추고 한국 알렉산더 테크닉 학교를 만들어 학생들을 직접 가르치고 있는 최현묵, 백희숙 선생님이 번역을 맡아 자칫 왜곡될 수도 있는 알렉산더 테크닉에 대한 해석에서 완벽하다고 할 수 있다. 알렉산더 테크닉의 기원, 발전 과정, 원리, 연습법은 물론이고, 가구, 신발, 호흡, 감정과 영성 등 관련 내용까지 자세히 설명하고 있어 알렉산더 테크닉을 이해하는 데 큰 도움이 될 것이다. 내가 백희숙 선생님의 책을 읽고 그랬던 것처럼 누군가는 이 책을 읽고 인생에서 새로운 변화를 만들 수 있기를 바란다.

"몸이 변화하는 것은 생각이 달라지는 것이며, 그것은 세상을 바꾸는 것이다."

추천의 글

우리 몸에 응축된 수 억 년 자연의 지혜를 찾아서

신호철(공학 박사, ETRI 연구원, 로봇 및 생체역학 전공)

과학과 기술의 발전으로 우리의 삶은 빠르고 편리해졌지만, 정작 사람들은 행복하지 않다고 말한다. 오늘을 살아가는 많은 사람은 경제적·사회적인 외적 경쟁에서 감정적·정신적인 내적 갈등에 이르기까지 끊임없이 다양한 문제들에 직면한다. 경제적인 어려움에서 우울증까지 문제의 스펙트럼은 넓지만, 우리의 몸과 마음이 조화롭게 잘 기능한다면 그 상황을 견뎌 낼 수 있는 힘과 그것을 넘어설 수 있는 지혜를 자기 자신으로부터 얻을 수 있다.

사람들은 건강을 염려하며 많은 비용과 시간을 들여 외부에서 해답을 구하지만, 정말로 자신의 몸과 마음이 원하는 것이 무엇인지 스스로에게 귀 기울이는 사람은 많지 않다. 우리의 몸에는 수억 년 자연의 지혜가 응축되어 있으나, 대부분의 사람은 자신에게 그러한 지혜가 있다는 사실조차 잊고 지낸다.

자신보다 더 지혜로운 자신의 몸과 마음에 귀 기울이고 조화롭게 지낼 수 있는 몸과 마음에 대한 재교육이 이 시대를 살아가는 모든 사람에게 필요하다. 다양하고 효과적인 수많은 방법이 있겠지만, 알렉산더 테크닉만큼 전 세계적으로 오랜 기간 많은 사람에게 검증받아 왔으며, 깊이 있고 효과적인 방법은 본 적이 없다. 또한 알렉산더 테크닉은 단순한 건강법을 넘어서 각종 스포츠, 예술, 명상과 내적인 탐구 과정 등 몸과 마음의 조화로운 협응이 필요한 어떠한 분야에서도 그 기량을 향상시키고 깊이를 더하는 데 크게 도움이 될 수 있다. 알렉산더가 100여 년 전에 행했던 인간에 대한 본질적인 통찰은 시간이 지날수록 그 진가를 발휘할 것이다.

추천의 글

축적된 긴장을 풀어 주는 열쇠

윤정희(마음챙김명상연구소 대표)

　이 책은 현대인들을 괴롭히는 원인을 알 수 없는 수많은 증상을 알렉산더 테크닉의 관점에서 다루고 있다. 자세를 포함한 다양한 습관이 긴장을 축적하고 축적된 긴장이 올바른 몸 사용을 제한해 발생하는 질병적 상태를 총체적으로 다루고 있을 뿐만 아니라, 치유 방법에 대한 친절한 안내까지 겸하고 있다는 점에서 매우 인상적이다.
　사람들은 자신의 몸을 지나치게 왜곡되게 사용하면서도 쉽게 적응해 버리는 습관화의 사슬 속에 놓여 있다. 사슬은 방치되어서는 안 되며, 그것을 풀어 줄 열쇠가 필요한데, 우리가 무엇이 열쇠인지 모르고 살고 있다면 질병적 상태로부터 탈출하는 것은 불가능한 일이 되는 것이다.
　나는 지난 15년 동안 명상을 연구하고 실천해 온 사람이다. 명상이 지니고 있는 자기 성찰의 지혜를 통해 스스로 공감해 가는 과정 속에서 명상이 가져다주었던 고요함은 존재의 뿌리를 적셔 주는 단비와 같았다. 그저 명상 하나면 충분하다고 생각하고 있던 중에 홀연히 나타나 이제 가장 친한 친구가 되어 버린 알렉산더 테크닉은 원리와 기법 체계에서 명상과 닮았다.
　마음챙김명상의 관점으로 볼 때 삶의 본질적 문제는 경험 자체에 내재되어 있지 않으며, 그것에 어떤 방식으로 반응하는 가운데 생겨

나는 것이라고 할 수 있다. 불완전하고 불안정한 삶의 본질을 통찰한 순간 해로운 정서적 반응으로부터 자유로워질 수 있다는 명상의 가르침은 알렉산더 테크닉과 많은 공통점을 지닌다.

무엇보다 지금은 명상 지도자인 동시에 알렉산더 테크닉 지도교사로 두 가지 분야를 이해하고 동일성을 제시할 수 있는 객관적 시각을 갖게 되었다는 것이 개인적으로는 물론이고 명상과 알렉산더 테크닉의 발전을 위해서도 매우 다행이라고 생각한다.

《자세를 바꾸면 인생이 바뀐다》는 제도권의 시각에서 볼 때 매우 도전적인 내용을 담고 있지만, 그 본질은 '무위無爲,' 즉 'non-doing'으로 귀결된다. 리처드 브레넌은 자신의 경험을 바탕으로 사람들을 다양한 사례로 나누고 알렉산더 테크닉에 관한 올바른 정보를 제공하기 위해 많은 노력을 했다. 지루할 새도 없을 만큼 흥미진진하고 실용적인 사례들로 가득하다는 점에서 일반인뿐만 아니라 관련 분야 전문가들에게도 매우 유익한 책으로 추천하고 싶다.

자신의 분야에서 묵묵히 노력하고 있는 최현묵, 백희숙 선생님 이하 알렉산더 테크닉 지도교사 여러분께 다시 한 번 감사하다는 말씀을 드린다.

추천의 글

20년 전의 몸으로 돌아가다

키런 토빈(Kieran Tobin, 아일랜드 왕립의과대학 연구원 ·
전 아일랜드 의학 협회 이비인후과 회장)

목의 문제는 이비인후과 의사들에게 실질적으로 직업적인 장애 요인이 된다.

나는 몇 년간 일을 해오면서 심각한 문제에 봉착했고, 조기 은퇴를 생각하게 되었다. 이것은 단지 경추와 흉추의 움직임 제한으로 끝나는 것이 아니라 내 삶 전반에 걸림돌이 되었다. 물리치료와 약물치료는 단기간에만 효과를 줄 뿐이었다.

그동안 어떤 방법으로도 목의 통증을 없애지 못했기에 처음 알렉산더 테크닉을 시작했을 때는 모든 것이 의심스러웠다. 그러나 신기하게도 점점 통증이 사라지기 시작했고, 그 효과가 계속 유지되었다. 목의 움직임은 물론이고 자세 전체가 좋아졌는데, 사실 이런 개운한 느낌은 20년도 더 전에 느껴 보고 그동안 느끼지 못했던 것이다.

앞으로 무엇이 더 좋아질까?

■ 머리말

　당신은 나쁜 자세 때문에 피로감을 느끼고 있는가? 자세를 좋게 하기 위해 여러 노력을 해봤지만 좋은 결과를 얻지 못해 실망한 적이 있는가? 균형 잡힌 곧은 자세를 유지하면서 좀 더 편안해지고 싶은가? 그렇다면 당신은 이 책을 읽어야 한다.

　나는 이 책을 통해 단순한 메시지가 전달되기를 희망한다. 자세는 몸의 거의 모든 기능에 영향을 줄 뿐 아니라 감각과 생각에도 직접적으로 영향을 미친다. 나쁜 자세는 내부 장기의 위치와 생리 기능에 많은 영향을 주기 때문에 당신이 생각하는 것보다 훨씬 많은 건강 문제의 원인이 된다. 만성 통증에 시달리는 많은 사람이 잘못된 자세 습관으로 인해 오랫동안 고통에서 벗어나지 못하고 있다.

　좋은 자세는 육체적·정신적 내구성을 증진시키고, 건강한 삶, 웰빙에 크게 기여한다. 효과적이고 효율적으로 움직일 수 있는 좋은 자세는 몸의 치유 과정에 반드시 필요하며, 질병을 예방하는 데 도움을 준다. 또한 피로, 근육의 긴장 그리고 통증을 줄이며, 근육과 관절이 자연스럽게 정렬되는 데도 도움이 된다. 좋은 자세는 육체적·정신적·정서적 균형을 회복시켜 주기 때문에 좋은 자세를 가진 사람은 성실, 신뢰, 품위를 갖추는 방향으로 발전해 간다.

　이 책은 과거에 자주 언급되었던, 어깨를 뒤로 펴고 등을 꼿꼿이 세우는 자세를 갖추기 위한 것이 아니다. 이 책은 자연스러운 자세, 즉 어렸을 때처럼 아름답고 우아한 자세를 되찾기 위한 것이다. 당신이 이 책을 통해 자세를 회복하게 되면, 삶의 질 또한 향상시킬 수 있을 것이다.

나는 이 책에서 알렉산더 테크닉이란 무엇이며, 어떻게 해야 자세를 개선할 수 있는지 설명할 것이다. 그와 함께 의자나 신발과 같이 자세에 영향을 주는 외적 요소들도 소개할 것이다. 내가 터득한 방법들이 비록 대단한 것은 아닐지 모르지만, 내가 평생 동안 찾아낸 것이고, 많은 사람에게 큰 도움이 된 것이므로, 유사한 문제로 고통을 겪거나 좋은 자세를 갖기를 원하는 사람들을 위해 자세히 설명해 보려 한다.

자세를 개선하는 방법을 공개하기 전에 우선 이 방법이 어떻게 세상에 나오게 되었는지 이야기하려 한다.

나는 지난 20여 년 동안 수백 번의 알렉산더 테크닉 수업과 워크숍을 개최했으며, 그동안 거쳐 간 사람들만 만 명이 넘는다. 내가 참가자들에게 묻는 첫 번째 질문은 늘 같다.

"이 자리에 모인 분들 중 자세를 바르게 하고 싶은 분 있습니까?"

나의 질문에 거의 모든 사람이 망설임 없이 손을 든다. 진심으로 모두 좋은 자세를 갖고 싶은 것이다. 참가자들은 대부분 고관절, 등 또는 목 주변의 다양한 근육 이상, 천식, 스트레스, '반복 사용 긴장성 손상증후군repetitive strain injury, RSI' 등으로 고통받고 있었다. 통증이 없는 사람은 아주 극소수였는데, 그들은 좀 더 나은 자세를 갖추고 좀 더 편하게 움직이기를 원했다. 또 몇몇은 자신감을 좀 더 개발하고 싶어 했다. 참가 이유는 다양했지만, 사람들은 모두 나쁜 자세가 문제의 핵심이라는 사실을 인지하고 있었다.

알렉산더 테크닉이 자세 개선에 도움이 된다는 것이 많이 알려진 상태였으므로 참가자 대부분이 자세 개선을 원한다는 것은 사실 그리 놀랍지 않았다. 내가 수업을 하면서 진짜 놀랐던 것은 그들이 실질적으로 나쁜 자세를 갖고 있다고 느끼고 있으며, 그 자세가 개선되기를 진심으로 원한다는 사실이었다. 실제로 한 잡지에서 "당신의 평소 자세에 만족합니까?"라는 질문을 한 적이 있는데, 천 명이 넘는 여성 중 자신의 자세에 만족하는 사람은 단 한 명도 없었다.

이처럼 자세를 개선하고 싶은 사람은 무척 많지만, 어떻게 해야 효과적으로 자세를 개선하고 그것을 오래 지속할 수 있는지 아는 사람은 거의 없다. 또한 많은 사람이 근육의 긴장이 나쁜 자세를 만든다는 것을 잘 알고 있으면서도 좋은 자세를 시도하면서 오히려 더 긴장을 초래하는 오류를 범하곤 한다. 꼿꼿이 앉거나 서기 위해 허리를 과도하게 휘게 하고 어깨를 지나치게 뒤로 당겨 어깨와 등 근육을 더욱 긴장시키는 것이다.

어린아이들의 자연스럽고 아름다운 자세를 보면 아이들이 매우 곧은 자세로 잘 서 있으며, 그러기 위해 아무 노력도 하지 않는다는 사실을 발견할 수 있다. 아름다운 자세는 타고난 것이므로 이를 위해서는 특별하게 근육을 사용할 필요가 없다. 어떠한 인위적 노력 없이도 선천적인 자세 균형 반사 능력으로 모든 작업이 가능해진다. 그렇게 우리 모두가 타고난 것이다.

이 책을 읽는 독자 여러분이 올바른 자세를 갖는 법을 배우고, 보다 충만하고 깨어 있는 삶을 살 수 있게 되기를 진심으로 기원한다.

제1장
알렉산더 테크닉의 효과

"알렉산더 테크닉 첫 번째 수업이 끝난 후, 누군가 목에 기름을 가득 붓는 듯한 느낌이 들었다. 두 번째 수업 이후, 20년 동안 느꼈던 목의 통증이 사라지고 가슴이 자연스럽게 팽창되는 느낌을 받았다. 나는 오랜 시간 악기에 몰두하며 음악에 푹 빠져 지냈는데, 마치 음악에 마취된 상태와 같아서 그동안 아무런 불편을 느끼지 못하고 있었다. 그러나 알렉산더 테크닉은 내가 어떤 문제를 갖고 있었는지 깨달을 수 있도록 도와주었다."

_메어틴 오코너(Mairtin O'Connor, 전통 아일랜드 아코디언 연주자)

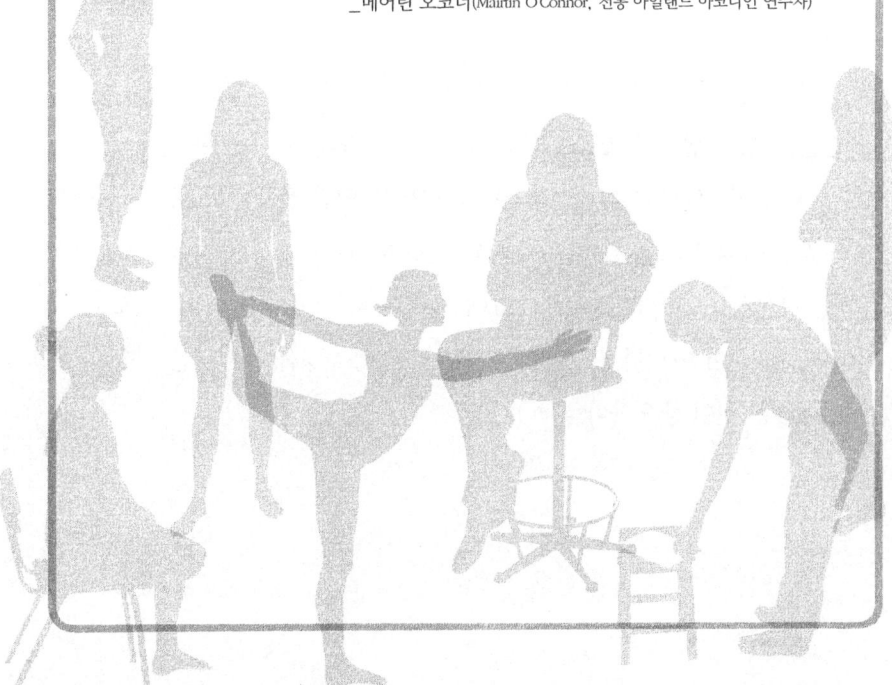

많은 사람이 '알렉산더 테크닉Alexander Technique은 곧 자세의 개선'이라고 생각한다. 그러나 알렉산더 테크닉이 정확히 어떻게 작용하는지 아는 사람은 많지 않다. 심지어 알렉산더 테크닉 교사들조차도 언어적 표현을 달리하여 자신의 주장만을 강조하려 든다. 그래서 때로는 알렉산더 테크닉이 전적으로 물리적인 기술로 여겨져, 근육의 긴장을 이완시키면서 앉고 서고 움직이는 식으로 그 기술을 실증하기도 한다.

어떤 사람은 정신적 습관이 신체에 영향을 준다고 하고, 어떤 사람은 자세가 생각에 영향을 준다고 한다. 그러나 그 둘 모두 실체적인 삶의 철학일 뿐이다. 알렉산더 테크닉은 인간 존재로서 보다 의식적인 상태가 되는 길이고, 우리의 진정한 잠재력을 발견하는 것이다. 사실상 이 기술은 모든 사람에게 서로 다른 의미를 가지며, 모두 틀린 것이 아니다. 동전의 양면과 같은 동질성을 지닌다는 것을 이해하는 것이 중요하다.

실제 경험

알렉산더 테크닉은 경험을 먼저 제공한다. 진정으로 멋진 경험이다. 문제는 이 경이로운 느낌을 어떻게 언어로 전달할 수 있느냐다. 당신은 한 번도 과일을 맛본 적이 없는 사람들에게 사과나 배의 맛을 설명할 수 있겠는가? 그것은 불가능한 일이다.

하지만 1984년 나의 첫 번째 알렉산더 테크닉 교사였던 대니 레일리Danny Reilly는 그 어려운 과정을 아주 훌륭하게 해냈다. 우리는 약 한 시간가량 불을 쬐며 알렉산더 테크닉에 대해 이야기하고 있었다. 그때 나는 '이 양반이 도대체 무슨 소리를 하는 거지?'라는 생각이 들었는데, 그는 "내가 직접 보여 줄게요"라고 말하며, 그저 1~2분 정도 핸즈온(hand's-on, 손을 대서 가르치는 방법)이라는 경험을 하게 해주었다. 그때 나는 공간 속으로 확장되어 나아가는 것을 확실하게 경험할 수 있었다. 그리고 30분 후에는 몸이 매우 가벼워지고 자유로워지는 것을 느꼈다. 나의 의식은 내 주변의 세상에 대해 맑게 깨어 있는 상태가 되었다. 더 이상 예전의 내가 아니었다. 오래 지속되어 오던 나의 자세 습관이 사라지게 된 것이다. 요즘에도 추억하는 멋진 순간이다.

유명한 연기자이자 코미디언인 존 클리즈John Cleese는 이렇게 말한 적이 있다.

"알렉산더 테크닉은 내가 일을 하는 데 큰 도움이 됩니다. 당신이 시도하기 전에는 어떤 변화도 일어나지 않습니다. 알렉산더 테크닉 선생님을 만나서 당신을 가볍고 편안하게 만드세요."

아동서 작가로 유명한 로알드 달Roald Dahl은 이렇게 말했다.

"알렉산더 테크닉은 진짜 효과적입니다. 목이나 허리에 통증이 있는 사람에게 적극 추천하고 싶습니다. 내 경험으로 장담하는 겁니다."

하지만 이런 말들은 당신에게 경험을 전달하지는 못한다. 당신이 알렉산더 테크닉을 배우거나 당신을 교육해 줄 교사를 찾도록 용기를 줄 뿐이다.

나는 알렉산더 테크닉이 왜 그렇게 설명하기 어려운 것인지, 그 이유에 대해 오랫동안 생각해 보았다. 이 기술은 묘하게도 대상의 문제에 따라 항상 변화하며, 다르게 접근해 가고 있는 것으로 보인다. 그렇기 때문에 우선 알렉산더 테크닉에 대한 개괄적인 지도를 그려 보는 것이 필요하다. 나는 알렉산더 테크닉이 다음과 같은 영역에 도움을 주고 있다고 생각한다.

- 통증 완화
- 자세 개선
- 건강 유지
- 스트레스 해소
- 동작 발달
- 자기 계발
- 현재를 사는 즐거움 깨닫기

통증 완화

사람들이 알렉산더 테크닉을 배우는 가장 주된 이유는 통증을 줄여 주는 효과 때문이다. 알렉산더 테크닉은 다양한 원인으로 발생하는 통증과 불편함으로 고생하는 사람들을 도울 수 있는 방법으로 많이 알려져 있다. 요통과 좌골신경통으로 고생했던 나의 경우도 그랬고, 그 밖의 많은 사람이 여러 치료법을 전전하다가 결국 마지막 방법으로 알렉산더 테크닉을 선택했다.

통증은 신체의 정보 장치인 셈이다. "제발 그렇게 하지 말아요"라고 몸이 말하고 있는 것이다. 그러나 문제는 자신이 스스로에게 무엇을 하고 있는지, 정작 자기 자신은 알지 못한다는 것이다.

마조리 발로우Marjorie Barlow는 프레더릭 마티아스 알렉산더Frederick Matthias Alexander의 조카이며, 초창기 교육을 받은 교사 중 한 명이다. 그녀는 "알렉산더 테크닉은 당신이 하고 있는 것이 무엇인지 알게 하며, 원할 때면 언제든지 당신이 잘못하고 있는 것을 멈출 수 있게 해준다"고 말한다.

그렇다면 스스로에게 유해한 행동을 하고 있다는 것을 어떻게 자각할 수 있을까? 사실 이를 아무런 도움 없이 스스로 깨닫는다는 것은 매우 어려운 일이다. 알렉산더 테크닉 교사들은 사람들이 스스로 보지 못하는 잘못된 습관들을 발견할 수 있는 방법을 훈련받는다. 예를 들면, 요통을 겪는 사람들은 허리를 과도하게 휘게 하는 경향이 있는데, 이것이 문제를 해결하기보다는 오히려 더 악화시키는 결과를 낳는다. 똑바로 꼿꼿하게 앉아 있으려는 경향이 오히려 문제를 더 심각하게 만들고 마는 것이다. 비슷한 예로 목에 문제가 있는 사람들은 앉았다가 일어설 때 머리가 뒤로 젖혀지는 동작을 반복하는데, 그들 스스로는 자신이 뭘 했는지 전혀 알지 못한다.

나는 근골격계 질환을 앓고 있는 사람들 대부분이 자신은 똑바로 서 있다고 생각하지만 사실은 뒤로 넘어가듯 10~15도가량 기울어

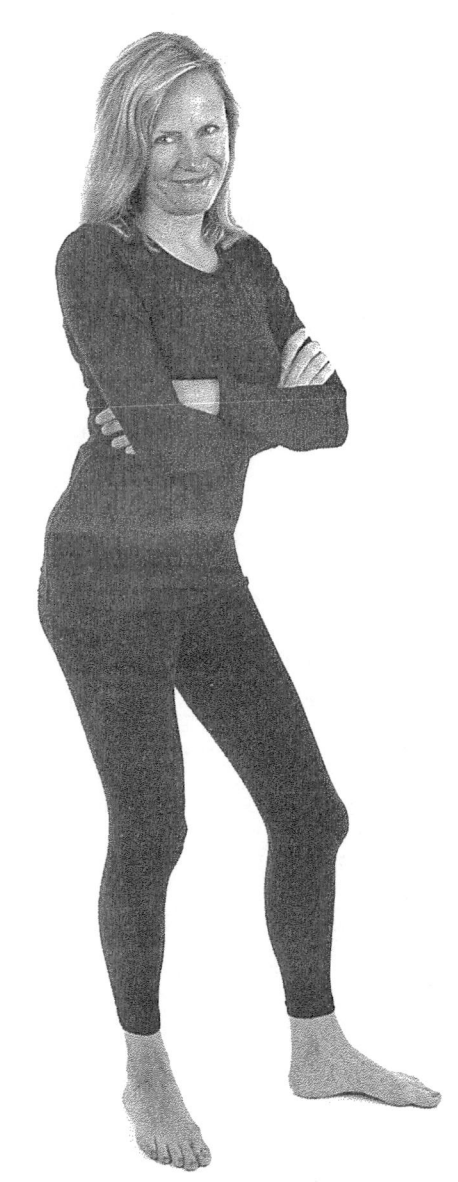

▶사진 1
서거나 앉는 방식은 우리가 미처 깨닫지 못하는 사이에 우리에게 불필요한 긴장을 가한다.

져 있는 모습을 하고 있는 것을 자주 본다. 또 두통을 겪는 사람들이 목에 심한 경직 상태를 계속해서 야기하고 있음을 전혀 알아차리지 못하는 것도 종종 본다. 이처럼 많은 요통과 목의 문제를 경험하며 지속적인 긴장 속에 살아가고 있는 우리는 어떻게 나쁜 습관을 없앨 수 있을까?

신체의 고통은 '사용자 매뉴얼'을 지키지 못했기 때문에 발생하는 것이 아니다. 만일 모든 것이 사용자 매뉴얼처럼만 된다면, 삶은 훨씬 단순해질 것이다. 어린아이에게는 사용자 매뉴얼 같은 것이 없지만, 그들은 멋지게 균형을 잡으며 움직이고 앉고 선다.

사실 우리에게는 매뉴얼 같은 것은 필요 없다. 우리에게 중요한 것은 우리가 오늘날 겪고 있는 많은 신체적 문제를 야기하는 무의식적 습관을 어떻게 해소할 것인가이다.

몇 년 전에 신문에 이런 기사가 실렸던 적이 있다. 한 미국 여성이 런던 히드로 공항에 도착했다. 그녀는 스코틀랜드에 사는 친척을 만나기 위해 렌터카를 빌렸다. 그러나 에든버러쯤 가서 렌터카 회사에 엄청난 불만을 토로하며 차량 교체를 요구했다. 엔진에서 심한 소음이 나고 속력이 나지 않아서 이대로는 언제 목적지에 도착할지 모르겠다는 것이었다. 하지만 자동차 정비공이 차를 점검해 보아도 아무런 문제도 찾을 수 없었다.

도무지 이유를 알 수 없었던 정비공은 그녀에게 어떻게 운전을 했는지 물어보았고, 그녀의 대답을 듣고는 깜짝 놀라고 말았다. 수동 차량인데 기어를 1단으로 둔 채 그냥 달리기만 했다는 것이 아닌가? 그녀는 기어가 있는 차를 운전해 본 적이 없었기 때문에 속도를 변환하기 위해서는 기어를 바꾸어야 한다는 사실을 알지 못했던 것이다. 그녀가 빨리 달리려고 액셀를 밟을수록 엔진에서는 소리만 날 뿐이었다.

자동차에는 아무런 문제가 없었지만 운전자가 자동차의 운전 설계 방식에 맞지 않는 방법으로 운전을 했기 때문에 발생한 결과였다. 이것이 정확히 우리가 우리 자신을 운행하고 있는 방식이다. 대부분의 사람은 뭔가 신체적인 문제가 발생하기 전까지는 아무 생각 없이 스스로를 잘못 사용하는 오류를 범한다. 알렉산더 테크닉의 진정한 가치는 스스로를 잘못 사용하고 있음을 알게 함으로써 건강 문제를 스스로 회복하도록 하는 데 있다. 유해한 습관을 한번 바꾸고 나면 새로운 깨달음이 생기게 된다.

이 책을 통해 당신은 몸이 어떻게 작동되게 되어 있는지 이해할 수 있게 될 것이다. 알렉산더 테크닉은 좀 더 깨어 있는 상태에서 스스로를 사용할 수 있도록 하여 고통을 줄이고 편안하게 움직일 수 있게 해줄 것이다.

자세 개선

사람들이 나를 찾아오는 두 번째 이유는 자세를 개선하고 싶어서다. 주변 사람들이 자세를 지적하거나 거울을 통해서 자신의 나쁜 자세를 보고 자세 교정의 필요성을 느꼈기 때문이다. 그들은 좀 더 나은 자세를 갖기를 원하며, 어떻게 앉고 서며 더 우아하고 매력적으로 움직일 수 있는지 배우기를 원한다. 나쁜 자세는 우리 사회에 만연하다. 자세가 좋아지기를 원하지 않는 사람을 만나는 것이 오히려 어려울 정도다.

오래전에 만화 〈피너츠Peanuts〉를 본 적이 있다. 그 만화에는 페퍼민트 패티Peppermint Patty가 아주 꼿꼿이 서서 마시Marcie에게 이렇게 말하는 장면이 있다.

"뭐 이런 성적표가 다 있어! 모든 과목들이 다 D 마이너스잖아! 내 등을 좀 봐. 정말 똑바르지 않니? 자세가 바르면 다 되는 거 아니니?"

매우 좋은 질문이다. 답은 "그렇다"이며, 그것은 인생에서 가장 중요한 일이다.

알렉산더는 '자세'라는 단어를 사용하기를 좋아하지 않았다. '자세'라는 단어에는 왠지 동적인 면보다는 정적인 면이 더 많이 내포되어 있는 것처럼 느껴졌기 때문이다. 이것은, 자유로움을 내포하기보다는 습관적인 것을 더 강조하는 것처럼 보인다. 그래서 그는 '자세' 대신 '자기의 사용' 또는 '우리 스스로의 사용'이라는 말을 사용함으로써 자세라는 것이 몸의 모양새보다 더 큰 의미를 지닌 몸의 표현이라고 해석하고자 했다.

이 책을 읽다 보면 자신의 생각과 느낌을 동원하지 않고서는 자세를 변화시킬 수 없다는 것을 알게 될 것이다. 따라서 내가 사용하는 '자세'라는 표현에는 몸, 마음, 정신, 감정 등 모든 것이 폭넓게 내포되어 있다는 것을 분명히 알아주었으면 한다.

자세가 건강과 웰빙 그리고 행복에 영향을 준다는 것은 이미 고대 때부터 널리 알려져 왔다. 오랜 세월 동안 많은 학자가 자세와 건강의 상관관계를 연구하고 정의 내리려 했다. 고대인들에게 좋은 자세를 취하는 것은 신비한 기술 연마의 과정이었으며, 요가나 무예 등을 통해 후대에 전승되었다. 수천 년 전으로 되돌아가 고대 그리스

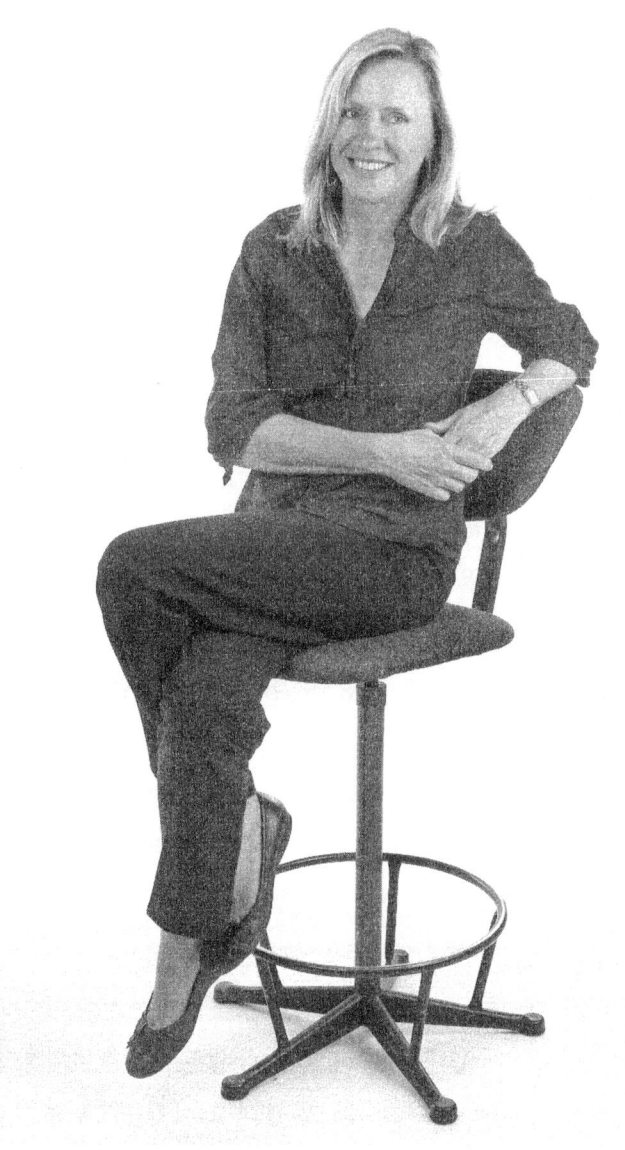

▶사진 2
불편하게 앉아 있는 상태로 우리 몸을 내버려 두면 결국 그 자세가 습관이 되고, 시간이 경과하면 더 이상 불편함을 느끼지 않게 된다.

· 로마 · 이집트 시대에는 자세와 건강과의 관계를 더욱더 심오하게 논했다. 그러나 오늘날에는 자세가 건강 문제와 직결되어 있음을 알고 있으면서도 많은 의사가 임상적으로 그리 중요하게 여기지 않는 것이 현실이다.

건강 유지

알렉산더 테크닉을 배우면 노년에도 좋은 건강 상태를 유지할 수 있다. 세 명의 좋은 예가 있는데, 한 명은 나의 친구이자 동료인 엘리자베스 워커Elisabeth Walker다. 그녀는 알렉산더로부터 지도를 받았고, 1947년에 정식 교사가 되었다. 내가 그녀를 처음 만난 것은 2000년 알렉산더 테크닉 컨퍼런스에서였다. 그녀는 80대 중반의 고령에도 세계 여러 나라를 돌아다니며 워크숍을 통해 많은 사람에게 큰 영감을 주고 있었다. 4년 뒤, 옥스퍼드에서 열린 알렉산더 테크닉 학술대회에 참가했을 때도 그녀를 볼 수 있었는데, 여기서도 그녀는 보행에 대한 워크숍을 열정적으로 진행했으며, 회의장 주변에서 자전거를 타고 다니는 모습도 여러 번 목격되었다. 지금은 90대 중반인데도 여전히 매우 활동적으로 교육에 참가하고 여행을 다니는 등 노익장을 과시하고 있다.

두 번째 예는 96세의 여성이다. 그녀는 서른 살 때부터 알렉산더로부터 직접 수업을 받았는데, 지금까지도 직접 운전을 하고 여러 수업에 참가하고 있다. 나와의 첫 수업 때 그녀가 했던 말이 기억난다.

"스키를 타러 가기로 해서 다음 주에는 수업을 못 받을 것 같은데…… 다녀온 뒤에 수업을 받을 수 있도록 해주시겠어요?"

그녀는 현재 96세의 나이에도 불구하고 스키를 즐기고 있다.

> 알렉산더는 육체적·심리적으로 통합된 전체로서의 개인에 입각하여 행동 하나하나까지 끈기 있게 교육한다. 단 한 걸음조차도 그저 다리 혼자서 만들어 내는 행동이 아니라, 머리와 목은 물론이고 전신의 근육 신경이 작용해서 만들어 내는 행동이라는 것이다.

_찰스 셰링턴
(Charles Sherrington, 1932년 노벨생리학상·노벨의학상 수상자)

세 번째 예로 조지 버나드 쇼George Bernard Shaw를 소개하고 싶다. 그가 알렉산더를 찾아온 것은 80세 때였는데, 당시 그는 심장병과 과도전만증으로 고생하고 있었다. 그는 극심한 고통 때문에 한 걸음을 옮기는 것도 힘들어했다. 알렉산더의 레슨실에 들어가는 데 세 번이나 쉬었다 갈 정도로 그는 심각한 상태였다.

알렉산더는 그의 심장병이 책상 위에서 오랜 시간 구부정한 자세로 글을 써왔기 때문이라고 생각했다. 알렉산더는 그런 잘못된 습관 때문에 심장에 엄청난 압박이 가해졌으며, 그 습관을 고치기 전에는 만족할 만한 결과를 얻지 못할 것이라고 말했다. 수업을 받으면서 심장 주변에 가해졌던 긴장이 점점 완화되었고, 그는 다시 건강을 회복할 수 있었다. 그는 알렉산더의 학생들 중 가장 빠르게 기술을 습득한 사람이었다. 3주도 채 되지 않아 통증은 거의 사라졌고, 그는 매일 1.5킬로미터씩 걷고 수영할 정도로 건강해졌다.

그는 스스로를 '다시 태어난 사람'이라고 불렀고, 이후 94세에 나뭇가지 손질을 하다 추락하는 사고가 있기까지 14년 동안 매우 건강하게 생활했다. 14년 전 일어서지도 못했던 사람이 94세에 나무를 오르는 정원 일을 할 만큼 건강해졌던 것이다. 그는 알렉산더를 생명의 은인으로 생각하여 자신의 런던 피카디리 극장에 '알렉산더, 심장병을 치료하다'라는 현판을 달게 했다고 한다. 이 일은 알렉산더가 세상에 나와 성공할 수 있게 되는 큰 계기가 되었다.

수업이 끝난 후 그는 알렉산더에게 이렇게 말했다고 한다.

"나를 다시 건강하게 만들어 줘서 너무도 감사할 따름이오. 심장병도 허리 통증도 완벽하게 치료되었고, 나는 마치 젊은 사내처럼 움직일 수 있게 되었소. 하지만 당신은 내게 한 가지 문제를 새롭게 만들어 주었소. 키가 7센티미터나 크고, 어깨가 5센티미터나 넓어져 더 이상 맞는 옷이 하나도 없다오."

스트레스 해소

지속되는 스트레스와 질병의 관계에 대해 의학 전문가들은 서로 다른 의견을 내놓고 있다. 어떤 의사들은 스트레스가 혈압을 올라가게 하고 혈중 유해 지방 수치를 증가시키므로 심장병과 고혈압의 원인이 된다고 말한다. 또 어떤 의사들은 일정 기간 이상 스트레스가 지속되면 신체의 자기 방어 능력을 저하시켜 점차 면역력이 떨어지고 여러 질병에 노출된다고 말한다. 둘 중 어느 쪽이라 해도 스트레스가 건강에 해롭고 위험한 병을 유발한다는 것은 분명 사실이며, 자칫 판단의 불찰이나 잘못된 행동을 하게 된다면 큰 사고를 당해 일찍 죽게 될 수도 있다.

약속 시간에 늦어서 급하게 달려가고 있는 상황에서 습관적인 반응이 어떻게 일어나는지 예를 들어 보자. 대부분 사람들은 긴장이 되면 어깨를 들어 올리게 되고, 입을 악물고 등을 구부리게 된다. 늦게 도착할 경우에 일어날 결과에 대한 두려움이 앞설수록 의식적으로 행동하지 못하고, 허둥지둥하며 비이성적 행동을 하기 쉽다. 만일 운전을 하고 있는 상황이라면 더욱더 예상치 못한 상황과 불필요한 반응이 일어나는데, 이는 잘못하면 자신뿐 아니라 타인의 생명까지도 위협할 수 있다. 이러한 일들은 우리에게 더욱더 심각한 스트레스의 악순환을 초래할 것이다. 이런 습관적인 반응은 과도한 근육 긴장에 의해 자연스럽게 일어나는 것으로, 설령 자신이 이완된 상태라고 느끼더라도 무의식적으로 이루어진다.

대체적으로 학창 시절에 지각을 하고 체벌을 경험하는 것을 반복하다 보면, 결과의 두려움에 대한 스트레스 반응이 일어나게 된다. 이것은 마치 '파블로프의 개'와 같은 효과를 불러일으킨다. 오랜 시간이 지난 후에도, 그리고 그렇게 중요하지 않은 약속에 늦는 경우에도 유사한 반응들이 연이어 일어나게 한다. 이런 경험을 오래 지속하게 된다면 아마도 스트레스에 의한 여러 질병으로 고생하게 될 것이다.

스트레스를 받을 때 우리의 자세는 매우 급박하게 변화한다. 그리고 긴장이 오래 지속되면 그것이 고정된 자세로 굳어진다. 알렉산더 테크닉은 우리가 자주 경험하는 이러한 스트레스를 인지할 수 있게 해주어 점차 낮은 수준의 스트레스 반응을 보이도록 유도한다.

동작 발달

알렉산더 테크닉은 당신이 무엇을 하든지 도움을 준다. 알렉산더는 "이 기술을 도둑이 훈련하게 된다면 보다 나은 도둑이 될 것이다"라고 말한 적이 있다. 알렉산더 테크닉이 능력 강화에 도움을 줄 수 있는 세 가지 분야가 있다.

- 스포츠
- 음악
- 연기와 연설

<u>스포츠</u>

알렉산더 테크닉은 극심한 경쟁을 해야 하는 운동선수들에게 큰 효과가 있다. 몸을 사용하는 방식은 자신이 취하는 동작에 영향을 주며, 자신의 행동을 자각하면 할수록 신체 조절도 훨씬 잘할 수 있게 된다.

알렉산더 테크닉은 수영과 육상을 비롯한 많은 운동 분야에서 유용하게 활용되고 있다. 육상 선수들은 효과적인 주행 스타일은 물론이고, 어떻게 하면 힘을 좀 덜 쓰고 운동할 수 있을까 늘 고심하고 있다. 승마의 경우도 마찬가지다. 승마 선수가 어떻게 말 위에서 자세를 취하는지가 곧바로 말의 동작에 영향을 주기 때문이다.

운동선수들은 몸에 상당한 무리가 가는 운동을 하는 경우가 많아 발목 염좌, 인대 파열, 골절에 이르기까지 심한 상해를 입을 가능성이 크다. 알렉산더 테크닉은 자유로움과 유연성을 증가시킬 뿐 아니라 긴장을 줄일 수 있어 사고의 발생을 현저히 감소시킨다. 단지 동작을 개선하는 것만이 아니라 좀 더 즐기면서 운동할 수 있게 만들어 주는 것이다.

운동의 양과 강도를 강화하는 여러 가지 훈련을 하다 보면 이미 강직되고 찢긴 근육에 추가적인 긴장을 초래하게 된다. 이는 자연적인 신체의 메커니즘을 방해하고, 오히려 역효과를 내기 쉽다. 때로는 과도한 긴장 때문에 발생하는 심한 통증으로 좋아하던 스포츠를 포기할 수밖에 없는 경우도 생긴다. 그러나 그들이 그릇된 자신의 오랜 습관을 그만둔다면 훨씬 편안하게 운동하고, 좋은 결과를 얻을 수 있다는 것을 발견하고 매우 놀라게 될 것이다.

승마 선수인 샐리 스위프트 Sally Swift 는 그의 저서 《중심으로 타는 승마 Centered Riding》에서 몸과 마음이 온전한 균형과 통합을 이루게 하는 자세와 움직임을 재교육하는 것에 대해 설명하고 있다. 어떤 스포츠에서든 자세를 개선하고 스스로를 바르게 사용하게 되면 활력을 증가시키고 에너지 소모를 줄일 수 있게 된다.

호주의 유명한 크리켓 선수인 그레그 샤펠 Greg Chappell 은 이렇게 말했다.

"알렉산더 테크닉은 누구에게나 효과적이다. 최고의 운동선수든, 통증이 삶의 일부가 되어 버려 그저 고통 없이 살고 싶다는 소박한 꿈을 꾸는 사람이든, 누구나 알렉산더 테크닉을 통해 효과를 볼 수 있다. 이 기술을 아이 때 배울 수 있다면 우리 사회의 많은 질병의 원인이 해결될 것이라고 확신한다."

영국의 포환던지기 기록 보유자인 하워드 페인 Howard Payne 은 이 기술을 균형을 증진시키는 데 활용했다. 그는 이렇게 말했다.

"머리와 목, 척추, 골반과의 관계가 매우 정확해야만 포환을 균형 있게 잡고 쉽게 멀리 던질 수 있다. 이렇게 한번 균형 감각을 깨우치면 회전 속도를 엄청나게 증가시킬 수 있다."

알렉산더 테크닉을 배운 많은 운동선수들은 공통적으로 자신의 동작을 발전시킬 수 있었다고 말한다. 영국의 육상 선수인 데일리 톰슨Daley Thompson은 네 개의 세계신기록을 수립하고, 두 개의 올림픽 금메달을 획득했으며, 월드 챔피언십과 유러피언 챔피언십을 거머쥘 정도로 훌륭한 성과를 거두었다. 그 외에도 테니스 선수인 존 매켄로John McEnroe, 육상 선수인 린포드 크리스티Linford Christie, 골프 선수인 제프 줄리언Jeff Julian 등 많은 선수들이 알렉산더 테크닉을 운동에 적용해 좋은 효과를 거두었다.

음악

전 세계의 음악가들이 자신의 동작을 발달시키기 위해 알렉산더 테크닉을 활용하고 있다. 알렉산더 테크닉은 연주가나 가수가 스트레스를 줄이고, 좀 더 자신감을 가지며, 통증이나 상해를 경감시키는 데 도움을 준다.

연주를 하거나 노래를 할 때 신체적인 움직임은 매우 중요한 역할을 한다. 그리고 이런 움직임은 때론 요통, 경추 통증, 반복 사용 긴장성 손상증후군을 일으키는 원인이 되기도 한다. 반복적이고 무리한 동작, 진동, 역학적 압박, 오래 지속되는 미숙한 자세로 인해 근골격계와 신경계에 손상을 입게 되는 것이다. 그런 이유로 음악가라는 직업을 버리게 되는 경우도 종종 발생한다.

알렉산더 테크닉을 통해 자세를 개선하게 되면 여러 상해를 줄이고, 동작의 정확성을 드라마틱하게 향상시켜, 음악의 질적 향상을

▶사진 3
아이는 자신이 무엇을 하든지 자연스럽게 동작을 취한다.

▶사진 4
아이와 달리 어른은 여러 가지 작업을 할 때마다 불필요한 근육 긴장을 일으킨다. 동일한 행동을 하고 있는 아이와 이 남자의 어깨 높이를 비교해 보라.

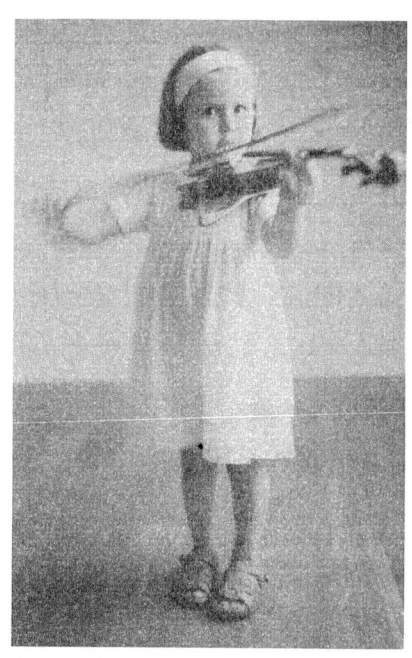

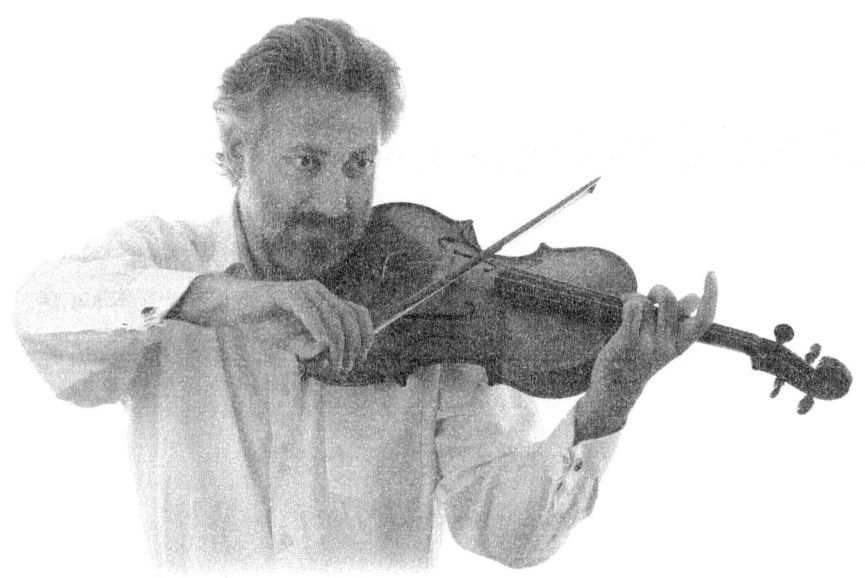

도모할 수 있게 된다.

많은 음악학교와 연기학교에서 알렉산더 테크닉을 채택하고 있다. 런던의 '로열 칼리지Royal College', 토론토의 '로열 음악학교Royal Conservatory of Music', 더블린의 'DIT 음악 · 연기학교DIT Conservatory of Music and Drama', 코브햄의 '예후디 메뉴인 스쿨Yehudi Menuhin School', 런던의 '영국왕립극예술학교Royal Academy of Dramatic Art, RADA', 뉴욕의 '줄리아드 음악학교The Juilliard School'에서 학생들을 자각시키는 교육으로 정규적으로 알렉산더 테크닉이 교육되고 있다.

시간이 갈수록 많은 유명 음악가와 연기자가 알렉산더 테크닉을 공개적으로 지지하고 나서고 있다. 그들이 전하고픈 효과에 대해서는 이 책의 전반에 걸쳐 소개하게 될 것이다.

연기와 연설

알렉산더 테크닉은 연기와 발표 또는 연설 분야에 많은 도움이 된다. 이러한 분야에 있는 사람들이 스스로를 잘 사용하게 되면 그들의 목소리는 더욱 자연스러워지고, 아무런 무리 없이 힘 있고 명료하게 나오게 된다.

연기자들은 가장 훌륭한 연기 방식을 취하기 위해 자신만의 습관을 인지하는 것을 배우게 된다. 이러한 습관에는 열정적인 연기자와 웅변가들에게 과도하고 불필요한 긴장과 수고로움을 갖게 하는 생각과 신체적 지각 이상의 패턴들이 모두 포함된다. 이들이 알렉산더 테크닉을 익히면 자연스럽게 숨을 쉬고, 무대 위에서 긴장하지 않고 움직이며, 표현하고자 하는 감정의 정도를 조율하는 법을 배우게 된다.

> 알렉산더 테크닉은 한 개인을 전체적 측면에서 하나의 생명력을 가진 존재로 바라본다. 알렉산더는 반사 메커니즘을 다시 만들고 재교육하여, 개개인이 자신의 전체적인 기능에 정상적으로 반응하는 습관을 만들어 나갈 수 있도록 돕는다. 나는 이 방법을 과학적·교육학적 관점에서 재조명하고자 한다.

_ 조지 코길
(George Coghill, 해부학자·생리학자·국립과학연구소 회원)

자기 계발

알렉산더 테크닉은 어떠한 상황에서도 자신의 육체적·정신적·정서적 상태를 더욱 잘 알아차릴 수 있게 한다. 이 기술은 많은 자극에 어떻게 적절하게 반응해야 하는지, 여러 다양한 상황에 어떻게 대처해야 하는지를 배우고, 일상 속에서 이루어지는 행위들에 대해 어떻게 의식적으로 깨어 있을 수 있는지를 익히는 데 주안점을 두고 있다. 우리가 자신의 반응을 잘 관찰할 수 있게 되면 점차 나은 방향으로 자신을 발전시켜 나갈 수 있다.

이 기술은 자기 계발과 관련해 진정으로 혁신적인 내용을 포함하고 있다. 몸과 마음과 감정은 본질적으로는 하나다. 각자 개별적으로 영향을 주고 있다고 생각하겠지만, 이들은 서로 다르게 보일 뿐 모두 같은 본질의 것들로 이루어져 있다. 당신의 몸에 어떤 변화를 준다면, 당신의 생각도 느낌도 변화하게 되어 있다. 반대의 경우도 마찬가지다.

알렉산더 테크닉을 배운다는 것은 자기 자신을 스스로 발견해 가는 여정에 탑승한 것이다. 과거에 아무리 많은 교육을 받았다 해도, 어느 순간 자기 자신에 대해서는 조금밖에 모르고 있다는 사실을 깨닫게 될 것이다.

이 길은 결코 서둘러 가야 할 길이 아니다. 스스로에게 시간을 주고, 하나씩 과정을 밟아 나가자.

현재를 사는 즐거움 깨닫기

현재를 살아가는 즐거움에 대한 책이 요즘 많이 나와 있다. 에크하르트 톨레Eckhart Tolle의 《지금 이 순간을 살아라The Power of Now》, 앤소니 드 멜로Anthony de Mello의 《깨어나십시오Awareness》 등이 그 예다.

알렉산더 테크닉은 지금 이곳에 진정으로 존재할 수 있도록 하는 매우 실천적인 방법을 알려 준다. 우리의 마음은 언제나 과거 또는 미래의 순간으로 아주 빠르게 이동하기 때문에 우리의 감정은 언제나 밀물과 썰물처럼 움직인다. 하지만 사실 우리는 항상 지금 이곳에 있다. 알렉산더 테크닉은 우리가 현재에 깨어 있는 상태로 있을 수 있다는 것을 경험하게 해준다. 우리가 과거의 일과 미래에 대한 걱정, 불안을 떨칠 수 있는 방법은 오로지 지금 여기에 존재하는 것뿐이다. 현재의 순간은 어린아이들이 언제나 보고 느끼는 신비한 마법과 같은 것들을 모두 담고 있다.

많은 사람이 허리나 목의 통증, 고관절 이상, 호흡계 질환 등 여러 가지 질환을 해결하기 위해 나를 찾아온다. 그들은 수업을 시작하면서부터 그런 질환들이 사라지고, 잠을 잘 잘 수 있게 되었다고 말한다. 그들은 행복감을 느끼며, 현재 살아 있음을 경험한다.

알렉산더는 임종을 앞두고 조카인 마조리 발로우에게 이렇게 말했다.

"그거 아느냐? 나는 언제나 행복했단다."

행복이란 많은 사람이 추구하는 것이지만, 보통 나이가 들수록 점점 더 난해한 것이 되어 버린다. 그 사람이 행복한지 불행한지는 자세를 보면 알 수 있다. 슬프고 우울하고 불행하고 아픈 사람은 자세 또한 그러하다. 자신을 잘 사용하여 자세를 바꾸게 되면 마음의 상태도 바꾸고 생각도 바뀌어 삶 전체가 바뀌게 된다.

제2장

알렉산더 테크닉의 기원

"의료 기술이라고는 배워 본 적도 없는 한 사람이 매우 지각적이고 지성적이며 끈기 있게 알아낸 이 사실은 의학적 연구와 임상과 관련된 중대한 진실 중 하나임이 분명하다."

_니콜라스 틴베르헨
(Nikolaas Tinbergen, 노벨생리학상 · 노벨의학상 수상자)

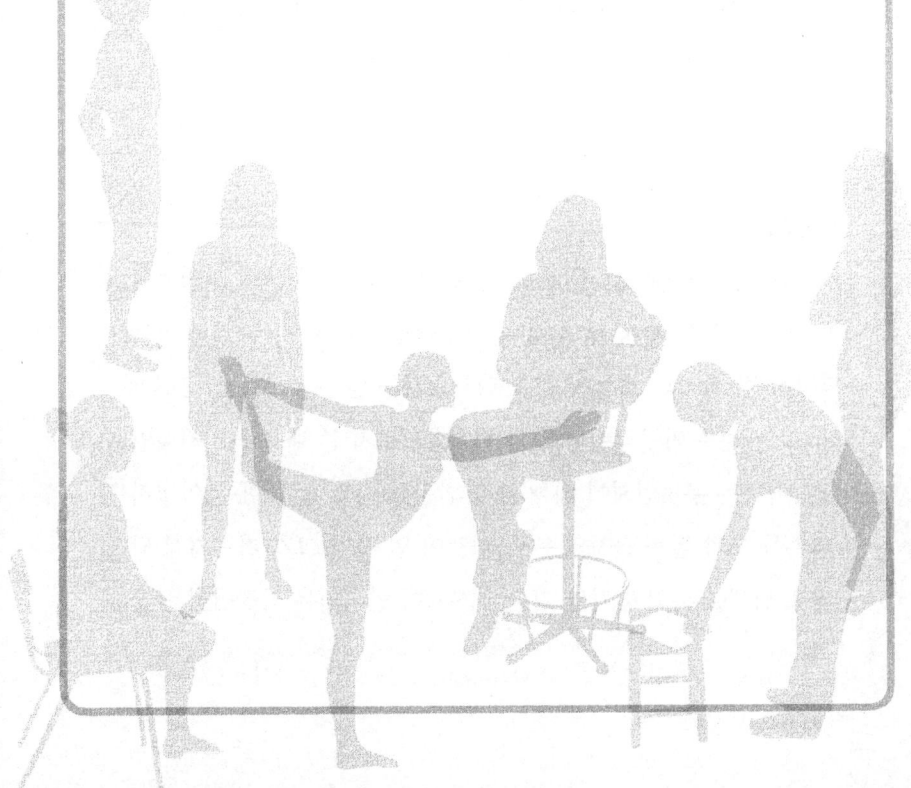

알렉산더는 1869년 1월 20일 호주에서 존 알렉산더John Alexander와 벳시 알렉산더Betsy Alexander의 여덟 자녀 중 첫째로 태어났다. 그는 스코틀랜드계와 아일랜드계의 혼혈로, 타스마니아 섬의 북서쪽 해안 지방인 위니어드의 작은 마을에서 자랐다. 전기도 전화도 없으며, 교통수단이라고는 말을 타거나 걷는 것이 전부인 가난한 마을에서 그는 대부분의 것을 자급자족하며 살아가야 했다.

유년기

알렉산더는 미숙아로 태어났고, 호흡계 질환을 앓는 매우 병약한 아이였다. 건강이 좋지 않아 정식으로 학교에 다닐 수 없었던 그는 저녁때 주변 학교의 교사에게 집에서 수업을 받는 것으로 만족해야 했다. 그는 매우 탐구적이어서 선생님이 가르쳐 준 내용들이 진실인지, 그 이유는 무엇인지에 대해 자주 반문하곤 했다. 낮에는 아버지의 일손을 도와 말을 돌보았는데, 이것이 먼 훗날 그가 가르치게 되는 매우 섬세한 손의 감각과 기술(핸즈온)이 연마되는 과정이었을 것이라 확신한다.

성장하면서 다행히 그의 건강은 점차 좋아졌으며, 그는 열일곱 살 때 가정의 경제적 어려움 때문에 고향을 떠나 객지 생활을 하게 된다. 그는 마운트 비춥틴 광산 회사에 취직했다. 당시 바이올린을 독학으로 연습했으며, 아마추어 연기자로서 배역을 맡아 연기하기도 했다. 그는 20세가 되었을 때 그동안 모은 돈을 가지고 멜버른으로 이사해 삼촌인 제임스 피어스James Pearce와 같이 지내게 되는데, 고작 3개월 만에 그동안 어렵게 저축했던 돈 모두를 연극과 콘서트를 관람하고 그림을 보는 데 다 써버린다. 그러면서 그는 앞으로 연기자와 낭송가가 되겠다고 굳게 다짐하게 된다.

젊은 연기자

멜버른에 머무르는 동안 알렉산더는 전문 교육을 받기 위해 다양한 일들을 전전했다. 그는 부동산과 백화점에서 일하기도 하고 차시음을 하기도 하며 밤낮없이, 심지어는 주말에도 계속 일을 했다. 그러던 중 첫 낭독 무대를 갖게 되었고, 많은 사람으로부터 호평을 얻으며 좋은 평판을 쌓아 가기 시작했다. 그는 오래지 않아 자신의 극장을 설립해서 일인 셰익스피어 낭독을 전문으로 하게 되는데, 청중이 많아지고 예약이 늘어나 극장을 넓혀야 할 정도로 큰 성공을 거두었다.

그런데 당시에는 확성기 같은 것이 없었기 때문에 목에 상당히 무리가 갈 수밖에 없었다. 그는 점점 더 목소리에 힘이 들어가고 소리를 내기 힘들어지더니, 결국 낭독 도중에 쉰 목소리가 자주 섞여 나

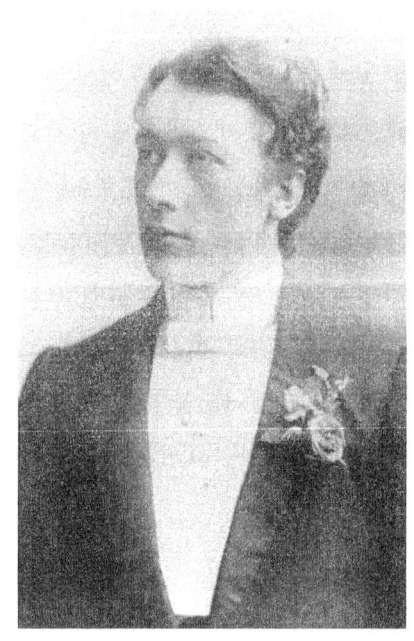

프레더릭 마티아스 알렉산더

오게 되었다. 의사, 목소리 전문가, 약물치료, 운동 등 많은 것들의 도움을 받아 보았으나, 그 어떤 것도 효과를 보지 못했다. 그의 상태는 점점 더 악화되어 갔고, 결국 그는 낭독을 포기하고 무대에서 내려오게 되었다.

그렇게 사업이 점점 위태로워지자 그의 근심은 더욱 커졌다. 그는 의사를 다시 찾아가 검사를 받았는데, 의사는 그의 목 상태를 보고는 성대가 파열되었으므로 2주간 목을 절대 쓰지 말아야 하며, 그렇게 하면 목이 원상태로 돌아올 것이라고 말했다.

그는 의사의 말대로 할 것을 결심했다. 쉬는 동안 쉰 목소리는 점차 사라졌고, 2주 후에 있을 공연을 계획대로 진행할 수 있을 것이라는 희망도 품게 되었다. 그는 2주 후 다시 무대에 올랐다. 그의 목소리는 매우 낭랑하고 청아했다. 하지만 그것도 잠시뿐이었다. 공연 뒷부분으로 가면서 그의 목소리는 다시 쉰 목소리로 변했고, 공연을 끝까지 진행할 수조차 없을 지경이 되고 말았다.

그는 다음날 의사를 다시 찾아가 상황을 설명했고, 의사는 다시 치료를 받아 볼 것을 권유했다.

초기 실험 과정

그는 의사의 처방대로 다시 2주간 지시를 따랐으나, 또다시 한 시간 만에 문제가 재발했다. 그는 의사와 언쟁을 벌였고, 더 이상의 치료를 거부했다. 그는 성대가 회복되었다면서 왜 낭송을 시작할 때는 괜찮았다가 끝날 무렵이 되면 다시 엉망이 되어 버리느냐고 물었다. 의사는 분명 그가 낭송 도중에 무언가 원인이 될 만한 행동을 했을 것이라고 말했다. 알렉산더는 도대체 어떤 행동이 문제의 원인이 된 것인지 알고 싶어 했으나, 의사는 솔직히 알 수 없다고 시인했다. 알렉산더는 "좋습니다. 그렇다면 이제 제 스스로 그것을 찾아야겠군요"라고 말했다.

문제를 해결하는 방법은 수술뿐이었으나 그는 그마저도 거부했다. 이 사건으로 그는 스스로 의문에 대한 답을 얻기 위한 탐험을 시작하게 되었다. 그리고 마침내 인간이 어떻게 움직이도록 설계되었고, 어떻게 몸과 마음 그리고 감정이 분리되지 않고 존재하는지에 대한 깊이 있는 통찰을 얻을 수 있게 되었다.

그는 대부분의 사람이 자신도 모르게 자연스러운 움직임을 방해하는 행동을 하게 되며, 그것이 현대 인류가 겪고 있는 고통의 원인임을 깨닫게 된다. 알렉산더처럼 목소리에 문제가 있는 경우가 아니더라도 이 기술은 도움이 된다. 알렉산더는 우리가 갖고 있는 어떠한 문제에도 이 기술을 적용할 수 있다고 주장한다.

예를 들어, 정원 일을 하기 전에는 허리가 아프지 않았는데 일을 끝내고 난 후 허리가 아파 왔다고 해보자. 그렇다면 땅을 파고 잡초를 뽑는 노동의 스트레스가 그 고통의 숨겨진 원인이 된다고 볼 수 있다. 신체의 어느 곳에 문제가 나타나는지는 중요하지 않다. 무슨 일을 어떻게 했는지가 언제나 문제의 원인이 된다. 그 원인을 발견하고 바르게 행동하게 되면, 통증과 불편함은 점차 사라질 것이다.

첫 실마리

알렉산더의 이야기는 마치 셜록 홈스Sherlock Holmes의 미스터리 소설 같다. 그가 문제의 수수께끼를 풀어 가는 동안 그에게 내재되었던 천재적인 통찰력이 드러나게 된 것이다. 그는 집념을 가지고 끈기 있게 원인을 발견해 냈고, 스스로 문제를 해결할 수 있었다. 과연 자신의 목이나 허리 통증의 원인이 스스로에게 있다고 생각하는 사람이 몇이나 될까? 알렉산더는 연구하는 내내 오직 두 가지 실마리를 찾고 있었다.

1. 쉰 목소리는 무대 위 낭송 중 무엇을 할 때 나오는가?
2. 일상적으로 말을 할 때 쉰 목소리가 사라지는 이유는 무엇인가?

단순히 논리적으로 생각해 봐도 일상적으로 말을 할 때는 목소리에 아무 문제가 없는데 낭송할 때만 문제가 생긴다면, 낭송할 때 평소에는 하지 않는 무언가를 하고 있다는 것이 분명하다. 만일 알렉산더가 그 차이점을 찾아낸다면 낭송 중에 사용하는 발성 방식을 바꾸어 문제를 해결할 수 있는 것이다. 그는 거울을 통해 자신이 낭송할 때와 평소 말할 때의 모습에 어떤 차이가 있는지 찾으려 했다. 그리고 마침내 낭송할 때 평소와는 다른 움직임을 하고 있다는 것을 발견하고, 그 차이점을 주의 깊게 관찰해 보았다.

1. 머리를 뒤와 아래로 눌러 척추에 일정한 힘이 가해지게 한다.
2. 동시에 후두를 압박한다.
3. 입으로 공기를 빨아들여 이상한 소리가 나오게 한다.

그는 자신이 낭송할 때 이런 습관이 있다는 것을, 그리고 낭송할 때만큼은 아니지만 평소 말할 때도 그와 유사한 발성 과정을 거친다는 것을 알게 되었다. 이 모두 전에는 전혀 알아차리지 못했었다. 이를 통해 그가 첫 번째로 발견하게 된 사실은 이것이다.

습관적·무의식적으로 생체 메커니즘이 방해받을 수 있다.

이러한 중요 사실을 발견한 후, 그는 다시 거울 앞에 서서 또 다른 실마리를 찾기 위해 낭송할 때의 상태를 반복해서 관찰했다. 그는 낭송할 때마다 앞에서 말한 세 가지 습관이 나타나며 목소리가 이상해지는 것을 확인할 수 있었다. 그는 낭송할 때의 습관과 목소리의 이상 상태 사이에 밀접한 관계가 있다는 것을 좀 더 확신하게 되었다.

중추 컨트롤 발견

이제 그가 풀어야 할 문제는 이런 나쁜 습관을 갖게 된 진짜 원인이 무엇인가였다. 그는 다음과 같은 질문을 하면서 점점 혼란스러워지는 기분을 느꼈다.

1. 호흡할 때 공기를 빨아들이는 것이 머리를 뒤로 젖히면서 후두를 압박하게 되는 진짜 원인인가?
2. 아니면, 머리를 뒤로 당김으로써 후두에 압박이 가해지고 공기가 흡입되는 것인가?
3. 그것도 아니라면, 후두가 압박되기 때문에 공기를 빨아들이게 되고 머리를 뒤로 당기게 되는 것인가?

실험을 계속하면서 그는 후두를 압박하거나 호흡을 하는 도중에는 공기를 빨아들이는 행동을 방지할 수 없지만, 머리를 잡아당기던 근육을 이완시켰을 때는 이를 미리 예방할 수 있음을 발견하게 된다. 이렇게 했을 때 간접적으로 호흡 상태와 후두의 상태를 개선할 수 있음을 깨닫게 된 것이다. 그는 자신의 일기에 이렇게 써놓았다.

"이 발견을 너무 과대평가하지 않기를 바란다. 그러나 인간이라는 생명체의 모든 메커니즘에 영향을 주는 '중추 컨트롤primary control'의 발견은 나의 연구 과정 중에서 가장 중요한 것이다."

알렉산더의 두 번째 발견은 이것이다.

전신의 협응과 균형 감각을 조율하는 중추 컨트롤이 존재한다.

알렉산더가 말하는 중추 컨트롤이란 머리와 목 그리고 다른 모든 신체 부위와의 역동적 관계이며, 그는 이 중추 컨트롤이 아주 복잡한 인간의 모든 기능을 하나로 단순화하여 통제한다고 주장했다. 중추 컨트롤을 통해 얻어지는 자유로운 움직임이란 어떠한 방해나 긴장 없이 항상 머리가 움직임을 이끌며 나아가고 나머지 신체 부분들이 저절로 따라가는 것이다.

알렉산더는 실험을 계속했고, 머리가 뒤로 당겨지며 척추를 누르는 것을 예방했을 때 쉰 목소리가 사라진다는 것을 발견했다. 의사를 찾아가 다시 검사를 받았을 때 그는 성대와 목의 상태가 정상으로 회복되었음을 알게 되었다. 그는 낭송할 때의 습관이 결국 목소리를 잃게 했음을 인정할 수 있게 되었고, 그 습관을 바꾸면 문제를 완전히 해결할 수 있다는 확신을 갖게 되었다.

알렉산더의 세 번째 발견은 이것이다.

> 사람들이 자신을 사용하는 방법을 알게 된다면,
> 여러 기능에 불변의 효과를 주게 될 것이다.

신뢰할 수 없는 감각 인식

그는 핵심에 거의 다 왔다는 생각에 더욱 용기를 냈다. 성대를 더 나은 상태로 개선해 나가기 위해 그는 실험을 계속했다. 그는 머리가 뒤로 당겨지는 것을 관찰한 후 그것을 수정하려 했는데, 오히려 자신이 머리를 앞으로 움직이고 있고, 그로 인해 후두에 더욱 압력을 가하고 있다는 것을 발견하게 되었다. 그는 이런 이상한 현상을 확인하기 위해 양옆에도 거울을 설치했다. 그러고는 나름 주의하면서 행동을 취해 보았지만, 그의 머리는 여전히 뒤로 당겨지며 척추를 누르고 있었다. 이때 그는 자신이 생각과는 정반대의 행동을 하고 있다는 것을 알아차렸다. 이것이 그의 다음 발견이다.

'감각인식오류(faulty sensory appreciation)'가 존재한다.

———◆———

이것을 다른 말로 하면, 더 이상 자신의 감각만을 신뢰하지 않게 된다는 것이다. 그는 처음에는 이것이 자신만의 개인적인 특성이라고 생각했지만, 사람들을 가르치면서 전반적으로 모든 사람에게 일어나는 감각인식오류라는 것을 알게 되었다. 그는 머리가 뒤와 아래로 당겨지는 습관만이 후두를 좁게 만드는 원인이 아니라는 점에 주목했고, 다양한 긴장과 스트레스가 전신에 영향을 주고 있음을 느끼게 되었다. 그는 자신이 가슴을 들어 올리고 골반을 앞으로 내민 채 허리를 너무 펴고 있으며, 다리에 힘을 주고, 심지어 바닥을 움켜쥐듯 발바닥에 힘을 주고 있음을 알게 되었다. 머리의 균형이 올바르게 유지되지 않으면 전체적인 자세와 균형에 영향을 끼친다는 것을 알게 된 것이다.

이것이 알렉산더가 다음으로 깨닫게 된 것이다.

몸은 서로 분리된 부분들이 집합을 이루어 기능하는 것이 아니다.
전체가 하나이며, 모든 부분은 서로 영향을 주고받는다.

———◆———

알렉산더는 낭송을 가르쳐 주신 선생님으로부터 "발을 바닥에 꽉 붙여"라는 말을 들으며 훈련을 받았던 것을 떠올렸다. 그는 선생님이 자신보다 훌륭하다고 믿었기에 발바닥과 발가락에 힘을 주는 방식을 시키는 대로 따를 수밖에 없었다. 나쁜 자세를 고치기 위해 앉고 서는 법을 배우지만, 사실상 더 안 좋은 상태로 만들게 되는 경우가 많이 있다.

우리는 다른 사람들이 좋은 자세를 만드는 법을 잘 알고 있을 것이라고 생각하지만, 사실 전혀 그렇지 않다. 알렉산더는 발과 다리의 모든 근육에 힘을 주는 습관이 목을 경직시키는 것과 동일한 습관임을 알게 되었다. 스스로는 전혀 인식하지 못했지만, 발을 바닥에 꽉 붙인다는 것이 벗어날 수 없는 습관이 되어 버린 것이다. 이런 습관 없이는 낭송을 하는 것이 도저히 불가능하다고 생각했고, 조금만 변화를 시도하기만 해도 긴장이 되어 힘든 상태가 되고 말았다.

알렉산더는 다음과 같은 사실을 깨달았다.

동일한 반응을 일으키는 자극을 자신도 모르게 계속 반복하게 되면 습관적인 행위가 된다. 이러한 습관적 반응은 나중에는 정상으로 느껴지며, 자연스러운 것이 되고 만다.

알렉산더는 자신이 어떤 행동을 하고 있는지 알아내야만 했지만, 앞에서 이미 경험했듯이 더 이상 자신의 감각을 신뢰할 수 없었기 때문에 스스로 문제를 해결하기에는 불가능할 것만 같은 상황에 부딪혔음을 깨달았다.

지시어

그래서 알렉산더는 "어떻게 하면 낭송 중에 의식적으로 스스로에게 올바른 지시를 할 수 있을까?"라는 질문을 던지게 된다. 그는 지금까지 자신이 '바르다'고 느끼면 그저 습관적으로 움직여 왔지, 어떻게 움직일지 생각하지 않았음을 자각했다.

앞에서 알렉산더가 머리를 뒤로 당길수록 심각해지는 부자연스러운 습관을 수정하는 방법을 어떻게 고안해 냈는지 설명했는데, 그는 그처럼 새로운 전략을 세우게 된다. 그는 그저 머리가 앞으로 향한다고 '생각'했고, 단순히 방향에 대해 생각하는 것만으로도 변화를 줄 수 있다는 것을 새롭게 깨달았다.

알렉산더가 사용하는 '지시어 direction'라는 말은 의식적으로 자신에게 주는 '정신적 명령 mental order'을 의미한다. 이는 습관적으로 작용하기보다는 자신이 요청한 대로 반응하게 된다. 예를 들어 누군가 자신의 어깨가 들려 있다는 것을 알게 되었을 때, 어깨의 긴장이 풀린다는 생각만으로도 어깨는 빠르게 이완된다. 좀 더 자세한 내용은 이 책의 뒷부분에서 설명하겠다.

그는 지시어를 충분히 연습한 후, 거울 앞에 서서 낭송할 때의 자세를 취해 보면서 지시어의 효과를 시험해 보았다. 거의 해답을 찾았구나 싶었지만, 당황스럽게도 계속 실패를 거듭했다. 그는 그 원인이 목표를 빠르게 성취하려던 자신의 성급한 마음이었다는 것을 알게 되었다. 그는 실패의 원인들을 다시 관찰한 후, 낭송할 때 지시어를 즉각적으로 던져 보았으나, 오히려 머리를 뒤로 당기면서 전신에 긴장을 초래했던 과거의 그 습관이 바로 나오게 된다는 것을 알았다. 결국 적절한 과정을 거치지 않고 목의 긴장을 풀어서 낭송을 잘하겠다는 목적에 몰입했기 때문에 좋지 않은 결과가 나왔다는 것을 깨달을 수 있었다. 알렉산더는 이러한 과정을 '목적의식end-gaining'이라는 용어를 사용해 설명했고, 목적에 덜 집착하는 방법을 찾는 것을 다음 연구 과제로 삼았다.

알렉산더는 말을 하겠다는 자극과 낭송하려는 작용 사이에 여유를 두도록 시도했고, 이를 '자제심Inhibition'이라 이름 붙였다. 이러한 과정을 거치며 지시어를 사용하자, 머리를 뒤로 당기는 깊이 배어 있는 습관을 바꿀 수 있었다. 자각, 유해한 습관 근절, 자유로운 선택으로 구성된 이 원리와 기술은 오늘날의 알렉산더 테크닉을 이루는 기초가 되었다.

그는 꾸준한 연습을 통해 나쁜 습관으로부터 자유로워졌을 뿐 아니라 직업적 위기도 넘어섰다. 태어날 때부터 고질병이었던 호흡계 질환도 스스로 완치했다.

알렉산더의 발견 요약

1. 습관적·무의식적으로 생체 메커니즘이 방해받을 수 있다.
2. 전신의 협응과 균형 감각을 조율하는 '중추 컨트롤'이 존재한다.
3. 사람들이 자신을 사용하는 방법을 알게 된다면, 여러 기능에 불변의 효과를 주게 될 것이다.
4. '감각인식오류'가 존재한다.
5. 몸은 서로 분리된 부분들이 집합을 이루어 기능하는 것이 아니다. 전체가 하나이며, 모든 부분은 서로 영향을 주고받는다.
6. 동일한 반응을 일으키는 자극을 자신도 모르게 계속 반복하게 되면 습관적인 행위가 된다. 이러한 습관적 반응은 나중에는 정상으로 느껴지며, 자연스러운 것이 되고 만다.
7. 지시어: 근육을 긴장하게 하는 습관을 바꾸려면, 즉각적으로 움직여 긴장을 더 심화하는 것이 아니라, 생각을 먼저 해 습관적인 행동들을 사라지게 해야 한다.
8. 자제심: 습관에 의한 자동적인 반응을 스스로 조절하는 것.
9. 목적의식: 지시어와 자제심을 통해 우리는 어떻게 스스로를 자연스럽게 움직일 수 있는지 주의를 기울일 수 있으며, 결과에 대한 집착에서 벗어날 수 있다.
10. 마음과 몸 그리고 감정은 결코 분리된 것이 아니며, 우리의 행동 속에 모두가 하나가 되어 있다.

제3장

알렉산더 테크닉의 발전 과정

"당신이 지금까지 선택한 모든 결정이 지금의 당신을 만들었다. 만약 육체적·정신적·영적으로 변화되길 원한다면 당신의 생각을 바꾸어야 한다."

_패트릭 젠템포(Patrick Gentempo)

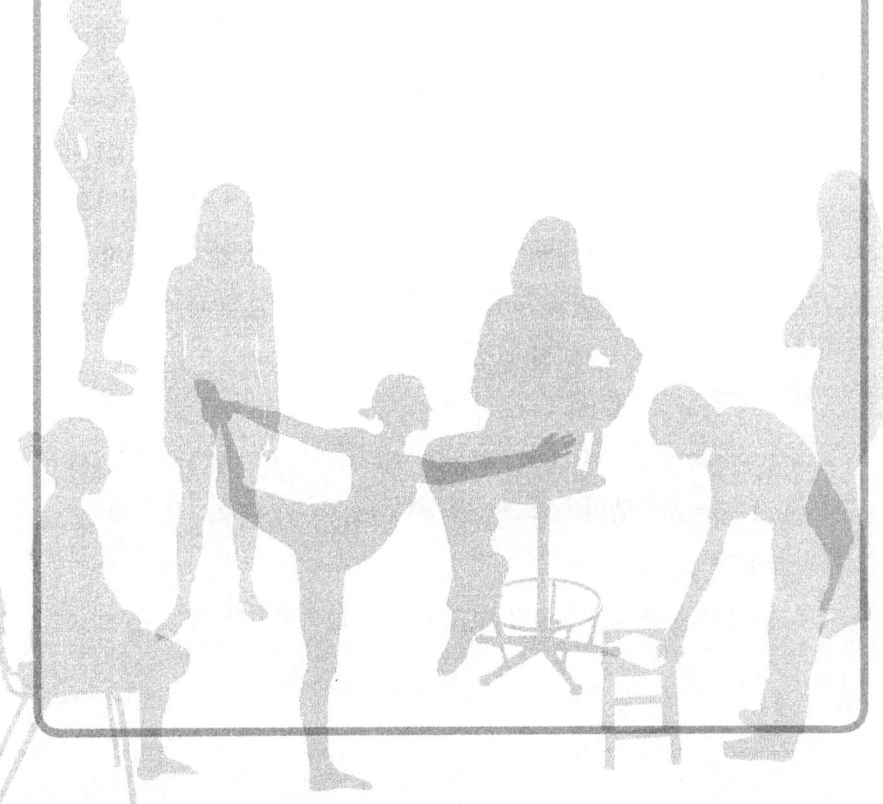

알렉산더는 목소리 문제를 해결하는 데 성공한 후, 연기자 생활을 청산하고 자신과 비슷한 문제로 괴로워하던 동료들에게 자신이 깨달은 방법을 가르치기 시작했다. 그들 역시 다른 곳에서는 실패했지만, 알렉산더에게 도움을 받아 문제를 해결할 수 있었다. 알렉산더는 자신을 스스로 치유하고 다른 사람들의 질환도 치유한 '기적의 치유사'로 불리며 명성을 쌓아 가기 시작했다. 호주의 의사들도 그에게 자신의 환자들을 보냈고, 그는 그동안 어떤 방법으로도 치료하지 못하던 많은 문제를 해결해 내면서 더 큰 명성을 얻었다. 부작용과 후유증이 심하던 기존의 약물과 수술 치료를 선택할 수밖에 없었던 많은 사람에게 말(지시어)을 통해 새로운 방법을 지도하고, 섬세한 손의 안내(핸즈온)를 통해 치유에 도움을 준 것이다.

그는 문제의 뿌리가 되는 그릇된 습관을 바꿀 수 있도록 많은 사람에게 도움을 주었으며, 나중에는 그의 식구들이 그를 돕기 시작했다. 특히 남동생인 앨버트 레든 알렉산더Albert Redden Alexander가 그를 많이 도왔다.

호주의 의사들은 알렉산더가 발견한 것이 전 인류에게 아주 중요한 것이라고 확신했고, 그에게 런던으로 건너가 더 많은 사람에게 알렉산더 테크닉을 알릴 것을 강력히 추천했다. 시드니의 유명한 외과의사인 스튜어트 맥케이Stewart McKay를 비롯해 많은 사람이 그를 추종했다. 그는 1904년 봄, 유명한 의사들로부터 추천서를 받아 중추 컨트롤 발견과 관련된 연설과 강의를 하기 위해 영국행 항해선에 올랐다.

하지만 안타깝게도 호주 의사들의 기대와는 달리 그는 런던에서 그리 환대를 받지 못했다. 런던에서는 그의 발견을 어쩌다 일어날 수 있는 의료적 행운 정도로 생각했고, 그를 위험인물로 취급했다. 병을 치유하고 건강과 원기를 회복시키던 알렉산더의 손은 런던의 의사들에게 비판적이고 냉소적으로 비추어졌다. '이상한 최면 효과다', '기묘한 자력이다'라는 식의 소문이 퍼져 나갔고, 그들은 알렉산더가 이루어 낸 효과가 그의 힘의 영향을 받은 일시적인 결과일 뿐이라고 믿었다. 런던의 의사들은 자신들의 명예와 권위가 의학적 지식이라고는 없는 한 사람 때문에 위태로워질까 봐 매우 두려워했다. 안타깝게도 많은 훌륭한 인물이 그러했듯이, 남은 그의 생애 동안 의료인들의 이러한 비이성적인 태도는 계속되었다.

그는 이런 엄청난 좌절에도 불구하고 연구실을 열어 연구를 계속했다. 호주에서 그랬던 것처럼, 어떤 방법으로도 치료가 안 되던 원인 모를 여러 질환들에 도움을 줄 수 있는 사람이 있다며 점차 소문이 나기 시작했다. 몇몇 열린 의사들은 서양 의술로는 도저히 치료할 수 없는 환자들을 알렉산더에게 보내기도 했다. 기존 의술로는 치료할 수 없다고 판명받고 스스로 알렉산더를 찾아오는 경우도 있었다. 사람들이 호소하는 문제는 실로 다양했다. 요통, 목의 이상,

만성 피로, 평발, 목소리 이상, 신경쇠약, 두통, 척추측만증, 불면증, 우울증, 기억력 저하, 하지 불균형, 말더듬증, 테니스 엘보(tennis elbow, 팔꿈치 주변의 통증), 소화불량, 변비, 불행감 등 수많은 문제로 고통을 겪고 있는 사람들이 알렉산더를 찾아왔다.

임상 사례

알렉산더가 무엇을 한 것인지를 좀 더 쉽게 이해하기 위해 그의 임상 사례 중 한 가지를 소개하려 한다.

1952년 부캐넌Buchanan이라는 미국 여성이 '마지막 상담'이라면서 그를 찾아왔다. 그녀의 건강 상태는 극도로 빠르게 악화되고 있었다. 그녀의 질환은 손을 쓸 수 없는 상태까지 악화되어 회복될 기미가 없어 보였다. 병에 걸리기 전에 그녀는 에너지가 충만하고 아주 건강했으며, 밝고 깨끗한 인상이었다. 그러나 알렉산더가 그녀를 만났을 당시, 그녀의 머리는 뒤로 눌려 어깨 쪽으로 기울어져 있고, 어깨는 둥글게 굽어 있는 상태였다. 피부는 마치 오래된 헝겊 같았고, 지팡이 없이는 일어서지도 못했다. 그녀는 정상적으로 걸어 본 지 수개월이 지났고, 다리를 끌다시피 하며 힘겹게 움직이고 있었다. 당당한 표정과 에너지는 사라지고, 그녀에게는 '죽음의 가면'을 쓴 것 같은 표정만 남아 있었다.

그녀는 그동안 수많은 의사와 전문가를 찾아다녔고, 그들이 주는 약과 조언을 충실히 따랐다. 그러나 결과는 점점 더 나빠질 뿐이었다. 그녀는 정말 마지막 시도라고 생각하고 런던에 오게 되었고, 런던의 한 종합병원에서 3, 4개월째 치료를 받고 있는 중이었다. 그러던 중 우연히 담당 의사가 다른 사람에게 하는 말을 듣게 되었다.

"불쌍해서 어떡해……. 저 정도면 도저히 희망이 없는데……."

그 순간 그녀는 의사들에 대한 신뢰가 사라지고 말았다. 동시에 나름대로 최선을 다하고 있는 그들을 더 이상 힘들게 해서는 안 되겠다는 생각이 들었다. 그래서 그녀는 집안에 급한 일이 있다는 핑계를 대며 퇴원을 통보했고, 되돌아갈 배편을 기다리는 중에 친한 친구인 루이스 모건Louise Morgan으로부터 돌아가기 전에 마지막으로 알렉산더를 한번 만나 보라는 권유를 받았다. 그녀는 승낙했고, 이렇게 알렉산더를 찾아오게 된 것이었다. 그녀는 지팡이를 짚고 힘겹게 알렉산더의 레슨실로 들어가 겨우 의자에 앉았다.

"여기까지 오게 되었군요."

그녀는 최대한 밝은 표정으로 보이려 애쓰며 말했다.

"네, 아주 잘 오셨어요."

알렉산더 역시 밝은 표정으로 그녀를 맞이했다. 그러고는 한마디 덧붙였다.

"당신은 내가 56년간 가르쳐 본 사람들 중에 가장 자신을 잘못 사용한 경우입니다."

그러자 그녀는 바로 응수했다.

"오, 저런, 그다지 기대했던 이야기는 아니군요."

알렉산더는 부드럽고 친절하게 설명을 시작했다.

"당신은 머리끝부터 발끝까지 엄청나게 짓눌려 있습니다. 당신의 머리가 목과 척추를 짓누르고 있고, 그래서 척추의 뼈들이 서로 충돌하듯 압박하고 있어서 등 근육들이 모두 뒤얽혀 있어요. 내가 보기에 당신은 실제보다 키가 많이 줄어들어 있습니다. 당신은 스스로를 더 이상 컨트롤할 수조차 없어요. 자신을 온종일 아래로 짓누르고만 있다고요."

"그게 무슨 말이죠? 좀 더 자세히 설명해 주세요."

그녀는 흥미로운 표정으로 부탁했다.

알렉산더는 "설명 대신 이걸 보여 줄게요"라고 말하며 그녀의 지팡이를 가져와서 그녀를 흉내 내어 보여 주었다. 그는 연극을 했었기 때문에 완벽하게 재현해 보일 수 있었다.

"자, 보세요. 나의 체중이 지팡이에 전부 쏠려 있죠? 그렇게 되면 아래쪽으로 힘을 지나치게 가하게 돼서 매우 힘들게 되죠. 팔이 흔들리고 어깨가 뒤틀리면서 그것이 척추를 삐끗하게 만들게 되는 겁니다. 이렇게 되면 온몸의 균형이 깨질 수밖에 없습니다. 이것이 당신이 매일매일 자신을 사용하고 있는 방식이에요. 당신이 그동안 해온 모든 운동도 압력을 더욱 가중시킬 뿐이죠. 자, 이제 그동안 당신에게 무슨 일이 일어났는지 알겠습니까? 그래서 당신의 병이 회복되지 못하고 계속 아프기만 했던 겁니다."

그녀는 깜짝 놀라며 물었다.

"그런데 그걸 어떻게 아셨지요? 당신은 나를 검사해 보지도 않았잖아요?"

알렉산더는 대답했다.

"한눈에 보고 알았어요. 나는 거의 반세기 동안 이런 관점으로 사람들을 봐왔어요. 눈은 모든 것을 말해 준다고 하죠? 자세는 더욱 많은 것을 말해 준답니다. 실망하지 마세요. 당신은 며칠 안에 그 지팡이를 던져 버리게 될 테니까요."

그녀는 첫 번째 수업에서 혼자 힘으로 일어나서 두 다리로 걸으며 경이로움을 금치 못했다. 이렇게 걸어 본 것은 정말 오랜만의 일이었다. 그녀는 서른다섯 번의 개인 교습을 받고 미국으로 돌아갔다. 그녀는 아주 정상적으로 걷게 되었고, 양 볼의 혈색도 돌아왔으며, 키도 훨씬 커졌다. 그녀는 자신이 받은 수업에 대해 이렇게 일기에 적었다.

"그를 만났던 건 나에게 정말 큰 행운이었다. 다른 사람들은 왜 알렉산더를 모르는 걸까? 나는 분명 누구보다도 건강해졌다. 이것이 우리가 그토록 원했던 바로 그것 아닌가? 그가 사람들에게 베푼 은혜는 그 어떤 것과도 비교할 수 없다."

> 66 알렉산더의 창의적인 천재성과 그 누구와도 비교할 수 없는 과학적 접근성을 나는 높이 평가하고 싶다. 아직 제대로 인정받지 못했을 뿐, 그는 인간의 조건을 변형시켜 놓았기 때문이다. 99
>
> _ 윌프레드 발로우
> (Wilfred Barlow, 류머티즘 전문의 · 알렉산더 테크닉 교사)

그녀의 드라마틱한 이야기는 진 피셔Jean Fisher가 엮은 《필로소퍼 스톤: 알렉산더와의 수업의 기록Philosopher's Stone: Diaries Of Lessons with F. M. Alexander》과 루이스 모건이 지은 《당신의 내면Inside yourself》이라는 책에 자세히 소개되어 있다.

영향을 받은 제자들

1917년 미국을 방문했을 때 알렉산더는 미국의 유명한 철학자이자 교육학자인 존 듀이John Dewey를 만나게 된다. 존 듀이는 '미국 교육학의 아버지'라고도 불리며 실용주의 철학계와 미국 교육계에 지대한 영향력이 있는 인물이었다. 존 듀이는 알렉산더로부터 35년간 꾸준히 개인 교습을 받았으며, 세 권의 알렉산더 테크닉 도서의 서문을 쓰기도 했다. 그중 알렉산더와 알렉산더 테크닉을 가장 잘 설명해 주는 구절을 하나 소개한다.

"개인적으로 나는 그에 대한 진정한 존경심 외에는 더 말할 것이 없다. 그가 진중하고 철저한 자세로 그 어려운 관찰과 실험에 성공했다는 것에 경외와 감탄이 절로 우러나온다. 결과적으로, 알렉산더는 살아 있는 생명체의 진정한 이치를 창조한 것이다.

그의 관찰과 실험은 인체의 모든 기능과, 일상적인 삶 속에서 작동하는 모든 동작과 관련이 있다. 일어나기, 앉기, 걷기, 서기, 손이나 목소리 또는 도구의 사용 등 많은 것이 그의 관찰 대상이 된다."

환자들에게 적용해 보면서, 또 자신이 직접 적용하고 체험하면서 점점 더 많은 의사가 알렉산더의 작업이 진짜 효과적이라는 확신을 갖게 되었다. 영국 의학 협회 요크셔 지부장이었던 피터 맥도날드Peter Macdonald도 그중 한 명이다. 그는 1926년 그의 취임 연설에서 이렇게 말했다.

"알렉산더는 질병을 치료하려 하지 않는다. 교육 과정에서 질병의 여러 증상이 사라지면 그저 잘된 것일 뿐, 그렇지 않다 해도 교육 그 자체로서의 성과와 가치는 그대로인 것이다. 나를 포함한 많은 학생은 그것을 잘 알고 있고, 의사로서 여러 임상 사례를 가지고 있다. 나는 진정 내가 알고 있는 사실만을 이야기하는 것이다."

그는 알렉산더 테크닉이 의사들에게 잘 알려져 있지 않지만, 전문 의학의 관점에서 당연히 연구되어야만 한다는 의견을 계속 피력했다. 다음에 인용하는 글은 1937년 피터 맥도날드가 이끄는 한 단체에서 〈영국 의학 저널British Medical Journal〉에 기고한 내용이다. 열아홉 명이나 되는 의사들이 그와 의견을 같이했다.

"우리는 의사로서 만성 질환자들을 포함한 여러 환자에게 알렉산더 테크닉을 적용했을 때의 효과와 기능의 변화를 관찰해 보았다. 우리 중에는 이미 그의 제자로 있는 사람이 있어 동일한 실험을 해보았고, 같은 효과를 볼 수 있었다.

우리는 잘못된 몸의 사용은 일반적인 작동을 방해함으로써 여러 질환이나 기능 이상을 야기하는 원인이 되며, 의사가 진단을 내릴 때 신체의 기능적 사용으로 인한 여러 영향을 고려하지 않는다면 환자에 대한 진단은 불완전할 수밖에 없다는 것을 알게 되었다.

안타깝게도 알렉산더의 작업은 아직 의학을 공부하고 있는 사람들이 연구하기에는 새로운 지식과 경험들로 이루어진 분야인 것 같다. 그렇지만 머지않아 이러한 지식이 필요할 날이 올 것이며, 의대에서도 교과목으로 채택하게 될 것이라 믿는다. 우리는 가능한 한 빨리 알렉산더의 작업과 기술을 연구할 것을 요청한다."

하지만 제2차 세계대전의 발발로 후속 조치는 이루어지지 못했다.

알렉산더는 올더스 헉슬리Aldous Huxley라는 유명한 작가를 돕게 되었는데, 그는 글 쓰는 직업으로 인해 병약해져서 만성 피로, 불면증, 소화불량으로 고생하다가 알렉산더를 찾아왔다. 그는 거의 누워서 지냈고, 글을 쓰기 위해서는 타자기를 가슴 위에 올려놓아야 했다. 알렉산더 테크닉을 익히고 그 원리를 적용하면서 그는 정상적으로 활동할 수 있게 되었고, 나머지 25년간의 생을 건강하게 살았다.

헉슬리는 알렉산더의 도움을 받아 건강해지자 그에게 감동하여 든든한 후원자가 되어 주었으며, 그의 작품에도 이 기술의 원리를 언급했다. 소설 《가자에서 눈이 멀어Eyeless in Gaza》에 알렉산더를 모델로 밀러Miller라는 인물을 그려 낸 것이다. 헉슬리는 알렉산더 테크닉이 완전히 새로운 교육법이며, 지성적·도덕적·영적 측면 등 인간의 모든 측면에 효과를 준다고 굳게 믿었다. 그는 공개적으로 이 사실을 말하기를 주저하지 않았고, 그 외에도 스태포드 크립스Stafford Cripps 재무부 장관, 로드 리통Lord Lytton 캔터베리 시 대주교, 윌리엄 템플William Temple 등 많은 저명인사들이 알렉산더를 후원했다. 알렉산더는 1955년 10월 죽기 전까지 수천 명의 사람들에게 도움을 주었다.

알렉산더는 그의 업적에 비해 오늘날 그리 많이 알려지지 못했다. 국제적으로 명성을 얻은 저명한 과학자와 의사들로부터 공개적인 인증을 받았음에도 말이다. 알렉산더는 의학 교육을 받지 못했고, 의학적 진단과 장비를 사용하지 않았지만, 약물이나 운동, 그리고 그 밖의 어떤 치료법도 전혀 사용하지 않고, 과학적으로도 의학적으로도 실패한 많은 사람의 건강을 되찾게 해주었다.

제4장

알렉산더 테크닉은 어떻게 이루어지는가?

"알렉산더는 불수의적(스스로 조절할 수 없는) 움직임뿐 아니라 자기 컨트롤과 교정 기술과 관련해서 원대한 과학적 진보를 이루었다. 우리가 반사라고 부르는 이러한 자기 컨트롤과 교정 기술은 우리의 열악한 교육 환경에 많은 보완을 가능하게 한다."

_조지 버나드 쇼

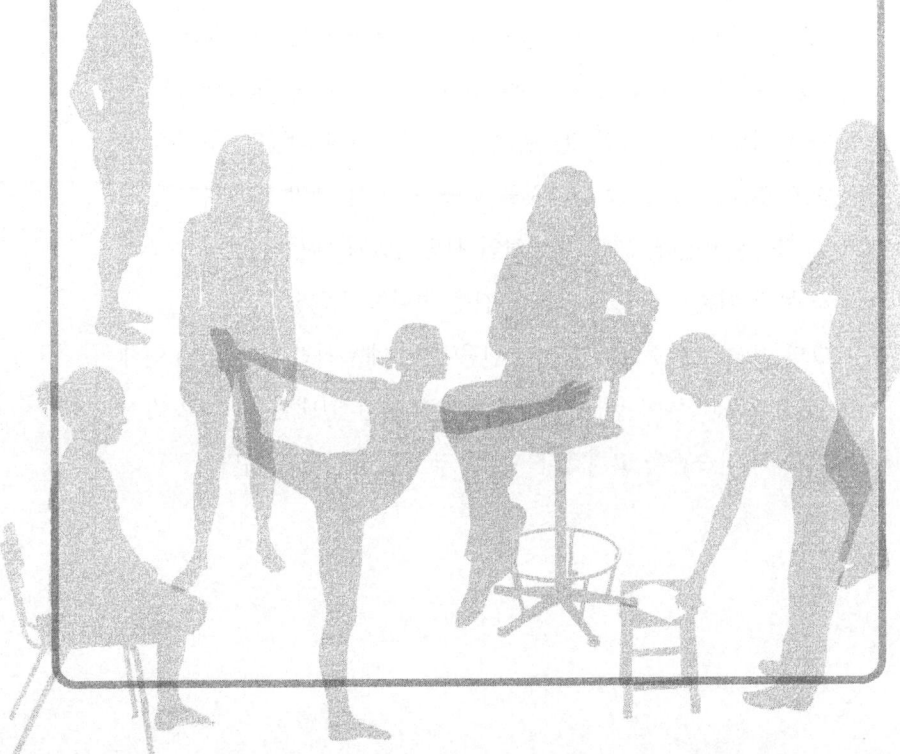

알렉산더 테크닉은 단순한 방법이지만 배우기까지는 시간이 걸린다. 알렉산더는 세 살짜리 아이도 배울 수 있는 것이라고 말했다. 사실 아이는 어른보다 훨씬 빨리 배운다. 버려야 할 습관이 그리 많지 않기 때문이다.

제2장에서 설명했듯이 알렉산더의 목소리 문제는 자세에서 온 것이었다. 그는 발을 바닥에 꽉 붙이고 머리를 뒤로 당기는 식으로 힘을 썼기 때문에 항상 경직된 상태였다. 그가 문제를 해결하려고 무언가를 의도적으로 하면 그것은 항상 이루어지지 않았다. 무언가 잘못하고 있다는 것을 알고 그것을 멈출 수 있을 때만 조금의 진전이라도 볼 수 있었다. 그는 현실적인 사람이었기 때문에 실제로 쓰이지도 못할 이론을 만들기 위해 시간을 허비하지 않았다.

그의 기술은 누구라도 일정 시간을 내어 배우기만 하면 쉽게 이해하고 현실로 이루어 낼 수 있다. 열린 마음과 인내심, 그리고 자신의 무의식적 습관을 고치겠다는 마음가짐만 있다면 말이다.

습관적 행동

알렉산더 테크닉을 처음 배우려는 사람들이 흔히 잘못 생각하는 것이 있다. 그들은 자세를 '교정'하고, 똑바로 걷고 서고 앉는 법을 배운다고 생각한다. 그러나 알렉산더 테크닉은 그런 것이 아니다. 언젠가 알렉산더는 이렇게 말했다.

"주어진 자극에 대한 특정 반응을 자제하는 것이 전부다. 그러나 어느 누구도 그렇게 하려고 하지 않고, 의자에 똑바로 앉았다가 일어나려고만 한다. 이것은 그런 식으로 하는 것이 절대 아니다. 이것은 할 것인지 안 할 것인지를 당신이 스스로 선택하는 것이다."

알렉산더 테크닉을 배울 때 꼭 이해해야 하는 것은 이 기술은 무언가를 '더 배우는 것learning'이 아니라 '덜 배우는 것unlearning'이라는 점이다. 이 기술은 당신이 수년간 불필요하게 긴장하고 있는 근육을 자유롭게 하는 방법이다.

우리가 살면서 갖게 되는 자세 습관은 사실 상당수가 우리의 건강에 매우 나쁜 영향을 끼친다. 왜냐하면 움직일 때마다 불필요한 근육 긴장이 너무 많아지기 때문이다. 하지만 안타깝게도 다른 사람 눈에는 분명히 보이는데도 정작 자신은 이 긴장을 잘 인지하지 못한다.

어른들이 소파에서 일어나는 모습을 지켜보면 매우 단순한 일인데도 상당한 힘을 쓰고 있다는 것을 알 수 있다. 그러나 그들이 몸의 긴장을 인지하고 점차 몸의 긴장을 풀면, 저절로 자세는 훨씬 나아지고 움직임은 우아하게 변한다. 또한 통증이 줄어들고, 호흡이 원활해지며, 순환계와 소화계의 여러 문제도 예방할 수 있게 된다. 이런 식으로 몸이 편안해지면 생각과 감정에도 영향을 준다. 따라서 근육의 긴장을 풀면 침착해지고 매일 일상 속에서 행복감을 느끼게 된다.

많은 사람이 알렉산더 테크닉을 일종의 '이완 기술relaxation' 같은 것이라고 생각한다. 그러나 그렇지 않다. 이 기술은 특정 근육의 긴장을 어떻게 푸는지도 배우지만, 어떻게 근육의 긴장도를 높이는지도 배우는 것이다. 이 기술은 모든 근육과 신경 반사 시스템을 균형 있게 만드는 것이다.

일상 속에서 행해지는 모든 움직임을 힘이 덜 드는 새로운 방식으로 하는 법을 배우게 되면 긴장이 점점 사라지게 된다. 그러면 뼈와 관절, 근육들이 서로 어긋나지 않게 되며, 몸은 좀 더 효율적이고 효과적으로 움직이게 된다.

알렉산더 테크닉을 배우는 사람들은 대부분 온몸이 가벼워지고 구름 위를 걷는 것 같은 기분을 느낀다. 한 학생은 알렉산더 테크닉 수업 이후 샴페인을 마신 것처럼 몸이 가벼워져 마치 비눗방울이 된 것 같았다고 말하기도 했다. 이러한 신체의 상태는 직접적으로 우리의 생각과 감정에도 영향을 미친다. 한두 번의 알렉산더 테크닉 수업만으로도 편안해지고 행복해지는 느낌을 갖게 되며, 집안일이 훨씬 덜 힘들게 느껴지고, 삶의 여러 능력이 향상된다.

알렉산더 테크닉은 자세, 호흡, 균형과 협응력을 향상시킨다. 아이일 때는 가만히 있을 때나 움직일 때의 모든 자세가 참 흥미롭다. 그러나 삶을 살아가면서 근심과 고민을 많이 하게 되어 근육에 긴장이 쌓이기 시작하면 우리의 자세는 악화되어 점차 변형된 상태

▶사진 5
머리가 척추 위에서 균형을 잘 이루지 못한다면 다림질 같은 단순한 가사노동조차도 전신에 스트레스를 줄 수 있다.

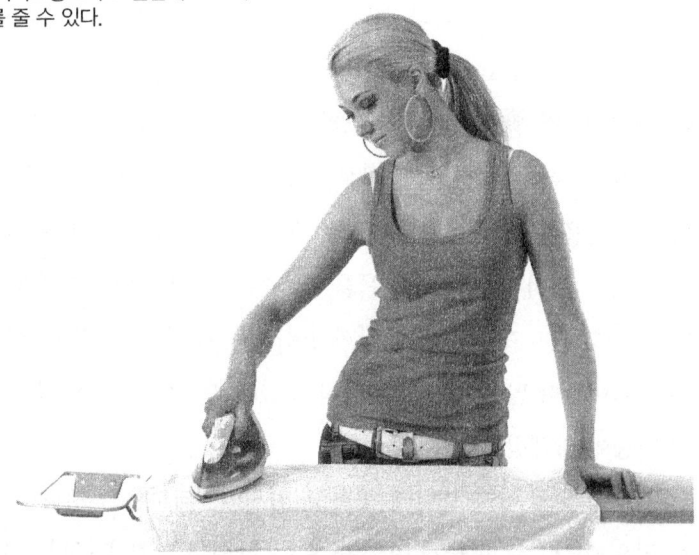

▶사진 6
사진 5의 여성과 달리 머리의 위치가 바르게 되어 있으면 다른 신체 부위에 어긋남이 덜하게 된다.

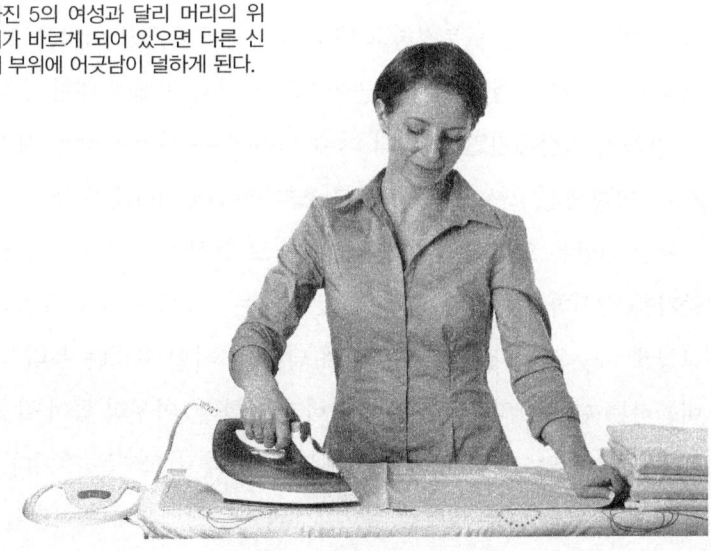

에 이르게 된다. 누가 보더라도 아이는 어른보다 훨씬 좋은 자세로 우아하게 움직인다. 그러나 아직 문명의 혜택을 받지 못한 나라에서는 꼭 그런 것만도 아니다. 아직 지구상에 존재하는 토착 원주민인 북아프리카의 베르베르 족, 북아메리카의 아메리카 인디언, 호주의 아보리진은 전 생애 동안 자연스러운 자세를 유지하며 살아간다.

아이는 좋은 자세를 위해 아무것도 하지 않는다. 뇌의 자동 메커니즘과 반응에 의해 저절로 이루어지기 때문이다. 부위별로 의식적인 노력을 가하지 않고서도 몸을 지탱하고 자연스럽게 협응하도록 연속적인 반사 기능이 이미 내재되어 있는 것이다. 그러나 우리 어른은 아이보다 많은 긴장을 지속하고 있기 때문에 자연 발생적인 반사 기능이 방해받는다.

사실 우리는 미처 깨닫지 못하고 있지만, 대부분의 사람은 자신을 필요 이상으로 힘들게 만들며, 이는 자세에 영향을 준다. 우리의 어깨는 거의 평생 들어 올려져 긴장하고 있고, 목은 점점 더 굳어지며, 앉아 있을 때면 구부정하고 매우 경직된 모습으로 버티고 있다. 그와 마찬가지로 점점 생각이 많아지고 과거와 미래에 대한 생각들로 마음이 복잡해지면, 우리의 현재 깨어 있는 경험은 점점 사라져 가고, 어떻게 앉고 서고 움직이는지조차 망각해 버리게 된다.

이런 긴장은 오랜 세월 동안 점진적으로 형성된 것이기 때문에 그 증가를 감지하기 어렵다. 우리가 앉고 서는 움직임에 익숙해질수록 그렇게 하는 것이 편하다고 느끼게 되지만, 사실 우리는 우리 몸에 비틀리는 힘이 가해지는 것을 자각하지 못한다. 아무리 몸이 잘못된 협응 상태에 있어도 그것이 바르게 되어 있다고 느끼는 것이다. 그러다 보면 결국 나쁜 자세로 변하게 되는데, 알렉산더는 이것을 '잘

▶사진 7
많은 사람이 무릎이 아닌 허리를 굽혀서 진공청소기를 사용한 후에 허리 통증으로 힘들어한다. 몸을 앞으로 숙여 상체에 체중이 실리게 되면 허리 하부 근육에 스트레스가 발생한다.

▶사진 8
사진 7의 여성과 달리 이 여성은 같은 진공청소기를 사용하는데도 훨씬 몸을 바르게 사용하고 있다. 따라서 근육에 스트레스가 가해지지 않는다.

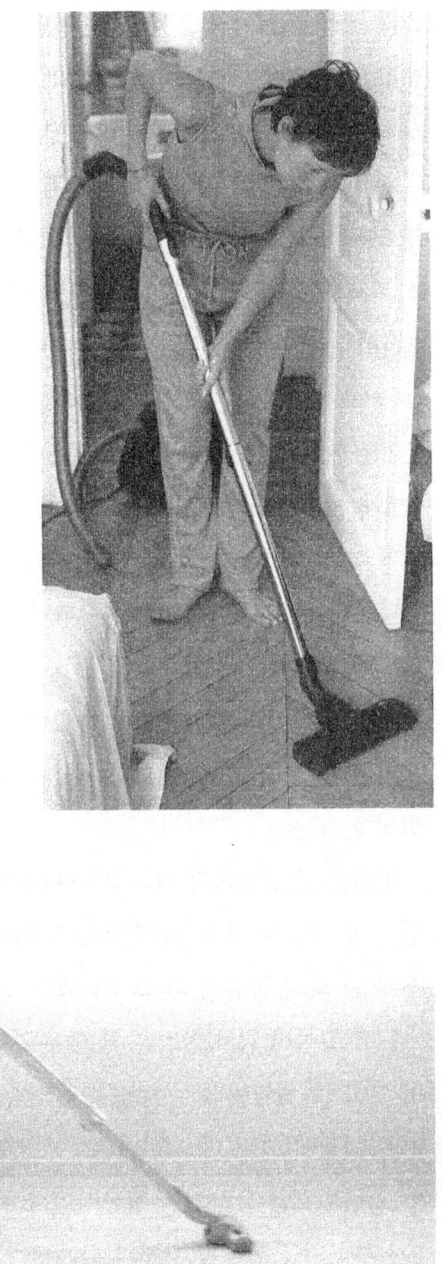

못된 사용misuse'이라고 부른다. 정말 바르고 좋은 자세(어린아이 때 경험했던 것 같은 자연스러운 자세)가 오히려 이상하고 잘못된 것으로 느껴지는데, 이는 앞에서 이야기했던 감각인식오류 때문이다.

우리가 경직된 자세나 움직임 때문에 생기는 통증으로 고통받게 된 것은 어제오늘 이야기가 아닐 것이다. 그럼에도 우리는 좋지 못한 자세 또는 잘못된 사용이 통증과 연결되어 있다는 것을 좀처럼 인식하지 못하는 것 같다. 우리는 이러한 통증이 느껴질 때 우리 몸의 경보 시스템을 차단시키는 강력한 진통제 또는 항염제나 근육 이완제를 이용해 통증에 맞서 보려는 일시적인 방법을 취하는 것에 익숙해져 있다. 때때로 의사들조차 너무 가벼운 조언 정도로 끝내고 만다. 왜냐하면 그들은 이런 문제의 근본적인 원인에 접근하여 그것을 수정하고 해결하기보다 나타난 증상을 치료하는 데 더 집중해 왔기 때문이다.

이에 반해 알렉산더 테크닉은 밑에 감춰진 근본적인 원인을 직접 보여 준다. 그래서 오랜 세월 동안 축적된 긴장을 스스로 제거할 수 있게 한다.

이것을 잘 설명하기 위해 왼쪽 다리에 문제가 있다며 나를 찾아왔던 55세 여성의 이야기를 들려주려 한다. 그녀는 서 있을 때나 걸을 때 심한 다리 통증에 시달려야 했다. 그녀는 의사를 찾아가 엑스레이를 찍고 여러 검사를 받은 끝에 무릎 관절염이라는 진단을 받았으며, '마모'가 원인이라는 설명을 들었다. 그녀는 이를 인정해야만 했지만, 원인이 단지 마모뿐이라는 사실을 믿을 수가 없었다. 왜냐하면 그녀의 오른쪽 다리는 정상이었으며, 양쪽 다리는 둘 다 태어나면서부터 지금까지 늘 자신과 함께했기 때문이다. 그러나 알렉산더

▶사진 9
주저앉을 때 아이는 고관절, 무릎, 발목을 자연스럽게 구부린다.

▶사진 10
사진 9의 아이와 달리 어른은 고관절, 무릎, 발목을 매우 조금밖에 구부리지 않는다. 그러다 보니 허리를 많이 굽힐 수밖에 없고, 그 때문에 근골격계에 여러 문제가 발생한다.

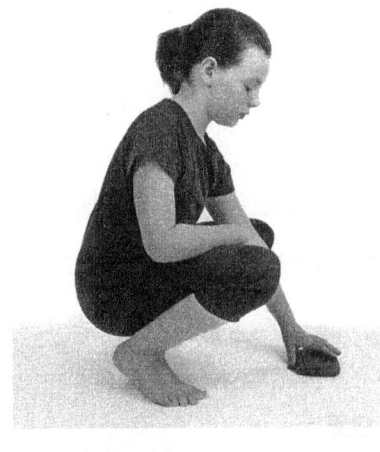

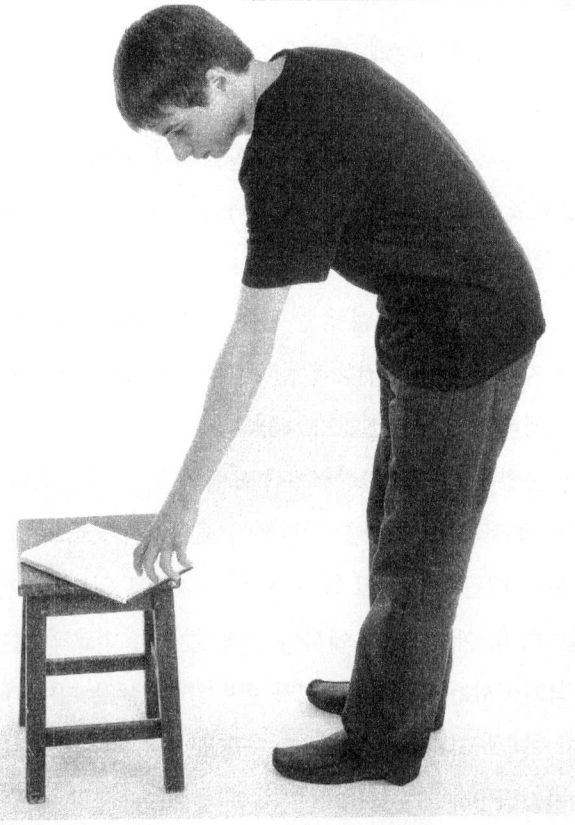

테크닉 수업을 받기 시작하면서 곧 그 이유를 알게 되었다.

그녀는 자신이 항상 왼쪽으로만 체중을 싣고 있는 습관이 있다는 것을 발견해 냈다. 수업이 진행될수록 그녀는 양발로 곧게 균형을 잡고 설 수 있었고, 의식적으로 스스로를 사용하는 법을 배우게 되었다. 자세가 개선되자 통증은 곧바로 경감되었고, 몇 주 후에는 아무런 통증 없이 서고 걸을 수 있게 되었다.

요통

어떻게 자세가 건강에 영향을 주는지를 보여 주는 가장 흔한 예가 바로 요통이다. 영국의 한 요통 연구 단체에 의하면 산업 문명화된 나라에 사는 사람들 세 명 중 한 명꼴로 요통에 시달리고 있으며, 약 80퍼센트의 인구가 생의 어느 시점에서 한 번 이상은 요통으로 고생한다고 한다. 영국 안전보건청에 따르면 요통은 40~50대에 가장 많고, 매년 총 450만 업무일 동안 일을 하지 못하게 되는 것으로 나타났으며, 미국의 국립보건통계센터의 조사에서도 7,600만 명이 요통으로 고생하고 있다는 결과가 나왔다.

산업 문명이 발달한 나라일수록 요통은 점점 더 늘어나고 있는데, 의학적·과학적으로 명확한 해결책이 제시되지 못하고 있다. 개개인들이 통증 때문에 상당히 많은 돈을 지출하고 있지만, 여러 부작용이 빈번하며, 개발도상국에서는 요통 발생이 비교적 적은 데 반해 산업 국가에서는 왜 요통 문제가 빈번히 발생하는가에 대해 정확한 연구가 이루어지지 않고 있다. 의사들과 척추 전문가들은 요통의 원인은 미스터리하다고 말한다. 마치 관절염, 천식, 두통 등의 질환에 대해서도 그렇게 말했던 것처럼 말이다. 가정 전문의였던 나의 아버지는 이렇게 말씀하셨다.

"만일 하루 쉬고 싶다면 그냥 허리가 문제가 있다고 말해라. 그 누구도 네가 요통이 있다는 것을 증명하지 못할 것이고, 그 누구도 네가 요통이 없다는 것을 증명하지 못할 것이다."

이것은 실제로 있었던 나의 요통에 관한 이야기이며, 내가 알렉산더 테크닉을 만나게 된 계기를 만들어 주었다.

나의 이야기

나는 요통 때문에 알렉산더 테크닉을 배우게 되었다. 운전강사라는 오래 앉아 있는 직업이 나쁜 자세의 가장 큰 원인이었다. 누군가 나의 구부정한 자세를 보고는 지붕이 낮은 아주 작은 오두막집에서 오랫동안 산 사람 같다고 말한 적이 있다. 나는 일주일에 50시간을 차 안에서 보내야 했고, 그 일을 몇 년 동안 계속하다 보니 결국 요통 환자가 되어 버렸다. 처음에는 가끔 통증이 왔고, 그럴 때마다 마사지나 가벼운 운동을 해서 통증을 없애곤 했다. 그러나 점점 통증의 강도가 세지고 빈도가 잦아지면서 마사지만으로는 통증을 사라지게 할 수 없는 지경에 이르렀다. 그 당시에는 몰랐지만 이 일을 계기로 통증을 없애기 위한 나만의 연구가 시작되었고, 이는 나를 엄청난 자기 발견의 길로 인도해 주었다.

처음에는 의사였던 나의 아버지가 해결사 역할을 했다. 아버지는 내 문제를 매우 걱정하시면서 통증을 줄이는 약을 주셨는데, 잠시 좋아지기는 했지만 효과는 오래가지 못했고, 점점 더 독한 약을 먹지 않고서는 견디지 못했다. 하지만 경제적인 문제로 일을 계속해야 했고, 차에 앉아 있을수록 요통은 더 악화되었다.

의학적 치료

나는 수년간 몇 명의 물리치료사들에게 치료를 받았는데, 치료 후 하루 이틀 정도는 도움이 되는 듯했지만, 상태는 점점 더 악화되어 갔다. 오랫동안 전기가 온 것처럼 왼쪽 다리를 타고 내려가는 좌골 신경통으로 고생했고, 찌릿한 통증 없이는 앉지도 서지도 걷지도 못 하는 전신적인 증상이 나타나는 수준에 이르게 되었다. 결국엔 다시 척추 전문의들을 전전하며 엑스레이 촬영과 갖가지 진단 검사를 받 고 또 받았다. 그러나 그 누구도 어떤 원인으로 디스크가 제 위치에 서 벗어나게 된 것인지, 또 어떻게 해야 회복될 수 있는지 알려 주지 않았다. 그저 늘 하는 뻔한 말들을 들을 수밖에 없었.

나는 몸을 구부리지도, 물건을 들지도, 무거운 옷을 입지도 말아 야 했다. 의사는 나에게 세 번째 추간판intervertebral disc을 수술로 제거 하자고 제안했고, 수술 후에는 통증이 사라질 것이라고 장담했다. 그래서 수술에 동의했지만, 아버지는 환자들 중에 수술을 하고 통증 이 줄어든 사람은 거의 없다며 수술을 만류했다.

결국 나는 통증이라도 경감시키기 위해 런던의 큰 물리치료 전문 병원에 입원하여 집중적인 치료를 받기로 했다. 치료 중 하나는 자 세를 개선하는 것이었는데, "자세를 꼿꼿이 하세요", "어깨를 펴세 요"라는 식으로 치료 교육을 받았다. 그러나 그럴 때마다 통증은 더 나를 괴롭혔다. 다른 환자들도 비슷한 치료를 받고 있었으나, 그들

역시 문제가 악화되는 것 같았다. 물론 물리치료사들은 치료를 위해 최선을 다했지만, 그런 식의 치료와 운동은 내게 전혀 도움을 주지 못했다. 나는 결국 퇴원했고, 요통은 그 어느 때보다도 심각해졌다.

대체요법

나는 다른 대체요법을 찾아다니기 시작했다. 카이로프랙틱 chiropractic, 정골요법 osteopathy, 동종요법 homeopathy, 침술요법 acupuncture 등 전문적인 치료를 받기도 했고, 그 다음에는 정통 서양 의학과는 거리가 있는, 반사요법 reflexology, 메타몰픽 테크닉 metamorphic technique, 향기치료 aromatherapy, 레이키 reiki, 영적 치유 spiritual healing 등을 전전했다. 몇몇 치료 후에 약간 기분 좋은 느낌은 있었지만, 현실적으로는 별 도움이 되지 못했다. 아주 짧은 기간 동안의 통증 감소는 있었지만, 극심한 통증은 언제나 다시 찾아왔다. 나는 결국 치료받는 것을 포기했고, 그냥 통증을 감수하며 살아가기로 마음먹었다. 이 상황에 이르기까지 어느 누구도 왜 디스크가 제 위치에서 벗어나게 되었는지 그 이유를 알지 못하고 있었다.

그러던 어느 날 우연히 대니 레일리라는 이름의 알렉산더 테크닉 교사를 만나게 되었다. 그는 다른 어떤 치료들보다도 알렉산더 테크닉이 요통에 도움을 줄 수 있다고 설명해 주었다. 그동안 여러 치료를 받아 오면서 요통 치료라는 것에 매우 비관적이었던 나는 알렉산더 테크닉이 무엇인지, 그것이 무슨 효과를 줄 수 있을지 믿음이 가지는 않았지만, 그래도 한두 번 수업을 받아 보기로 했다. 당시 나는 하루 종일 밤낮을 가리지 않고 통증에 시달리고 있었기 때문에 더 이상 나빠지더라도 잃을 것이 없는 상태였다. 나는 알렉산더 테크닉을 배우는 것에 어떤 의미도 부여하지 않았고, 그것이 나를 도와줄 수 있으리라는 기대조차 할 수 없었다.

첫 번째 수업을 할 때, 대니 선생님은 내가 앉는 모습을 보더니 항상 이런 식으로 앉았는지 물었다. 나는 그가 뭘 물어보는지 이해할 수 없어 여러 번 되물어 보았다. 그러자 그는 거울을 내 앞에 가져다 놓은 후 내가 오른쪽으로 몸을 틀면서 20도 정도 왼쪽으로 몸을 기울이는 모습을 직접 볼 수 있게 했다. 그러나 나는 구부정하게 앉는 모습을 보고도 내가 똑바로 앉고 있다고 느꼈다. 이것은 나에게 엄청난 충격을 주었다. 내가 그러고 있다는 것을 나 자신이 전혀 모르고 있었다는 것이 내게는 큰 충격으로 다가왔다.

대니 선생님은 내 자세를 계속해서 수정해 주었고, 바로 변화가 시작되었다. 나는 왼쪽으로 몸을 틀면서 오른쪽으로 몸을 기울이는 것처럼 느꼈지만, 동시에 나의 허리 통증이 사라지기 시작했다. 그는 이제 내가 어떻게 앉고 있는지 다시 거울을 통해 보여 주었는데, 놀랍게도 나는 완벽히 똑바르게 앉고 있었다. 내 두 눈으로 직접 볼 수 있었다. 그 후 몇 번의 수업이 끝나자 이제 감각적으로 이상함을 덜 느끼게 되었고, 허리 통증은 확실히 경감되기 시작했다.

이때 즈음에서야 나는 내가 운전을 가르칠 때 몸을 왼쪽으로 기울이면서 골반을 오른쪽으로 트는 습관을 계속하고 있었던 것을 알아차리게 되었다. 이것은 전방을 주시하는 동시에 운전자가 거울을 보는지 확인하기 위한 자세였다. 이렇게 수년간을 골반을 틀면서 앉는 습관을 지속했고, 이것이 내 모든 문제를 야기했던 것이다.

수업을 계속 받으면서 허리만 좋아지는 것이 아니라는 사실을 알게 되었다. 나는 잠을 더 잘 자게 되었고, 자신감과 신뢰감이 높아졌으며, 점점 더 행복해졌다. 3개월 후, 나는 생활에 전혀 불편함을 느끼지 않게 되었다. 이제는 몸을 구부리거나 물건을 드는 등의 동작이 아무 문제가 되지 않았다.

수년간 원치 않는 통증에 시달리면서도 그 원인을 전혀 알 수 없고, 어떤 치료 방법도 효과를 보지 못해 괴로움을 겪는 사람들이 정말 많다. 우리는 사실 그 자체를 직시할 필요가 있으며, 자신의 문제에 대해 스스로 책임을 져야 한다. 그 답을 다른 사람에게 기대해서는 안 된다. 알렉산더 테크닉은 자신만의 탐험을 떠나도록 만들어 준다.

통증은 몸의 경보 신호다. 무언가 잘못되었다고 알려 주려 하는 것이다. 만일 운전 중에 연료 체크 램프에 불이 들어왔을 때 전구를 빼버리고 계속 달리는 것은 정말 어리석은 일이다. 차를 잠시 세우고 무엇이 문제인지 확인해야 한다. 그렇지 않을 경우 나중에는 더욱 심각한 문제에 맞닥뜨리게 될 것이다. 그러나 우리는 같은 논리를 우리 몸에는 적용하지 않고 있다. 오늘날 많은 요통 치료법이 있지만, 거의 대부분 문제의 원인을 찾으려 하기보다는 통증을 제거하는 데 주력하고 있다.

우리 신체에 적응해 버린 자세는 우리 내면을 그대로 반영하고 있다. 알렉산더 테크닉을 배운 사람들은 자기 자신에 대해 보다 많이 자각하게 된다. 알렉산더 테크닉은 정신적·감정적 습관을 인지하고 변화시켜 지금 이 순간을 살아가도록 만든다. 이 기술을 배우게 되면 당신은 자기 자신을 알게 되고, 더 넓은 선택의 자유를 갖게 될 것이다.

알렉산더 테크닉 수업

자신의 습관과 긴장된 부위를 정확히 안다는 것은 매우 어려운 일이다. 그래서 잘못된 습관을 수정해 줄 지도교사를 찾는 것은 매우 중요하다. 알렉산더는 자신의 문제를 스스로 해결했지만, 그것은 아무나 할 수 있는 일이 아니다. 그는 엄청난 시간과 노력을 쏟아붓고 수많은 시행착오를 겪었기에 이 분야의 선구자가 될 수 있었던 것이다.

아마 대부분의 사람은 자신의 좋지 않은 습관을 찾으려고 많은 시간을 투자하기보다 좋은 지도교사를 만나 도움과 가이드를 받으려 할 것이다. 이 책을 통해 알렉산더 테크닉의 원리와 철학을 배우는 것도 물론 중요하지만, 공인된 지도교사로부터 직접 지도받는 것과 비교할 수는 없다. 운전 교재만 읽어서는 차를 운전할 수 없는 것처럼 말이다. 지도교사에게 직접 배울 경우, 이 책에 설명된 내용을 훨씬 빨리 이해하고 실천할 수 있으며, 돈과 시간을 절약할 수 있다. 원리에 대해 더 잘 이해한다면 배움의 과정에 대한 신뢰도 깊어질 것이다.

알렉산더 테크닉을 배우는 과정을 4단계로 나누어 보면 다음과 같다.

1. 잘못 사용되고 균형을 이루지 못한 자세 습관을 알아차리는 과정
2. 그릇된 방식으로 앉고 서고 움직이는 오래된 습관으로 축적된 긴장을 해소하는 과정
3. 스트레스를 덜 주면서 효율적으로 앉고 서고 움직이는 새로운 방식을 배우고, 뼈와 관절의 과도한 마모를 줄이며, 내부 장기

들이 자연스럽게 제 기능을 발현할 수 있게 하는 과정
4. 다양한 상황에서 육체적·감정적·정신적으로 반응하는 새로운 방법을 배우는 과정

알렉산더 테크닉을 배우는 데 나이는 상관없다. 나는 80세 이상의 고령자들도 많이 가르쳐 보았고, 그들이 대단한 발전을 하는 것도 많이 보았다. 물론, 젊을수록 축적된 습관이 적기 때문에 나쁜 습관을 좀 더 빠르게 바로잡을 수는 있다.

30분에서 60분가량 진행되는 알렉산더 테크닉 수업 동안 지도교사는 학생이 근육의 긴장을 감지할 수 있도록 인도할 것이다. 이 모든 과정은 매우 부드럽게 진행되며, 전혀 아프지 않다. 만약 긴장이 발견되면 지도교사는 그것을 학생이 알아차리게 한 후, 곧 해소하도록 돕는다. 한두 번의 수업만으로도 아주 다른 느낌을 받고 놀라게 될 것이다.

알아차림

이 기술을 배우는 핵심은 '알아차림awareness'이다. 처음에는 여러 가지 동작을 하면서 긴장을 알아차리려 노력하는 것 자체가 매우 귀찮은 일처럼 여겨질 것이다. 왜냐하면 그동안 의식하지 않고서도 많은 동작을 자동적으로 수없이 반복해 왔기 때문이다. 그러나 점차 자신이 얼마나 불필요하게 많은 힘을 쓰고 있는지 알게 되고, 무언가 하기 전에 단순한 생각만으로도 훨씬 편하고 긴장 없이 모든 동작을 할 수 있다는 것을 알게 되면서 생각이 바뀌게 된다. 이렇게 한

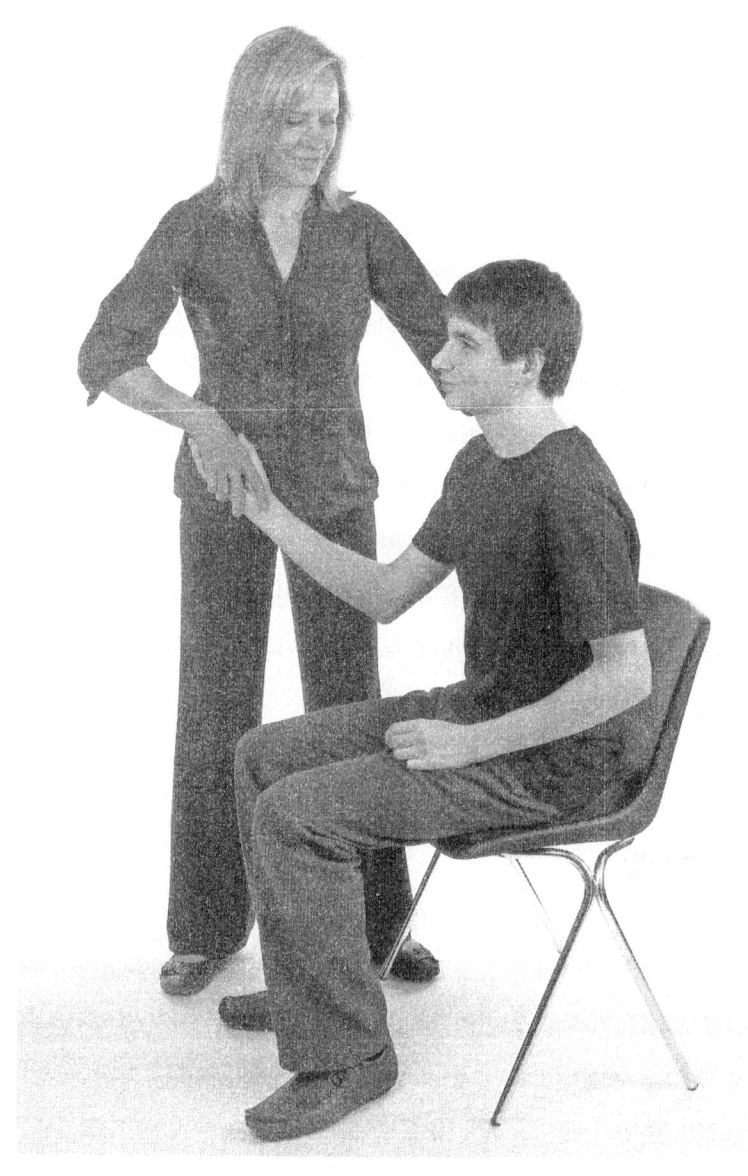

▶사진 11
알렉산더 테크닉 수업에서는 원치 않는 근육의 습관을 자각하는 방법과, 여러 활동을 하면서 스트레스를 덜 받을 수 있는 새로운 방법을 배우게 된다.

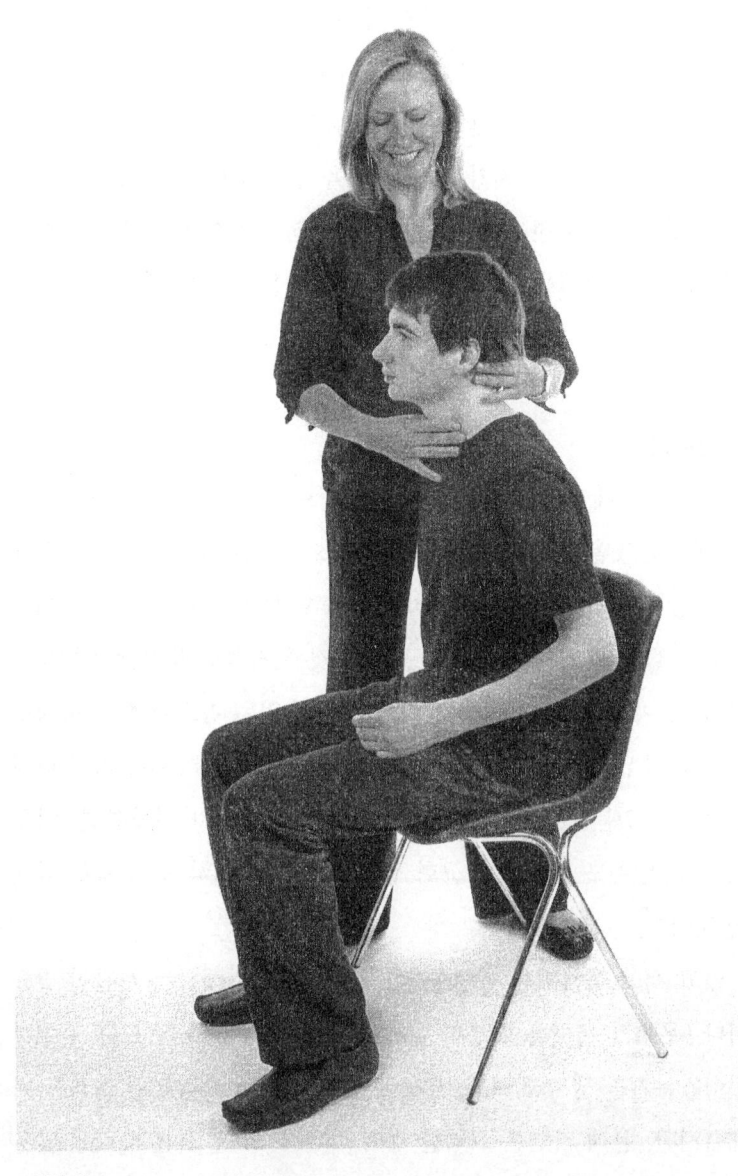

▶사진 12
목을 자유롭게 하는 것이 가장 중요하다. 그렇지 않으면 머리가 척추 꼭대기에서 자유롭게 균형을 이룰 수가 없다. 이것이 좋은 자세를 이루는 핵심이다. 그래서 알렉산더 테크닉 교사가 어떻게 목의 긴장을 풀어야 하는지를 가장 먼저 가르치는 것이다.

번만이라도 '알아차림'이 생기면 지금껏 우리가 아주 단순한 움직임에도 얼마나 많이 긴장하며 근육을 사용해 왔는지를 깨닫게 된다.

많은 사람이 수업을 받으면서 피로감이 줄어드는 것을 느낀다. 그리고 더 많은 에너지가 생기는 것을 경험하면서 이 방법을 적용하는 것을 즐거워하게 된다. 삶의 질은 점점 좋아지고, 평온함이나 행복감 같은 상태들이 근심과 피로의 느낌을 대신하기 시작한다.

재교육

알렉산더 테크닉의 원리를 적용하다 보면 당신은 이 기술이 무언가 새로운 것을 습득하는 것이 아니라 오랫동안 살아오면서 몸에 밴 나쁜 습관들을 버리는 방법이라는 것을 알게 될 것이다. 알렉산더는 무언가 잘못된 것을 멈춘다면 올바른 것은 저절로 생겨날 것이라고 말했다. 이 원리가 이 기술의 핵심이다. 우리는 평소에 하는 동작들이 틀리지 않다고 느끼고 있기 때문에 언제나 힘들게 무언가를 다시 습득하고 있는 것이다. 우리가 긴장을 이완시키기 시작하면, 아무런 노력 없이도 조화롭고 균형 잡힌 움직임을 취할 수 있음을 알게 될 것이다.

앉고 서고 움직이는 방법을 제대로 익히기 위해서는 시간이 필요하다. 우리가 어렸을 때부터 얼마나 오랜 시간 잘못된 습관 속에서 살아왔는지를 생각해 보라. 오늘날 많은 사람이 즉각적인 결과를 기대하지만, 본래 자연은 그러한 것이 아니다. 오랜 시간 축적된 많은 습관이 있기 때문에 자세가 바뀌는 데는 그만큼 시간이 필요하다.

알렉산더 테크닉을 배운다는 것은 마음의 작용이 삶의 변화 속에서 '알아차림'을 갖게 되는 과정이며, 몸과 마음의 습관들을 알아가는 과정이라 할 수 있다. 그 변화 속에는 정말 뿌리 깊은 연결 고리들이 많이 형성되어 있다.

행동 패턴의 변화

우리는 행동에 대한 육체적·정신적·감정적 패턴 속에서 살아가고 있다. 어떠한 상황에 대해 동일한 반응을 반복하게 되면 그것이 부적절한 것임에도 불구하고 나중에는 저절로 그 반응이 나타난다. 이런 습관이 어느 정도 축적되고 나면 우리의 선택과 반응에 영향을 주어 자신이 무엇을 하고 있는지 알지 못한 채 그저 반복적인 반응만을 계속하게 된다. 대부분 유년기에 습득된 반응 양식인 경우가 많다. 그리고 그렇게 오래전에 습득된 것일수록 그것이 완전히 정상이라고 느끼게 된다. 알렉산더 테크닉의 도움으로 무의식적 습관을 의식으로 끌어올리게 되면 저절로 자유로워지고 행복해지며 보다 성숙한 인간이 된다.

알렉산더 테크닉이란?

1. 온몸에 자리 잡고 있는 긴장을 자각하고 내려놓는 방법
2. 뼈와 관절에 스트레스를 가중시키는 것을 피하고, 보다 적절한 방법으로 몸을 어떻게 사용하는지를 배우는 재교육
3. 자기 자신을 더 잘 알게 되는 과정
4. 어떤 상황 속에서 습관적·무의식적으로 반응하는 것이 아닌 삶의 진정한 선택을 하는 방법
5. 우리 자신이 어떻게 작동되도록 디자인된 것인지 이해하고, 몸의 자연스러운 기능을 방해하는 것을 멈추게 하는 방법
6. 조화롭고 풍요로운 삶을 위해 일상생활 속에서 곧바로 적용할 수 있는 기술

제5장

자세에 대한 이해

"늘 고정된 자세를 취하는 사람은 성장하지 못한다. 알렉산더 테크닉을 배우고 균형 상태를 이룬 사람은 일주일 전의 바른 자세와 오늘의 바른 자세가 같을 수가 없다."

_F. M. 알렉산더

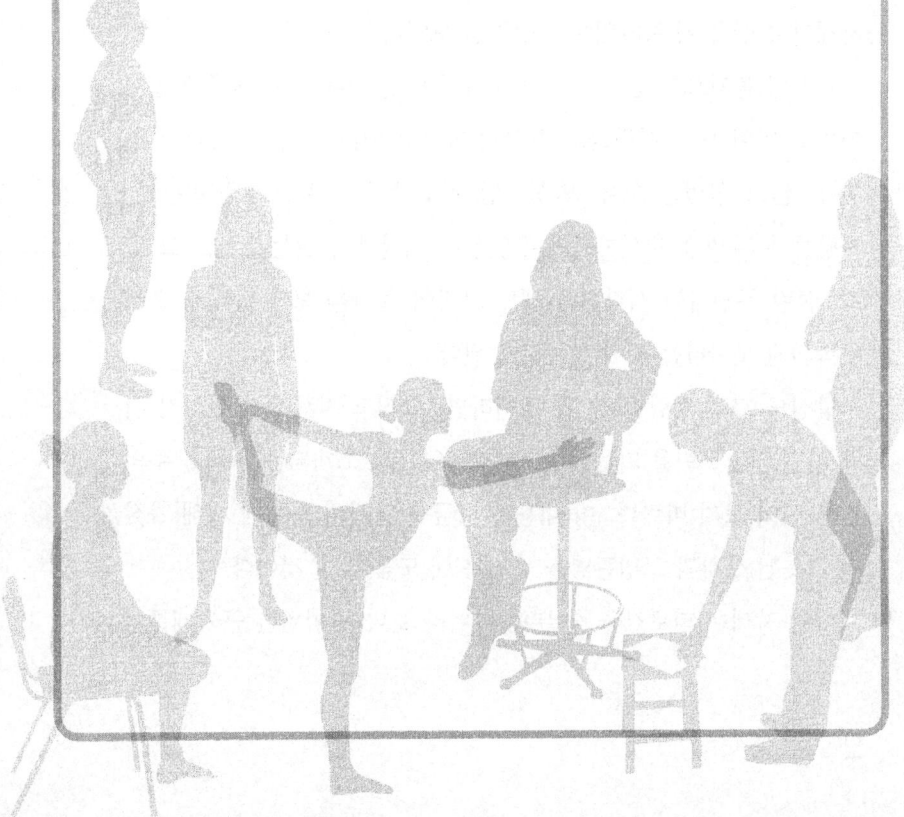

'롤핑(rolfing, 근막이완술)'을 창시한 이다 롤프 Ida Rolf 여사는 이렇게 이야기한 바 있다.

"어떤 자세를 유지하기 위해 무리한 힘을 준다는 것은 당신의 세상이 무언가 잘못되어 있다는 것을 그대로 드러낸다. 당신의 구조와 자세가 전쟁을 치르고 있는 세상처럼 보인다."

이처럼 불필요한 힘과 긴장이 많아지면서, 나쁜 자세 때문에 쉽게 지치고 병이 드는 사람들도 점점 많아지고 있다. 그들은 목과 허리 통증, 짧고 힘없는 호흡, 만성적인 피로감 등으로 고통을 받는다. 사람들은 자세를 개선하려면 무엇부터 시작해야 하는지 모르고 있고, 설령 무언가를 시작한다 해도 그것이 효과를 보지 못하고 오래 지속되지 못한다는 것에 실망하게 된다.

당신도 그런 사람들 중 한 명이라면, 그리고 자세를 개선하기 위해 이런저런 노력을 기울여 보았다면, 앞으로 소개되는 내용을 주의 깊게 읽어 보기 바란다. 이 내용은 지금껏 당신이 자세에 대해 가졌던 그릇된 생각과 고정관념을 버리는 데 도움이 될 것이다.

나쁜 자세는 피로감을 줄 뿐만 아니라 보다 광범위한 근육계통의 문제들을 야기하며, 나쁜 호흡 습관, 부드럽지 못한 관절의 원인이 되기도 한다. 또한 자신감 저하, 우울증과도 깊은 관련이 있다. 자세가 삶의 거의 모든 것과 연결되어 당신을 따라다니는 것이다. 반대로 좋은 자세는 사람들에게 많은 것을 제공한다. 몸이 자연스럽게 정렬되어 있는 사람은 키도 커 보이고, 보다 매력적이고 우아해 보이며, 다른 사람들에게 신뢰감을 준다.

똑바로 서려고 허리에 힘을 주고 어깨를 뒤로 펴면서 자신의 자세가 좋아진 것처럼 생각하는 사람들이 많다. 그 이유는 어렸을 때부터 바른 자세란 그런 것이라고 배워 왔기 때문이다. 그러나 알렉산더 테크닉에서 가르치려 하는 것은 그런 것이 결코 아니다. 오히려 그와 반대라고 말하는 편이 옳다.

자세란 단지 똑바로 서고 앉고 하는 것보다 훨씬 복잡한 것이다. 자세는 우리가 일상생활을 하는 동안 항상 영향을 미치는 중력에 맞서면서 균형을 잡으려는 것이라고 설명할 수 있다. 인간의 몸은 정말 대단한 항중력 장치와도 같다. 그러나 대부분의 사람의 몸은 자연스럽게 작동되지 않으며, 무의식적인 방해를 받아서 써야 할 근육들이 마비된 것 같은 상태에 있다. 나는 이것이 현대를 살아가는 많은 사람이 요통이나 관절통 같은 근골격계 질환으로 고생하고 있는 가장 주된 이유라고 생각한다.

자세 훈련

자세를 개선하려는 사람들이 흔히 보이는 모습이 있다. 똑바로 앉고 서려고 허리에 힘을 주고, 어깨를 갑자기 뒤로 펴서 위쪽 등 근육이 어깨를 뒤로 잡아당기게 하는 것이다. 이런 모습은 근육에 너무 힘이 들어가 그 자세를 오래 유지하기 힘들 것처럼 보인다. 그러나 사실 이것이 우리가 어릴 적부터 유일하게 배운 방법이다.

우리가 받아 왔던 대부분의 자세 훈련은 '똑바로 서고 앉는 법'에 대한 것이기 때문에 자세를 개선하기보다는 오히려 더 악화시킬 수 있다. 나를 찾아와 자세 습관을 바꾸려는 사람들을 보면 힘을 줘서 허리에 큰 만곡을 만들며 앉는 모습을 쉽게 볼 수 있다. 그들에게 알렉산더 테크닉을 가르치다 보면, 처음에는 상당히 어려워하는 사람이 많다. 알렉산더 테크닉이 어려운 동작이어서가 아니라, 그동안 배워 왔던 방법과 너무 반대되기 때문이다. 사람들은 허리에 큰 만곡을 만드는 습관이 너무도 깊이 몸에 배어 버렸기 때문에 그것이 잘못된 것이라는 생각을 전혀 하지 못한다. 이런 유해한 자세 훈련이 매우 쉽게 영향력을 흡수하는 어린 시절에 무조건적으로 교육된다.

아직도 많은 사람이 자세를 개선한다는 것을 힘을 주고 집중해서 자세를 취하는 것으로 잘못 생각하고 있다. 그래서 이 책을 통해 효과적으로 자세를 개선하는 방법을 많은 사람에게 소개하고 싶은 것이다. 자세를 자연스럽게 개선하는 데는 아주 힘든 육체적 노력이 필요한 것이 아니며, 누구나 쉽게 배울 수 있다.

자세의 정의

자세 개선을 위해 무조건 무언가 시작해 보려 하기 전에 우리가 개선하려고 하는 것이 정확히 무엇인지를 알아보는 것이 중요하다. 많은 사람이 '좋은 자세' 또는 '나쁜 자세'라고 간단하게 말하지만,

▶사진 13
자세 개선을 위해 몸을 똑바로 펴려고 시도히면 이미 어긋난 몸에 더 많은 긴장을 주게 되어 문제가 더 심각해진다.

▶사진 14
그와 달리 아이는 똑바로 서기 위해 아무것도 하지 않는다. 온몸의 모든 시스템이 자연스럽게 작동할 수 있도록 방해하지 않고 맡길 뿐이다. 이것이 건강을 유지하는 비결이다.

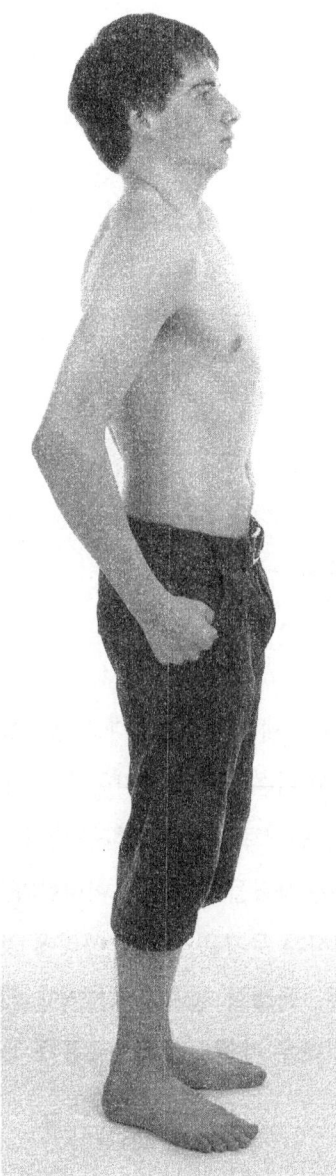
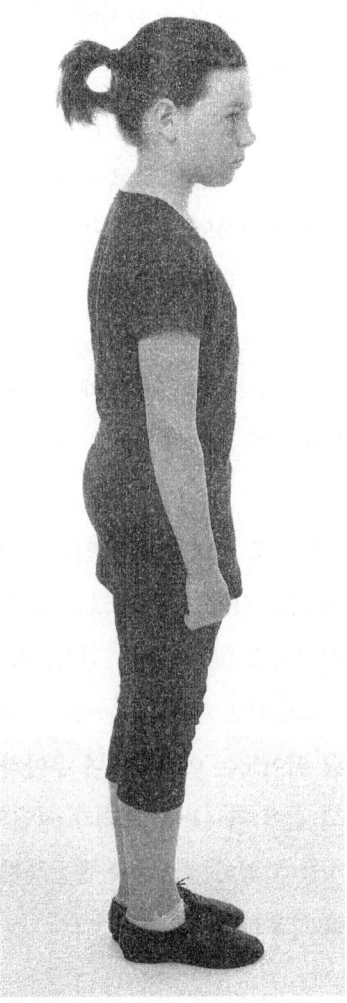

이것은 그리 단순한 것만은 아니다. '자세'라는 단어로는 어떻게 효과적으로 자세를 개선할 수 있는지 설명하기에 부족하다. 자세에 대해 사람들이 내리는 정의는 다음과 같다.

- 여러 활동을 할 때의 몸의 위치
- 내가 내 몸을 유지하는 방식
- 어느 때고 내가 하고 있는 형태
- 내가 스스로를 지탱하는 방식
- 내가 나를 이끌고 다니는 모습
- 내 신체의 위치 또는 포즈
- 나의 몸통과 사지가 하나로서 있는 위치
- 나 자신 그 자체
- 서고 앉고 움직일 때 내 몸을 유지하는 방식
- 나의 몸통과 사지를 자리 잡도록 하는 방식

당신도 이와 같이 생각하고 있는가? 자세를 개선하겠다고 생각할 때 많은 사람이 좀 더 나은 형태, 그리고 바른 위치를 생각한다. 그래서인지 그들은 '형태', '위치', '유지'라는 단어로 곧잘 표현하곤 한다.

그렇다면 이미 좋은 자세로 살아가는 사람들의 경우는 어떠한가? 잘 뛰어노는 아이들이나 우아하고 편하게 무거운 물통을 머리에 얹고 걸어 다니는 아프리카 여인의 경우, 특정한 형태를 취하거나 위치를 고정하는 식으로 행동하지 않고 매우 자연스럽고 자유롭게 몸을 사용한다.

> 처음 시작할 때는 알렉산더 테크닉에 대해 미심쩍게 생각했다. 그러나 이 기술을 배우면 육체적·정신적으로 모두 이득이 있으리라는 것을 바로 알 수 있었다. 그래서 오래도록 행복감을 지속시키고 있다.
>
> _ 조앤 우드워드(Joanne Woodward, 영화배우)

사람들이 자신의 자세를 설명할 때 '내가 스스로를 지탱하는 방식', '내가 앉고 서는 방식'이라는 식으로 말한다는 것은 흥미로운 사실이다. 그런 표현이 가능한 이유는 현대 문명의 혜택을 받은 사람들은 어렸을 때 사용하던 곧고 편안하면서도 어떠한 모양으로도 변화할 수 있던 자연스러운 움직임을 이미 상실해 버렸기 때문이다. '방식'이라는 표현은 우리에게 이미 적응되어 버린 틀에 박힌 표현이다. 놀이터에서 마음껏 뛰어노는 아이들을 보라. 이리저리 깡충거리며 뛰고, 뒤꿈치를 이용해 걷기도 하고, 발끝으로 걷기도 하는 등 그들은 걷는 것에 대해 '형식화'된 것이 없이 지속적으로 움직임에 변화를 준다. 반면 어른들은 대부분 어떤 틀에 갇힌 것처럼 부자연스럽게 자세를 만들려 한다. 이러한 습관적 패턴은 다른 사람들 눈에는 잘 띄는데, 정작 자신은 잘 모르고 있는 경우가 많다.

저 멀리 바닷가 모래밭에서 뛰어노는 아이들 중에서 자신의 아이를 찾는 것은 쉽지 않다. 그들은 끊임없이 움직이며 변화해 간다. 그래서 옷의 색깔이나 모양으로 식별할 수밖에 없다. 그러나 어른의 경우, 얼굴이나 옷을 가까이서 보기도 전에 멀리서 걷는 모습만 보고도 자신의 동료나 친구를 쉽게 식별하는 경우가 종종 있다.

우리가 무의식적으로 취하는 자세 습관은 우리의 움직임에 영향을 미치며, 이것이 통증이나 장애로 이어질 수도 있다. 이는 전적으로 고정된 자세가 만들어 내는 과도한 근육 긴장 때문이다.

알렉산더는 '자세'라는 단어를 그리 좋아하지 않았기 때문에 가능한 한 적게 사용하려 했다. 우리의 감정이나 마음이 배제되어 있는 것 같은 딱딱한 표현이어서 왠지 고정적인 것처럼 인식되기 쉽다고 생각했기 때문이다. 무언가 학교에서 배운 것 같은 느낌이지, 태어나면서부터 본래 가지고 있는 역동적이고 생명력 넘치며 자연스러운 무엇으로 느껴지지 않는다.

알렉산더는 무언가 버리지 않고 계속 얻어 내려고 하는 것이 몸을 사용하는 데 그대로 드러난다고 주장하며 이렇게 말했다.

"당신은 여기 운동하려고 온 것이 아닙니다. 무언가 바른 것을 배우려고 온 것도 아니지요. 당신은 당신을 잘못된 상태로 만들어 가는 자극과 직면하고 그것을 처리하는 방법을 배우기 위해 이곳에 온 것입니다."

하지만 안타깝게도 누구에게나 자세에 영향을 주는 특정 습관이 있다는 것을 깨닫고 그것을 자제하기만 하면 될 뿐이라는 단순한 사실을 이해하지 못하는 사람들이 너무나도 많다.

자세에 대한 재정의

자세라는 것은 단순히 위치나 형태를 말하는 것이 아니다. 그것은 언제 어느 때고 주어지는 중력에 대한 우리의 반응이라고 할 수 있다. 정확히 앉고 서는 것에 정답이 있는 것은 아니지만, 대부분의 사람이 유해한 방식을 취하고 있다는 것만은 분명하다. 자연스러운 자세는 스스로 균형과 협응을 이루어 내는 '자세 반사'라는 타고난 반사 능력의 산물이며, 이는 어떠한 의식적인 관여 없이도 자연스럽게 만들어진다.

만일 당신이 잠시 균형을 잃게 된다면 당신의 자세 반사는 곧바로 당신의 몸을 원래의 위치로 되돌리려 한다. 이러한 반사는 전신에 걸쳐 여러 종류의 자극에 대해 자동적으로 작동하게끔 되어 있다. 그러나 불필요한 근육의 긴장이 생기면 이 반사 작용을 방해하게 된다. 이런 긴장이 무의식적 자세 습관이라는 결과로 나타나게 되면 정해진 틀 내에서만 움직임이 허용된다.

그렇게 볼 때 자세에 대해 보다 정확하게 정의를 내리자면 다음과 같다고 할 수 있다.

자세는 신체의 한 부분과 다른 여러 부분이
서로 관계를 맺고 있는 것이다.

———•———

이 상호 관계가 자유로우면 좋은 자세는 저절로 발현된다. 그러나 긴장으로 상호 관계가 경직되어 버리면 어쩔 수 없이 그 위치와 형태에 적응해 갈 수밖에 없게 된다. 다시 말해, 스스로 자유로워지면 올바른 자세는 그 어떠한 것을 하지 않아도 자동적으로 따라온다. 이것을 이루기 위해서 우리에게 필요한 것은 우리가 지니고 다니는 불필요하고 무의식적인 긴장을 놓아 버리는 것이다.

자세 반사와 근육

근육계통이 어떻게 작동하는지 이해하려면 두 가지 유형의 근육이 서로 다른 일을 수행한다는 것을 잘 알아야 한다. 하나는 자세를 위한 것이고, 다른 하나는 움직임을 위한 것이다. 어떤 작업이든 이 둘은 같이 작동하는데, 하나가 동작을 만들어 내는 역할을 하면, 다른 하나는 자세를 유지하는 역할을 한다.

첫 번째 근육 유형은 주어지는 중력에 저항하여 우리를 안정되게 세우는 것이 주된 일이므로 '자세 근육'이라고 부른다. 우리가 일상에서 자세를 유지하고 균형을 잡게 하는 근육이 이에 속한다고 보면 된다. 이런 움직임은 복잡한 자세 반사 능력에 의해 어떤 의식적 노력 없이도 자연스럽게 수행된다. 이 근육이 없다면 우리는 오랜 시간 피로감 없이 서 있을 수 없다. 이 근육에 '피로 저항력'이라는 것이 있어 전신에 걸쳐 적절한 근육 긴장을 자동적으로 조절하기 때문이다.

두 번째 근육 유형은 동작을 만들어 내는 근육으로, '운동 근육'이라고 부른다. 팔을 들어 올리고 싶다면 의식적인 결정을 거쳐 얼마만큼 팔을 들어 올릴 것인지 선택하는 식으로 작동하며, 매우 빠르게 반응하지만, 그만큼 빨리 지친다. 양팔을 수평으로 들고 몇 분 정도 지나면 팔에 피로감이 올 것이다.

서로 다른 기능을 갖고 있는 근육에 대해서는 다음 장에서 좀 더 자세히 다룰 것이다. 여기서 우선 알아야 하는 것은 좋은 자세로 앉기 위해서는 어깨를 뒤로 당기는 식의 행동은 필요하지 않다는 것이다. 자세 근육 대신 운동 근육을 사용하는 식으로는 아무리 애써 노력한다 해도 헛수고일 뿐이다. 얼마 지나지 않아 피로감 때문에 자

*자세 근육	*운동 근육
• 몸을 바로 세우도록 디자인된 근육	• 동작을 취하기 위해 디자인된 근육
• 중력에 저항하면서 자세를 유지하고 균형을 잡는 데 사용된다.	• 동작을 취하는 데 사용된다.
• 적색 근섬유가 주를 이룬다.	• 백색 근섬유가 주를 이룬다.
• 적색 근섬유는 '느린 수축'이라 불리는 근 수축 방식을 가진다.	• 백색 근섬유는 '빠른 수축'이라 불리는 근 수축 방식을 가진다.
• 피로 저항력이 있어 아주 오랜 시간이 지나서야 피로해진다.	• 피로 저항력이 없어 빨리 지친다.
• 자세 반사 신경에 의해 움직이므로 의식적으로 작동시킬 필요가 없다.	• 의식적인 마음에 의해 작동된다.

세를 유지할 수 없게 될 것이다. 아무리 주의 집중을 기울여서 운동 근육을 이용해 자세를 개선하려고 반복하고 또 반복해도 언제나 실패로 돌아가는데, 이것이 대부분의 사람이 시도하는 방식이다. 의지력이 아주 강해 아무리 힘든 일도 참고 견디는 능력이 있는 사람이라고 해도 그 근육은 시간이 갈수록 점점 피로해지고 가동성이 떨어지게 되며, 결국은 오늘날 가장 흔한 근골격계의 문제에 봉착하게 되고 만다.

이와 반대로 운동 근육의 과도한 긴장을 줄이는 방법을 배우게 되면 본래 우리가 디자인된 대로 자세 근육이 저절로 작동하게 된다. 이것이 바로 훌륭한 자세를 이루는 열쇠다. 알렉산더가 "잘못하고 있는 것을 그만둔다면 올바른 것은 저절로 이루어진다"라고 말한 것도 이 때문이다. 부적절하게 사용하던 근육의 긴장을 해소하는 방법에 대해서는 다음 장부터 상세히 소개할 것이다.

이때 꼭 알아야 할 것이 있다. 근육은 단 두 가지의 작용만을 할 수 있게 되어 있다. 수축(짧아짐)과 이완(길어짐)이 바로 그것이다. 그래서 근육은 둘씩 짝을 이루어 작동한다. 한 근육이 수축하면 다른 근육은 이완되어 동작이 만들어진다. 만약 어깨가 앞으로 굽었다면 앞쪽에 있는 근육(대흉근)이 지나치게 수축하게 되어 어깨를 앞으로 잡아당기는 효과가 일어난다. 근육은 오직 수축 아니면 이완뿐이다. 이것은 분명 어깨 앞쪽에 있는 근육에 문제가 있는 것이지만, 이것을 해소하려고 대부분 어깨를 뒤로 잡아당기려는 시도를 반복한다. 주로 등의 상부 근육(광배근)이 짝이 되어 수축을 시키는 것이다. 그러나 이는 서로 엎치락뒤치락 반대로 저항하는 것밖에는 되지 않는다. 이것은 역동적인 어깨의 동작만을 만들어 낼 뿐이다. 우리는 얼마나 자주 '자세 개선'을 위해 이런 방법을 시도하는가? 그러나 그 결과, 근육의 긴장만 초래하고, 자세가 좋아지기보다 오히려 더 나빠진다.

알렉산더의 말을 다시 한 번 떠올려 보라.

"잘못하고 있는 것을 그만둔다면 올바른 것은 저절로 이루어진다."

위와 같은 상황에서 적절히 자세를 개선할 수 있는 방법은 아주 간단하다. 어깨 앞쪽 근육의 과도한 긴장을 해소하는 법을 배운다면 어깨는 저절로 자연스러운 상태로 되돌아갈 것이다.

의사이며 알렉산더 테크닉 교사인 미리엄 홀Miriam Wohl은 이에 대해 다음과 같이 표현했다.

"알렉산더 테크닉의 원리에 의해 우리의 의식을 제대로 사용하게 된다면, 우리의 사고력이 자세 반사를 자동으로 이끌어 내어 운동 근육의 부적절한 사용을 자제시키고 자세를 더욱 자연스럽게 할 수 있게 된다."

몸, 마음 그리고 감정의 통일성

자세에 대한 또 다른 정의가 있다.

자세는 자신의 내면에서 느끼는 것이 밖으로 표현된 것이다.

―――◆―――

스포츠 경기에서 승리한 선수와 패배한 선수의 자세를 비교해 보는 것도 자세를 이해하는 데 도움이 된다. 승자는 당당하고 곧은 자세로 자연스러운 모습을 보이지만, 패자는 어깨를 축 늘어뜨리고 부끄러워하는 모습을 보인다. 우리의 신체가 감정에 따라 변화한다는 것을 잘 보여 주는 사례라고 할 수 있다.

또 다른 예로 우울증을 앓고 있는 사람을 관찰해 보면, 정신적 문제가 그대로 밖으로 표출되어 나오고 있음을 잘 알 수 있다. 근육의 긴장으로 신체적으로도 '짓눌리고' '축 처지는' 모습을 보이는데, 이런 모습이 감정적·정신적 상태를 표현하는 데 사용된다.

몸과 마음은 분리될 수 없는 것이므로 경직된 자세는 우리의 생각 또는 느낌에 영향을 주게 된다. 경직된 몸은 고정된 사고와 통증, 또는 감정의 억압을 그대로 반영한다. 나쁜 자세는 나쁜 생각의 원인이 되기도 하며, 우리의 생각은 신체와 감정의 반응을 일으키기에

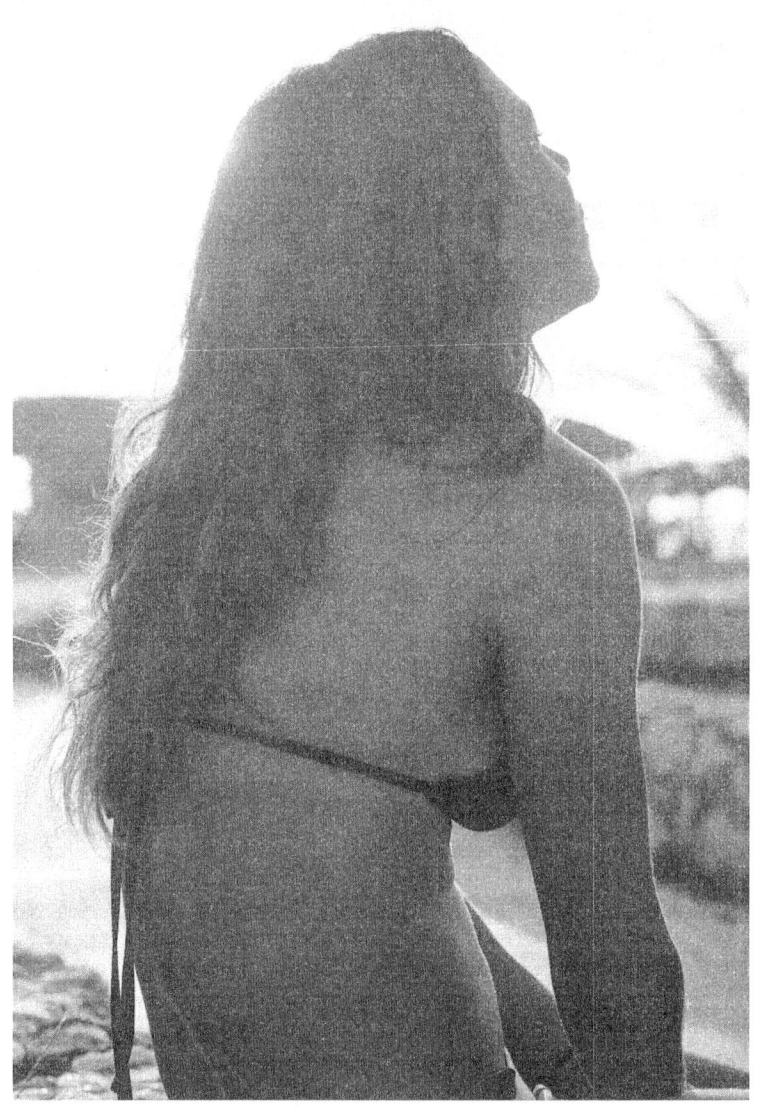

▶사진 15
앉고 서고 움직이는 것은 우리가 생각하고 느끼는 방식에 직접적으로 영향을 준다. 몸과 마음 그리고 감정은 하나다.

충분한 힘이 있다.

자세를 개선하기 위해서는 몸과 마음 그리고 감정을 서로 분리된 것이 아닌 하나로 취급해야 한다. 수천 년 전 그리스의 의사인 히포크라테스Hippocrates는 이렇게 말했다.

"환자의 정신과 감정 상태를 고려하지 않고서는 신체의 증상을 치료할 수 없다."

하지만 오늘날에도 많은 사람이 자세를 개선하려 할 때 그저 신체적인 증상만을 고려할 뿐, 정신과 감정 상태를 고려하지 않는다. 어쩌면 이는 프랑스의 철학자 르네 데카르트René Descartes의 사상 때문일 수도 있는데, 그는 몸과 마음이 서로 다른 것이며, 서로 다른 법칙의 지배를 받는다고 주장했다. 그의 이론은 약 400년간 과학계에 지배적인 영향을 미쳤다. 그러나 신경과학이 발달하면서 몸과 마음이 결코 나뉠 수 없다는 사실이 밝혀졌다. 그렇다면 자세 개선은 신체적 조건만이 아니라 우리 존재 전체의 개선을 의미한다고 볼 수 있다. 그러므로 건강하고 자연스러운 자세를 위해서는 '똑바로 앉기'를 해야만 한다는 생각을 버리고, 나쁜 자세의 원인을 찾아 그것을 제거해야 한다. 다음 장에서 나쁜 자세의 가장 큰 원인이 시작된 곳인 교실에 대해 설명하겠다.

제6장

자세와 교육

"바르고 건강한 몸의 움직임과 자세와 관련이 있는 운동감각 시스템은 학창 시절의 교실에서부터 혼란을 겪기 시작한다. 구부정한 자세는 비효율적이고 비이성적인 의자와 책상의 잘못된 사용에서 야기되기 때문이다."

_F. M. 알렉산더

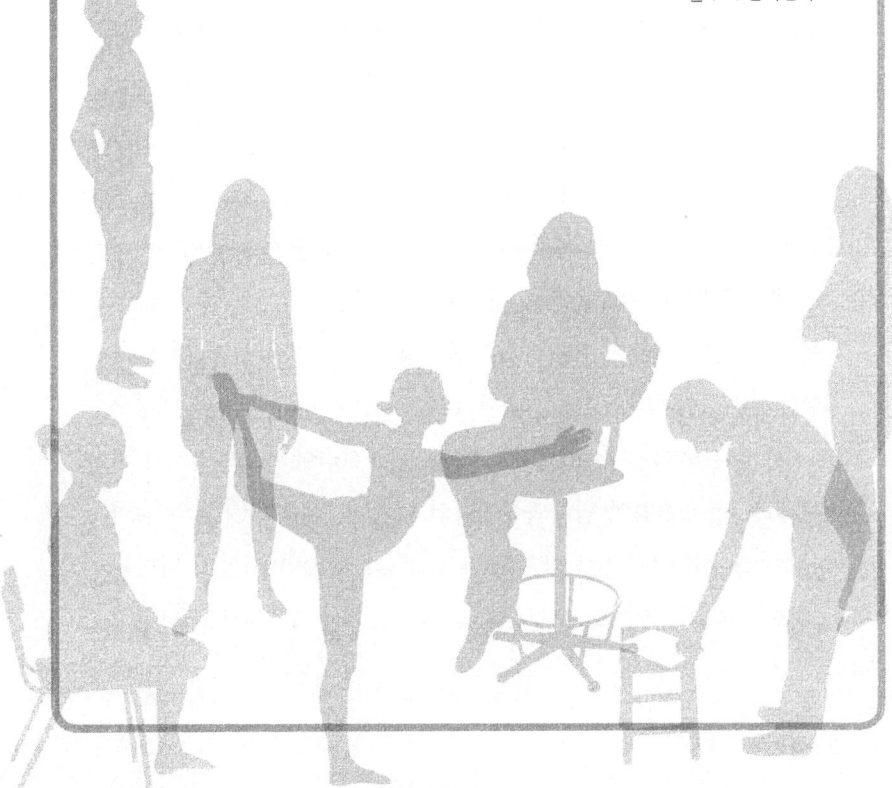

최근 라디오 교육 프로그램에서 한 교장 선생님이 학교에 다니면서 아이들이 겪게 되는 변화를 설명하는 것을 들은 적이 있다.

그는 학교에 갓 입학한 아이의 경우, 반짝이는 눈망울과 웃는 얼굴에, 아름다운 자세와 편안한 움직임을 보이고, 즐겁게 뛰어놀고 쾌활하며 삶에 대한 열정으로 가득하다고 말했다. 그러나 시간이 흘러 졸업할 무렵이 되면, 아이의 눈에서 반짝임을 보기 힘들어지고, 굽은 어깨에 구부정한 등을 가진, 주변 환경에 무관심하고 나태하며 불행해 보이는 아이가 되어 버린다고 했다. "교육이라는 명목하에 우리 아이들을 이토록 빠르게 변화시켜 버린 것은 대체 무엇입니까?"라고 그는 묻고 있었다. 이것은 매우 중요한 질문이다.

불행한 아이들이 이 학교에만 있는 것은 아니었다. 1950년대 초 런던에서 2~17세의 아이들(여자아이 892명, 남자아이 960명)을 대상으로 조사가 이루어진 적이 있다. 체육보건조사국에서 조사한 이 자료에 따르면, 600명의 남아와 700명의 여아가 '평발', 238명의 남아와 377명의 여아가 '망치 발가락증 hammer toes', 450명 이상의 남아와 420명의 여아가 '발가락 꼬임증 overlapping toes'을 가진 것으로 나타났

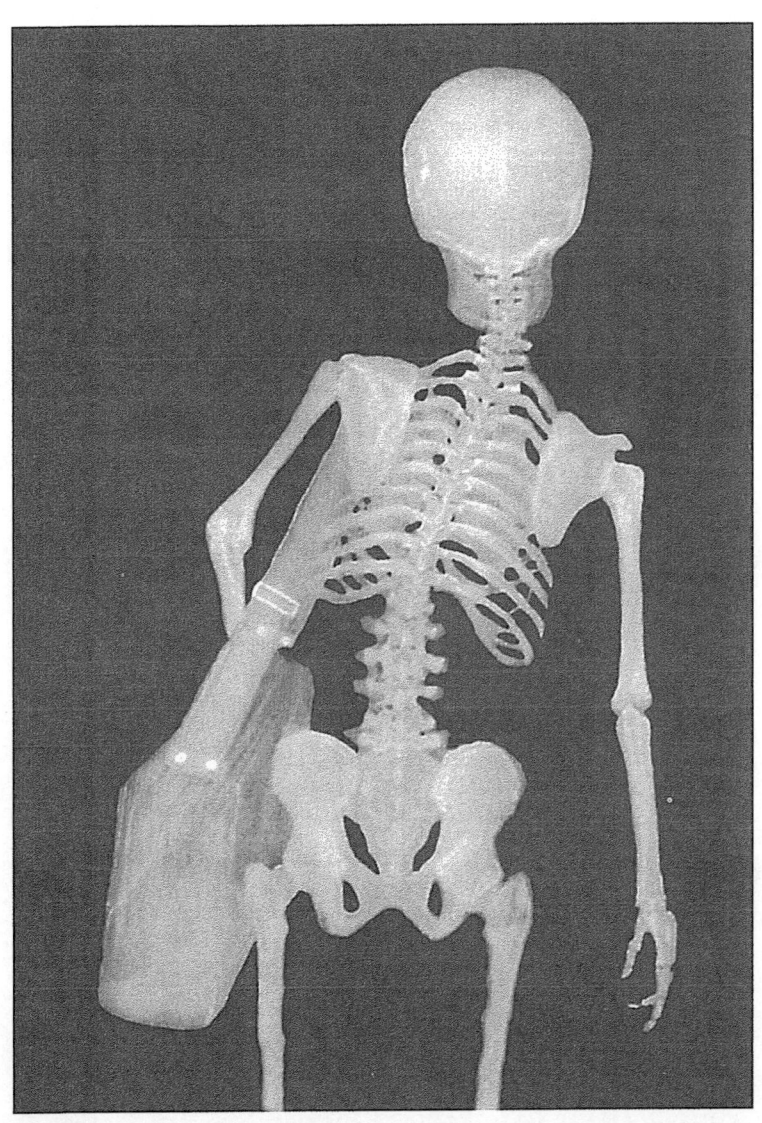

▶사진 16
엑스레이 사진에서 보이는 것처럼 무거운 학교 가방은 척추에 엄청난 압력을 가하게 된다. 이 압력은 미래의 건강 문제에 씨앗이 심어지는 것과 같다.

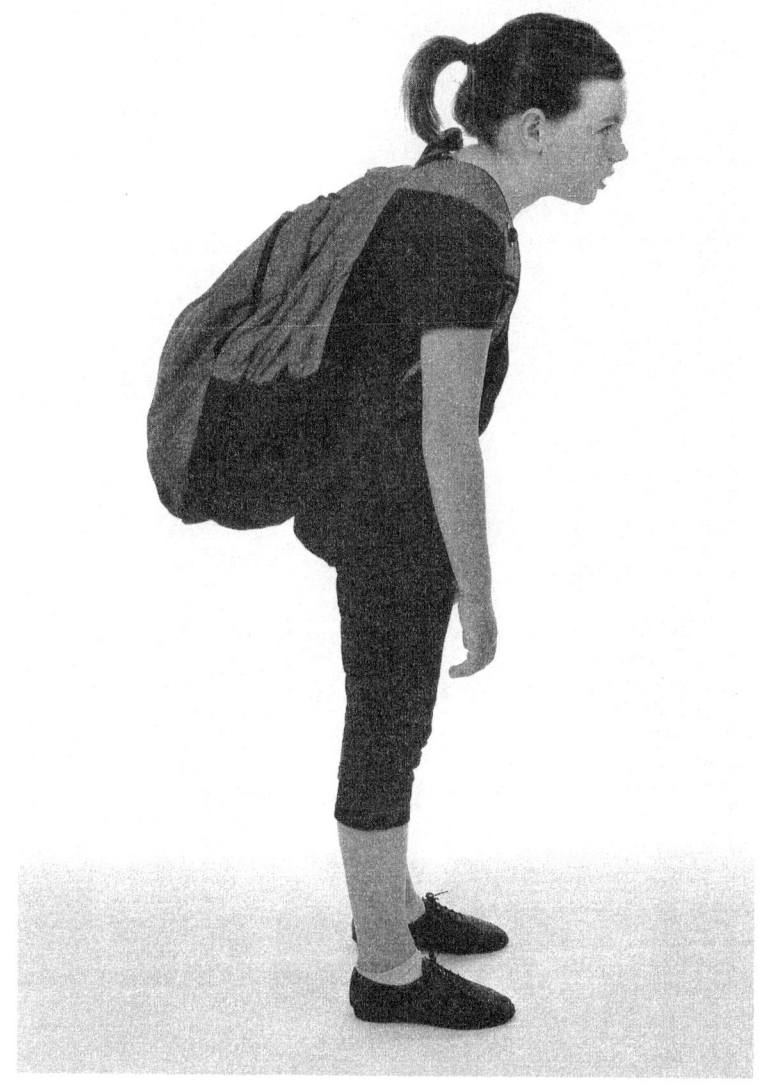

▶**사진 17**
 아이의 책가방 무게는 국제산업표준에 의해 정해진 무게를 종종 초월한다. 그런데 왜 이런 것을 만들어 놓고서 아이를 힘들게 하는가?

으며, 702명의 남아와 718명의 여아가 발가락이 굽거나 결함이 있는 것으로 밝혀졌다. 또한 114명의 남아와 109명의 여아가 '짝짝이 다리', 266명의 남아와 319명의 여아가 '안짱다리 또는 O형 다리', 408명의 남아와 526명의 여아가 '척추 만곡의 비정상', 337명의 남아와 372명의 여아가 '머리 위치 이상(앞, 또는 뒤, 옆으로 기울어진 상태)' 증세를 가진 것으로 보고되었다.

조사 전문가들에 의하면 이 아이들의 비정상적인 증상과 변형은 나이가 들수록 더욱 악화되었다고 한다. 나는 이런 문제가 지속되면 더욱 위험한 상태까지 갈 수 있다고 확신한다. 조사 결과, 많은 아이가 이처럼 균형 잡힌 자세와는 거리가 먼 것으로 나타났는데, 요즘 아이들의 자세는 더욱 심각한 것으로 보인다.

프랭크 피어스 존스Frank Pierce Jones 교수는 그의 저서 《활동 속의 신체 자각Body Awareness in Action》에서 나쁜 자세를 만드는 가장 강력한 자극 원인은 책과 연필이며, 학교 입학 후 몇 년 안에 이런 문제들이 아이의 자세에 바로 나타나기 시작한다고 주장했다.

오늘날 10대 아이들의 나쁜 자세는 아주 흔하게 볼 수 있다. 이제는 그런 자세가 평범한 것처럼 되어 버렸고, 그런 것이 정상 또는 자연스러운 것으로 여겨진다. 많은 사람이 미래의 건강 문제의 상당 부분이 교육 시스템에서부터 시작되고 있음을 깨닫지 못한다. 이것은 슬프지만 분명 우리의 현실이다.

강요된 선택

한창 성장기인 10대 초반의 아이들에게 우리는 교육을 핑계로 "~

해야 해", "~해서는 안 돼", "~안 하면 ~할 거야" 같은 표현을 너무 자주 한다. 그 때문에 아이들은 자율적인 선택을 하지 못하게 되며, 그로 인해 마음의 상처를 받는다.

새를 새장에 가두어 놓으면 처음에는 벗어나려고 온갖 애를 쓰지만, 몇 날 며칠을 계속 가둬 두면 새는 더 이상 날려고 하지 않고, 새장 바깥의 세상을 잊어버리게 된다. 나중에는 새장을 열어 줘도 도망가려 하지 않는다. 자신 스스로를 새장 안의 존재로 만들고 그 밖의 세상에 존재하는 것을 모두 잊게 되는 것이다.

학교 입학 첫날, 부모들은 소리치고 두드리며 우는 아이에게 "~해야 해", "~해서는 안 돼"라는 말만을 남긴 채 학교를 떠난다. 그들은 아이의 미래를 위해서는 어쩔 수 없는 일이라고 생각한다. 이것은 아이에게 상처로 남는다. 아이는 배신감과 버림받은 느낌을 받으며, 부모로서 그럴 수밖에 없음을 이해하지 못한다.

그렇게 몇 주 동안 트라우마를 겪고 나면 아이는 결국 포기하고 만다. 아이는 자신이 사회가 생각하는 정상인으로 만들어져 가도록 내버려 둘 수밖에 없다. 아이는 점점 더 자포자기하게 되고, 아이의 행동에 변화가 나타나고 있는 것을 부모가 발견하는 데는 그리 오랜 시간이 걸리지 않는다.

시간이 흘러 학교를 떠날 나이가 되면 아이들은 생각이나 행동이 정형화되고, 고정관념이나 비창의적 견해를 갖게 된다. 그리고 그런 경향은 나머지 생애 동안 계속된다. 그들은 자신이 속한 사회에 적당히 맞춰진 행동만을 해야 한다고 느끼고, 다른 사람들에게 유별나게 보이는 것은 하지 않으려 든다. 학교 교육을 받는 동안 각인된 선입견과 두려움이 있기 때문이다. 더 큰 문제는 이것이 자신만의 문제에서 끝나지 않고, 자녀에게도 그대로 이어진다는 데 있다.

마이클 겔브Michael Gelb는 그의 저서 《신체 학습Body Learning》에서 이렇게 말했다.

"배우고 익힌 것에 대해 지나치게 시험을 강조하는 교육 시스템은 '소통부재'를 만든다. 우리 아이들은 물으면 바로 답하는 앵무새처럼 연관성 없는 어마어마한 정보를 받아들이고 소화해 내야만 한다. 전혀 연관성 없는 과목들에 치여 아이들의 행동은 제약받고 평가된다.

체육은 보통 국영수 같은 과목들처럼 중요하게 여겨지지 못하며, 완전히 분리되어 교육된다. '체육physical education'이라는 용어 자체가 마음과 몸을 따로 분리시켜 교육해야 함을 내포하고 있다."

만약 교육이 아이에게 재미있는 것이라면 아이의 자세는 즐거움을 그대로 반영할 것이다. 그러면 훨씬 더 빨리 배울 뿐 아니라, 더 많은 것을 받아들일 수 있을 것이다. 실제로 5세 이하의 아이들은 엄청난 양을 배우고 익힌다. 그들은 대부분 놀이를 통해 배우며, 실패에 대한 두려움도 느끼지 않는다. 그들은 어떻게 서고 걷고 말하는지를 매우 창의적이고 효과적으로 익힌다. 그러나 우리 어른들은 일반적으로 이런 것조차 그대로 복제하듯 배운다. 안타깝게도 학교는 학생들이 어떻게 하면 가장 잘 배울 수 있는지에 대해서 지난 몇 세기 동안 그다지 관심과 노력을 기울이지 못했다.

학교에서건 직장에서건 지속적인 스트레스 속에서 어떤 행동을 해야 하는 환경이 지속된다는 것은 삶의 질을 떨어뜨리는 가장 주된 요인이 된다. 그리고 결국에는 많은 사람이 스트레스가 극도에 이르러 큰 고통을 받게 된다.

정말 많은 사람이 자신의 삶에서 무언가 빠진 것 같은 허전함을 느낀다. 어떻게 해야 삶의 기쁨을 느낄 수 있는지 모르는 채 제자리에서 헤매고 있는 것이다. 그들이 할 수 있는 일이라고는 그저 끝까지 노력하고 또 노력하는 것뿐이다. 그러나 그럴수록 자신이 진정으로 원하는 방향과 정반대의 길로 가게 된다. 학교에서 받은 통신문에는 항상 '좀 더 노력해야 함' 또는 '더 많은 노력'이라는 말이 보이고, 그를 보는 사람들은 삶에 대해 서로 그렇게 노력해야 하는 줄로만 믿게 된다. 우리는 좀 더 많은 노력에 노력을 기울이면서 진정한 평화와 만족과는 점점 더 멀어지고 마는 것이다.

이런 식으로 스트레스 받는 삶은 불안과 걱정으로 채워지고, 소박한 행복을 느끼는 횟수는 점점 줄어든다. 우리가 지금 여기에 주어진 것에 감사하지 못하고 그 이상을 스스로에게 요구하는 습관을 그만두기만 하면 행복은 저절로 찾아오며, 삶은 진정 즐거움으로 가득 차게 될 것이다.

알렉산더의 관점

알렉산더는 현재의 교육 시스템 아래에서는 우리 아이들에게 진정으로 필요한 것을 제공해 주지 못한다고 확신했다. 그래서 그는 1924년에 그의 보조교사였던 아이린 태스커Irene Tasker와 함께 런던에 '리틀 스쿨'이라는 학교를 설립했다. 그녀는 마리아 몬테소리 교사이며, 알렉산더 테크닉 교사다. 이 학교는 기존의 교육과는 완전히 다른 방식으로 접근했다. 아이의 신경계를 과도하게 흥분시키지 않으

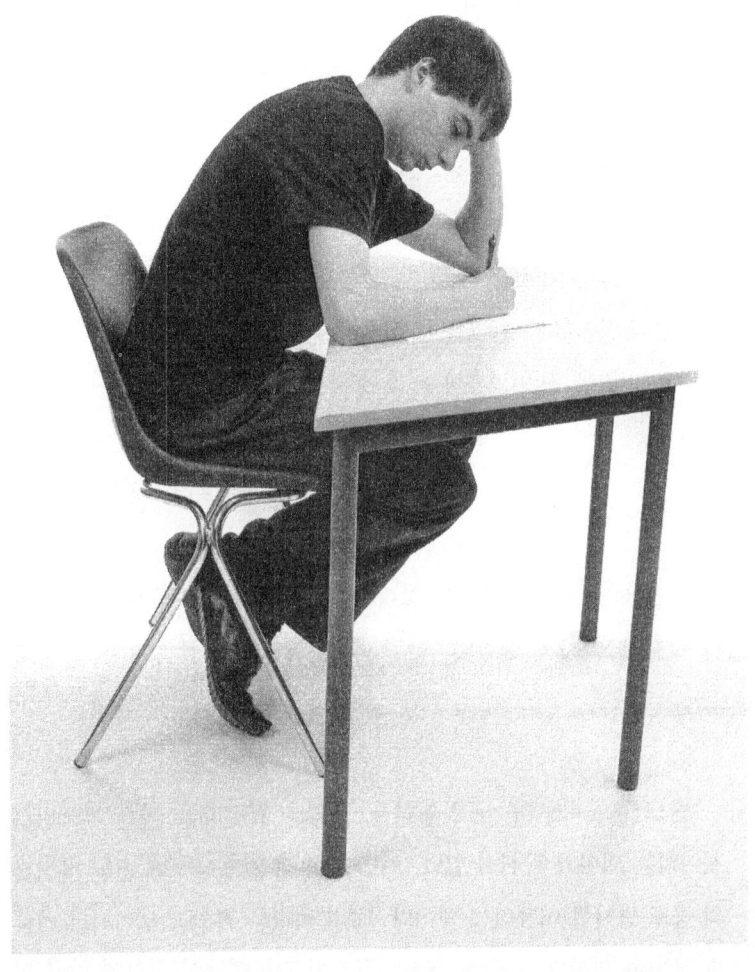

▶사진 18
 장시간 책상에 기대어 있는 습관이 나쁜 자세를 만든다. 이는 호흡은 물론이고 건강 전반에 나쁜 영향을 준다.

려 했고, 공포 반사를 야기하는 과도한 자극을 모두 피하게 했다. 또한 아이가 배울 수 있는 범위를 너무 앞서지 않도록 지도했다. 이 학교의 교육 과정에는 알렉산더 테크닉이 포함되었다.

> 알렉산더 테크닉은 모든 근육과 많은 장기에 행해지는 매우 세련된 재활 기법 또는 재배치법이다. 많은 물리치료 방법들은 일반적으로 결과에 너무 매달려 있고, 놀랄 만큼 거칠며, 때로는 부분적 치료가 다른 부분에는 해가 되기도 한다. 알렉산더는 과정과 결과를 모두 중시했는데, 이는 엄격한 과학적 방법론이라면 당연히 갖추어야 할 조건이다. 알렉산더 테크닉은 교육과 연계된 것이며, 이 교육은 모든 인간 활동에 녹아들어 있는 것이다.
>
> _ 알렉산더 리퍼Alexander Leeper의 호주 연방정부 교육청 보고 내용 중에서

이런 교육 방식은 아이들이 보다 차분한 정서를 갖고 배움에 대해 열린 태도를 취하게 하였다. 알렉산더는 《개인의 적극적 의식 조절 Constructive Conscious Control of the Individual》이라는 책에 이렇게 썼다.

"반드시 '올바르게' 해야 한다는 것에는 '잘못하는' 것은 부끄러운 짓이라는 의미가 감춰져 있다. 이런 것에 흥분될 수밖에 없는 아이들의 공포 반사를 이용하는 것이다. '교육'이라는 과정은 무척이나 해롭고 부당한 것이다. 진중한 교육자들조차도 아이들이 의자에 앉고 서는 동안 매우 해로운 심신상관적 '자기 사용'이 이루어지는 것을 어떻

게 예방해야 할지 모르고 있다. 그저 자신에게 맡겨진 수업과 의무에 충실할 뿐이다."

학창 시절에 형성된 습관은 어른이 된 이후에도 지속되는 경향이 있다. 새로운 것을 배울 때마다 뭔가 실수라도 할까 봐 두려워하게 되는 안 좋은 습관이 뒤따라 다닌다. 처음 배울 때는 누구나 실수하기 마련인데도 잘못할까 봐 걱정을 한다.

저명한 철학자이자 교육학자인 존 듀이는 알렉산더를 적극 지지하는 사람이었다. 그는 무언가를 바르게 하려고만 하는 사람보다 시행착오를 겪은 사람이 더 많은 것을 알게 된다고 주장했다. 실수에 대한 두려움이 생기면 호흡은 긴장되고 좋지 않은 자세를 취하게 된다. 아이가 읽기와 쓰기를 배우는 시기에도 비슷한 현상이 나타난다. 어른이 된 후에도 이런 유해한 습관은 그대로 이어져 생활 속의 모든 일에서뿐만 아니라 건강에도 큰 영향을 미친다.

최근 신경과학자들은 우리의 뇌에 '필요가소성competitive plasticity'이라 불리는 성질이 있음을 밝혀냈다. 간단히 말해 뇌의 어느 부분이든 요구에 따라 기능을 변화시킬 수 있으며, 뇌지도는 결정된 것이 아니라 그 사람의 요구에 맞추어 변화해 간다는 것이다. 뇌의 어느 부분이 일정 기간 사용되지 않으면 몸에 필요한 다른 기능을 위해 대체되기도 한다.

노먼 도이지Norman Doidge는 《기적을 부르는 뇌The Brain That Change Itself》에 이렇게 썼다.

"필요가소성은 우리의 습관이 왜 없어지지 않고 쉽게 제어되지 못하는가를 설명해 준다. 많은 사람이 우리의 뇌는 사물함처럼 무언가를 집어넣는 방식으로 배운다고 생각한다. 우리가 나쁜 습관을 강제로 없애려고 할수록 우리의 뇌는 좋은 습관을 위한 공간을 내주지 않는다. 이것이 바로 배우는 것보다 덜 배우는 것이 더 어려운 이유이며, 조기 교육이 더 중요한 이유이다. 나쁜 습관이 몸에 배기 전에 좋은 것을 먼저 습득하는 것이 보다 경쟁적 이점을 주게 되는 것이다."

알렉산더가 살았던 1920년대에는 현대 신경과학 같은 지식이 거의 없었지만, 그는 배운 것을 없애는 것보다 미리 나쁜 습관이 들지 않도록 예방하는 것이 중요하다는 사실을 이미 깨달았던 것이다. 오래된 사고방식과 몸의 움직임이 본래의 습관으로 되돌아가지 않도록 그는 학생들에게 매일 수업을 받게 했다.

> 66 알렉산더 테크닉을 배우는 사람들은 자신의 나쁜 자세 습관을 몰아내 버리고, 몸과 마음속 깊은 곳에서 표출되는 자유의 경지에 다다를 수 있었다. 99
> _ 마이클 랭햄(Michael Langham, 뉴욕 줄리아드음악학교 교수 · 디렉터)

미국에서 3년에 한 번씩 뽑는 '올해의 교사'에 선정되기도 했던 존 테일러 가토John Taylor Gatto는 1990년 〈리서전스Resurgence〉라는 잡지에 실린 〈교사의 참회〉라는 글에서 현 교육계를 강력하게 비판했다.

"나는 학생들이 이미 정해진 종착지로 가려는 의지를 버릴 수 있도록 가르치려 했다. 헌법에는 표현의 자유가 보장되어 있지만, 학교 내에는 진정한 정의란 존재하지 않았으며, 정의는 드러나지 않는

힘에 의해 주어지고 또 유지되었다. 나는 개개인의 선택을 간섭했고, 나의 통제에 따르지 않을 때는 훈계와 징벌을 내리고는 그런 나 스스로를 합리화했다.

아이들의 개성 존중이 주장될 때마다 나의 판단은 더욱 완고해졌고 빨라졌다. 개성은 교실의 원칙에 위반되는 것이었고, 마치 모든 인간 유형화 작업에 대한 저주 같은 것으로 여겨졌다."

태어나면서부터 지니게 되는 자기 신뢰감은 스트레스, 혼돈, 불확

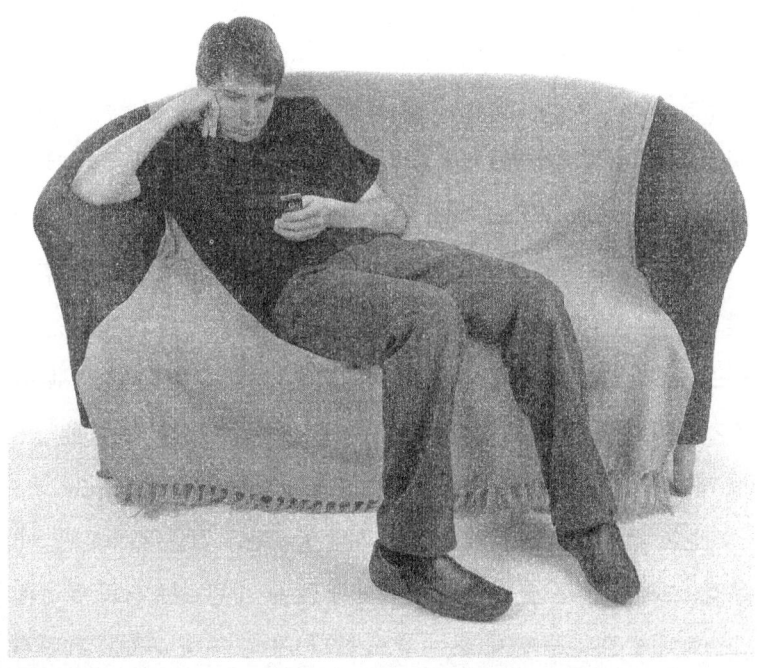

▶사진 19
10대 아이들은 학교에서 무려 1만 5,000시간 동안이나 잘못된 책상과 의자에 적응해 버린 탓에 결국 나쁜 자세를 갖게 된다.

실성, 실패에 대한 두려움이 없을 때 유지될 수 있다. 그러나 안타깝게도 많은 아이가 그것이 '통제하에 유지되는 것'이라고 강력하게 믿게 되어 버렸다. 나는 여기서 부모나 선생님을 개별적으로 비난하려는 것이 아니라 교육의 전일성에 대해 다시 한 번 생각해 보자는 것이다.

아이들은 부모와 선생님의 행동을 그대로 배우며, 그것이 우리 아이들을 억압하고 있다. 우리는 우리의 자녀들에게 얼마나 자주 '네가 얼마나 아름다우며, 얼마나 잘하고 있는지'에 대해 말하는가? 안타깝게도 그런 일은 생각보다 많이 일어나지 않는다. 아이들의 '예의 없는' 행동은 자신의 문제를 알아줄 것을 요청하는 처절한 신호이며, 자신의 고통과 짜증을 발산하려는 시도다.

우리가 '애들은 다 그렇지' 하며 무시해 버리는 그런 행동들이 아이의 나머지 생애 전체에 엄청난 영향을 준다. 성인들의 행동 패턴 대부분이 유년기에 이미 형성된 것들의 반복이라는 사실을 기억하라.

아이일 때 우리는 우리 주변의 것들을 무의식적으로 흉내 내면서 많은 것을 배우게 되고, 그것에 대해 아무런 판단도 내리지 않는다. 어떤 습관은 20~30년이 지난 후 자신의 아이를 갖게 되었을 때 갑자기 나타나기도 한다. 아이들은 고정관념이나 선입견 없이 태어나서 그들이 살게 되는 환경에 무조건 적응하게 된다.

자신이 전적으로 자신의 선택에 의해 살아가고 있는지, 아니면 아무것도 모른 채 주변 사람들의 기대에 맞춰 가며 살아가고 있는지 스스로에게 질문을 던져 보는 것도 좋다. 우리 기성 교육이 가르쳐 온 목표 지향적 방식에 대해 개개인이 책임질 수는 없지만, 바꾸어 나가야 할 책임은 우리에게 있다. 아이를 도울 수 있는 가장 좋은 방

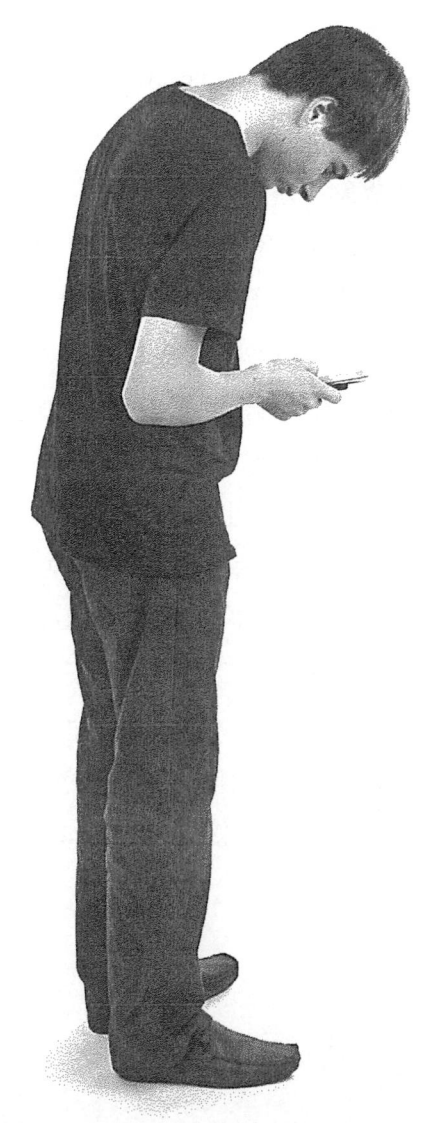

▶사진 20
학교의 책상에서 공부하다 보면 상체를 구부리는 부자연스럽고 건강에 해로운 자세에 익숙해진다. 이는 곧 우리가 취하는 모든 행동이 마치 정상인 것처럼 느껴지게 한다.

법은 고지식하게 옳고 그름을 강요하는 것을 지금 당장 그만두는 것이다.

아이가 경험하게 될 많은 두려움(알렉산더는 이를 '무작위 공포 반사'라고 부른다)에 대한 수위를 낮춰 나가기 위해서는 유치하게 겁을 주거나 잘못하면 벌을 주는 식으로 두려움을 가중시키기보다 좋아질 수 있다는 용기와 신뢰감을 주는 것이 좋다. 어른이 아이에게 자신감을 북돋아 줄수록 아이가 건강하고 행복한 삶을 꾸려 나가는 데 도움을 줄 수 있으며, 자세에도 좋은 영향을 주게 된다. 또한 아이가 더 많이 배울 수 있게 해줄 뿐만 아니라 아이를 조화롭고 창조적인 삶으로 인도해 주게 된다.

우리가 또 하나 생각해야 할 것은 바로 '속도'다. 우리는 아이에게 가능하면 더 많은 지식을 습득하기를 원할 뿐만 아니라, 최대한 빨리 필기하기를 요구한다. 누구나 시험을 보면서 시간이 너무 부족해 조급하게 서둘렀던 기억이 있을 것이다. 이것 역시 알렉산더가 말하던 '공포 반사'이고, 이는 곧 자세에 그대로 반영된다.

우리는 모든 행동을 할 때 빨리 서둘러야 할 것 같은 압박감을 갖게 되는데, 이는 다음 장에서 상세히 다루겠다.

제7장

자세 개선을 위한 비밀 열쇠

"무엇을 먼저 하든 무엇을 나중에 하든, 그것은 그다지 중요하지 않다. 중요한 것은 지금 당신과 함께하는 것이 무엇인가다."
_랠프 월도 에머슨(Ralph Waldo Emerson, 미국의 시인·사상가)

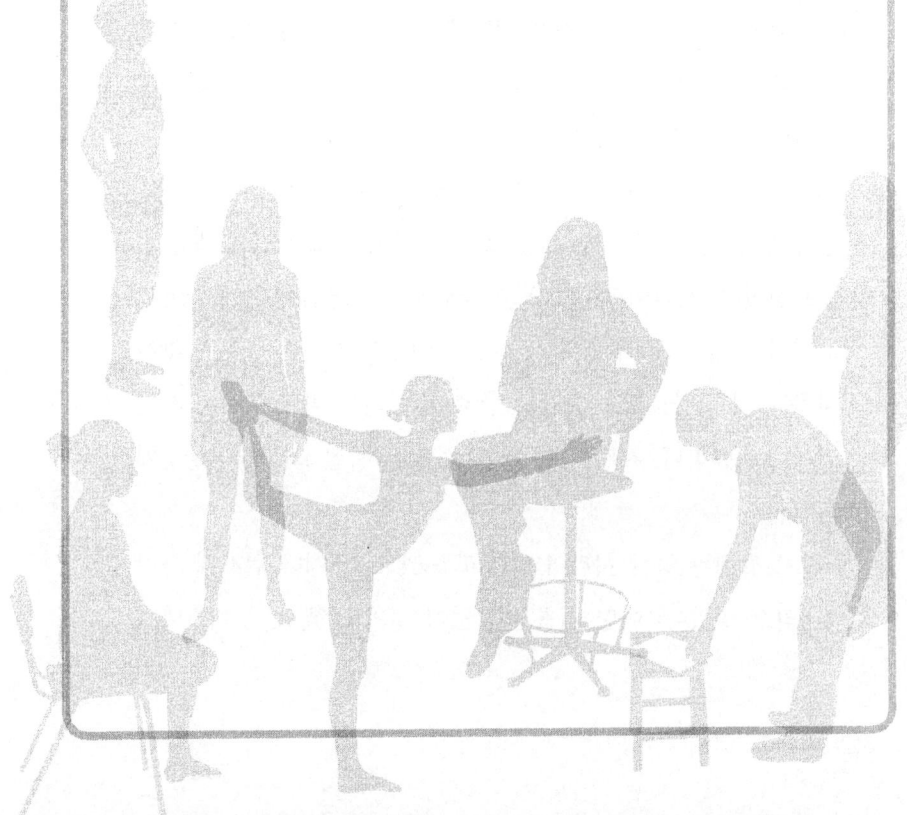

우리는 자동차, 식기세척기, 진공청소기, 세탁기, 전화, 전열기, 여러 가지 전동 공구 등 시간을 절약해 주는 수많은 발명품에 둘러싸여 살아간다. 그야말로 '스피드 시대'에 살고 있다고 해도 과언이 아니다.

1950년대 미국은 여가 시간을 어떻게 보낼지에 대한 관심이 정말 많았다. 그러나 지금은 시간을 절약해 주는 도구들이 이렇게 많은데도 오히려 예전보다 더 시간이 없다고 느끼며 살아간다.

시간과 자세는 매우 밀접한 관계가 있다. 사람들은 '시간 압박', '시간에 쫓기다', '시간에 눌리다', '초치기' 등의 말로 시간에 대한 긴장을 표현한다. 시간이 없다고 느껴 조급해지면 온몸에 불필요한 긴장이 생기게 된다. 그러나 "일을 하기에 아무리 시간이 충분치 않아도 잘못된 것을 바로잡을 시간은 항상 있다"라는 말이 있듯이 시간은 언제나 충분하다. 시간이 부족하다는 것은 사실 느낌이나 생각에 불과하다.

어린 시절에는 항상 시간이 많다고 느꼈고, 언제나 현재에 깊이 뿌리내리고 있었다. 어떤 여름은 끝없이 길기도 했고, 크리스마스가 지나면 다음 크리스마스까지 기다리면 되었다. 아이에게는 시간에 대한 개념이 적거나 거의 없다. 아이는 늦어서 뛰는 것이 아니라 뛰는 것이 즐거워서 뛴다.

시간에 대한 이해 부족은 자세와 움직임에도 그대로 반영된다. 나이가 들어 학창 시절을 보내고 직장을 다니면서 우리는 시간에 대한 그릇된 생각을 더욱 키워 가고, 언제나 늦으면 안 된다는 강박증에 시달리게 된다. 우리는 미래를 중시하고 많은 관심을 갖는 것이 당연시되는 분위기에서 살아왔다. 그리고 그럴수록 현재의 순간에 존재하기 어려워진다.

살아가다 보면 중요한 시간 약속을 하는 일이 많아지고, 시간에 늦으면 큰 낭패라고 생각하게 된다. 그저 친한 친구와 커피 한 잔 마시려는 단순한 상황에서도 똑같이 긴장과 압박감이 발생한다.

삶은 응급 상황이 아니다

미국의 심리학자인 진 리들로프Jean Liedloff는 남아메리카의 정글에서 남아메리카 인디언들과 2년 반을 함께 생활하면서 경험한 이야기를 《잃어버린 육아의 원형을 찾아서The Continuum Concept》에 고스란히 담아냈다. 문명의 혜택을 받지 못한 원주민들은 시간에 대한 개념이 없어 무슨 일을 끝내기 위해 서두르는 일이 없고, 어느 때고 하던 일을 그만두고 다른 일을 할 수 있다고 한다. 그들은 자신이 하고 있는 일이 무엇이든 항상 현재에 집중하며, 언제나 만족하고 행복해한다. 그들은 미래의 일을 미리 고민하지 않으며, 지난 일에 대해 후회하지도 않는다. 또 뭔가 일이 잘못되더라도 다른 사람을 비난하지 않고 오히려 웃음을 터뜨리며 그 상황을 즐긴다. 그들은 매우 깨어 있으며, 자신의 주변에 대한 알아차림은 놀라울 정도다. 리들로프는 문명국의 사람들보다도 그들이 훨씬 행복하고, 삶에 대한 만족도도 높다는 것을 알게 되었다. 그녀는 인간은 이렇게 살아야 한다는 서양의 편견을 적나라하게 비판하면서 자연 그 자체로서의 인간에 대해 매우 다른 시각을 갖게 되었다고 말한다.

우리는 언제부터인가 빨리 하는 것이 잘하는 것보다 훨씬 나은 것이라고 생각하게 되었으며, 무슨 일이든 빨리 해내는 것이 그 일을 즐기는 것보다 중요하다고 느낀다. 그 결과, 많은 사람이 일을 즐기지 않게 되었으며, 서둘러서 더 많은 일을 하도록 압력을 받을수록 일에 실수가 많아진다.

알렉산더는 "인류는 점점 더 목표 지향적이 되어 간다. 그럴수록 인간의 자세는 더욱 이상한 방식으로 바뀌어 갈 것이다"라고 말했다. 그는 《자기의 사용 The use of the self》에서 우리의 삶이 속도의 지배를 받으면 받을수록 인간은 심신 분열로 가는 고속열차를 타고 있는 셈이라고 말했다.

수업이 끝난 후의 학생들이나 퇴근 후 직장인들의 모습을 보면 모두 자신이 갈 곳을 향해 바삐 움직이는 것을 볼 수 있다. 그들의 어깨는 앞과 위로 들어 올려져 있고, 머리는 뒤로 당겨져 척추를 누르고 있으며, 허리에는 힘이 잔뜩 들어가 있다. 만일 이런 식으로 매일 반복한다면 자세의 변형은 습관이 되고, 결국에는 몸에 그대로 굳어 버리게 된다.

미국의 영적 스승인 람 다스 Ram Dass는 "서양 사람들이 알아야 할 가장 중요한 사실은 삶은 응급 상황이 아니라는 것을 아는 것"이라고 말했다. 그는 우리가 깊이 생각해 봐야 할 이야기를 남겼다.

"한 사람이 말했다.

'빨리빨리 서둘러야 해. 시간이 다 가버리잖아.'

그러자 시간이 말했다.

'가버리는 것은 내가 아니라 사람들이야!'"

이 이야기를 곰곰이 되새겨 본다면, 삶을 바라보는 당신의 관점도 달라질 것이다.

자세를 개선하기 위해 우리가 지금 당장 해야 하는 것은 우리가 하고 있는 모든 일에 시간을 조금 더 주는 것이다. 삶은 응급 상황이 아니라는 것을 깨달으면 자세를 개선하는 데 크게 도움이 된다.

1990년대 중반에 나는 아일랜드로 이사를 했다. 그때 그곳 사람들에게 "뭘 하면서 사시나요?"라는 질문을 했는데, 그들은 언제나 "가능한 한 적게"라고 답하곤 했다. 이것이 바로 그들이 시간을 사용하고 일을 즐기는 방식이며 철학이다. 알렉산더 테크닉은 이처럼 가능한 한 긴장을 적게 하며 활동할 수 있게 하는 가장 적합한 기술이다. 1990년대 후반 아일랜드는 전례 없는 경제 성장을 이루며 '켈트의 호랑이'라는 별명을 얻게 되었는데, 그때 이 후 그곳 사람들은 더 이상 같은 답변을 하지 않았고, 더 많을수록 좋다는 식으로 변해 갔다. 아주 평온했던 예전의 그들의 삶은 현대 문명국의 생활 모습을 빠르게 좇게 되었다.

서두르는 습관

하나를 끝내고 난 후 바로 다음 것을 하기 위해 서두르는 습관은 육체적 · 정신적 · 정서적 · 영적으로 많은 문제를 일으킨다. 서두르는 습관은 우리에게 많은 근심 걱정을 불러일으키는데, 이는 스스로 완전한 삶을 살고 있다고 느끼기 전까지는 계속된다. 또한 서두르는 습관은 우리 몸에 '빨간불'이 계속 들어와 더 빨리 나이 들게 하고, 스트레스 관련 질환인 고혈압, 뇌졸중, 심장 질환 등을 야기하기도 한다.

시간이 얼마 남지 않았다는 느낌은 마음을 지나치게 자극하여 정신적 장애를 일으킨다. 원치도 않는 생각을 컨트롤하지 못한 채 계속 반복하고 이유를 알 수 없는 불안에 시달리게 되는데, 이것은 감정에 영향을 주어 비이성적인 반응과 행동을 하게 하고, 제어할 수 없는 분노를 느끼게 한다. 결국은 가족과 친구와의 관계에 상처를 남기게 되며, 삶의 가장 근원적인 요소인 평화와 편안함을 느끼지 못하게 되어 영적인 면에서도 문제가 된다. 이런 스트레스는 우리로 하여금 '인간됨'이라는 기본적인 느낌조차 느끼지 못하게 하고 우리를 '살아 있는 기계'로 전락하게 한다. 지금 우리 시대는 이렇게 우리 개개인을 망가뜨리기 시작했다.

> 66 알렉산더 테크닉은 체육에서 찾고자 했던 모든 것을 우리에게 주었다. 알렉산더 테크닉을 배우면 불균형 때문에 생기는 압박에서 벗어나 몸과 정신의 지속적인 향상을 이루게 된다. 신체 의식의 증진은 인간의 의지로 이루어 낸 결과이고, 이런 식으로 하다 보면 모든 차원에서 의식의 증진이 이루어진다. 99
>
> _ 올더스 헉슬리(작가)

처음에는 무언가 새로운 것에 도전하면서 우리 몸속에서 아드레날린이 분비되는 것을 즐길 수 있다. 그러나 이것이 계속되면 스트레스가 쌓이면서 우리 삶의 중요한 모든 것이 강탈당하게 된다. 우리는 좋았던 건강을 빼앗기고, 그 대신 요통과 두통 또는 여러 스트레스 관련 질환들에 시달리게 되며, 어떻게 이완하는지 잃어버리게 될 수도 있다. 그렇게 되면 여러 인간관계도 파괴되어 버리고, 결국 항상 화가 나 있는 감정적인 상태가 된다. 우리는 살면서 얼마나 자주 고요한 순간 속에 머무는 경험을 하는가? 고요한 순간은 우리의 삶을 매우 풍요롭고 만족스럽게 만들 수 있다. 이런 행복감은 스트레스를 없애는 가장 좋은 처방이다. 행복해지기 위해 무리하게 애쓰고 있는 것들이 무엇인지 생각해 보라. 왜 그래야 하는가? 그 목표를 이루기 위해 우리는 얼마나 많은 스트레스를 받아야 하는가? 우리는 시간을 다루는 성공적인 방식을 찾아낼 수 있다. 《탈무드The Talmud》에 아주 흥미로운 구절이 있다.

"시간을 통제하려는 자는 시간에 의해 밀려나게 되고, 시간을 따르는 자는 시간을 옆에 두게 된다."

시간과 관련된 몇 가지 속담을 소개한다.

- 현재 이외의 시간이란 존재하지 않는다.
- 급할수록 천천히 가라.
- 기다리는 자에게 복이 있나니.
- 로마는 하루아침에 이루어지지 않는다.
- 두 번째로 떠오르는 생각이 최선이다.
- 무언가 좋은 것을 얻으려면 오랜 시간이 필요하다.

습관을 바꾸기 위한 첫 단계

당신이 시간에 쫓겨 서두르고 있을 때 가장 먼저 해야 할 것은 머리와 어깨의 위치를 인식하는 것이다. 등, 다리, 팔, 턱 등 다른 신체 부위의 긴장도 느낄 수 있다면 더 좋다. 그런 다음 스스로에게 물어보라. 목적지에 빨리 도착하는 것이 왜 그렇게 중요한가? 그러면 습관적으로 서두르고 있다는 것을 자각하게 될 것이다. 서두르는 것과 빠르게 하는 것에는 차이가 있다. 빠르고 정확하게 하면 별문제가 생기지 않지만, 서두르게 되면 많은 악영향을 미치게 된다.

자제심

제2장에서 언급했듯이 알렉산더는 습관을 예방할 수 있는 유일한 방법은 습관을 일으키는 자극에 반응하려는 순간 그것을 자제하는 것이라고 주장한다. 자제심은 지시어와 함께 알렉산더 테크닉의 가장 중요한 두 부분에 해당하는데, 이것이 이루어지지 않고서는 스스로의 행동을 자제할 수 있는 기회를 가질 수 없다. 이미 익숙해져 버린 습관적 반응을 자제하기란 쉬운 일이 아니다. 그래도 삶을 변화시켜 나가려면 반드시 습관적 반응을 자제해야 한다.

변화심리학의 대가인 앤서니 라빈스 Anthony Robbins 는 이렇게 말했다. "만일 당신이 항상 하던 식으로 행동한다면 당신은 언제나 같은 것만을 얻게 될 것이다."

우리는 시간이 충분했을 때는 무엇이 잘못되었는지 알지만, 급하다고 생각하는 순간부터는 무엇이 잘못되고 있는지 모르게 되며, 오히려 그것이 자연스럽고 올바른 것같이 느껴진다. 서두르는 습관을 바꾸고 나면 한동안 왠지 자신이 외계인이나 다른 세계 사람인 것 같은 느낌이 들지도 모르지만, 이것은 습관이 변화할 때의 자연스러운 과정이다.

> 알렉산더 테크닉은 나의 삶을 변화시켰다. 그 결과, 나는 공인된 천재가 되었다. 누구에게나 이것을 권하고 싶다.
>
> _토니 부잔(Tony Buzan, 마인드 맵핑의 창시자 · 《마인드맵 두뇌 사용법 Use your head》의 저자)

우리 몸에 배어 있던 습관적 반응을 멈추게 되면 다른 여러 가지 요구와 반응을 선택할 수 있는 여유가 생긴다. 우리는 침착해지고, 진정한 삶을 위해 시간을 좀 더 할애할 수 있게 된다.

유명한 심리학자인 지그문트 프로이트 Sigmund Freud가 그의 저서에서 '자제'라는 용어를 자주 사용했기 때문에 '자제'라고 하면 주로 '느낌의 억제' 또는 '즉각적 반응의 무력화'라는 의미가 떠오르게 되었지만, '자제'에는 '본능의 직접적 표현에 저항하는'이라는 뜻도 포함되어 있다. 만일 두려움에 대한 근본적인 저항감이라면 긍정적이지 못한 억압이라는 의미가 될 것이고, 부정적 암시가 내포된 것이다. 그러나 알렉산더가 말하는 '자제'는 '보다 의식적인 결정을 하기 위해 습관의 자동적 반응을 신중하게 참는 것'을 의미한다. 이것은 좋은 결과로 이어진다.

제이콥 브로노프스키 Jacob Bronowski는 그의 저서 《인간 등정의 발자취 The Ascent of Man》에서 이렇게 말했다.

"인간은 이성적 지성이 동물적 반사보다 고결하다는 것을 증명하려는 자연의 유일한 실험이다. 실험의 승패는 자극과 반응 사이에 일어나는 현상을 지연시킬 수 있느냐 없느냐에 달려 있다."

이는 이미 50년 전에 알렉산더가 그의 저서에 표현해 놓았던 것과 정확히 같다. 프랭크 피어스 존스는 《활동 속의 신체 자각》에서 자제심에 대해 이렇게 썼다.

"자제심이란 의식적 또는 무의식적 기본 과정이다. 자제하지 못한다는 것은 그 무엇보다도 위험하다. 자제심이란 여러 위험한 상태를 처리할 수 있도록 하는 중요한 기능이다. 자제심을 회복하는 것이야말로 의식 수준의 통합적 기능에 의해 가능한 것이므로 교육의 핵심 내용이 되어야 한다."

고양이가 무언가를 쫓고 있는 모습은 자제심을 잘 설명해 주는 좋은 예다. 고양이는 확실히 잡을 수 있을 때까지 침착하게 상황을 지켜보며 기다리다가 이때다 싶은 순간에 목표물을 향해 뛰어오른다. 자제심을 발휘한다는 것은 무조건 급하게 움직이지 말라는 것이 아니다. 고양이는 원할 때 빠르고 정확하게 움직인다. 하지만 다음 동작을 위해 결코 서두르지 않는다. 다양한 반응 방식을 의식적으로 선택하는 이런 과정을 통해서 우리는 새롭게 펼쳐지는 삶을 맞이할 수 있게 되며, 스스로의 선택으로 살아갈 수 있게 된다. 우리의 자세는 이런 모든 변화를 반영하게 될 것이다.

자제심에는 또 다른 중요한 기능이 있다. 그것은 '덜 배우기' 과정과 연계되어 있다. 우리는 나쁜 자세(잘못된 사용)로 태어나지 않았다. 나쁜 자세는 습득된 행동이며, '덜 배우기'를 통해 본래의 움직임을 다시 회복할 수 있다. 자제심은 우리가 틀에 박힌 것 같은 움직임을 하지 않도록 새로운 기회를 준다. 이를 통해 나쁜 습관을 막을 수 있다면 자연스러운 본래의 움직임은 저절로 회복될 것이다. 만일 우리가 머리를 뒤로 당기는 습관을 자제할 수 있다면 올바른 움직임은 저절로 나타나게 될 것이다. 바르게 앉고 서고 움직이는 것이나 바른 자세를 찾는 것이 문제가 아니라, 그 모든 것이 이미 우리 안에 내재되어 있음을 아는 것이 중요한 것이다.

하지만 자세 습관을 비롯한 여러 습관은 그리 쉽게 근절되지 않을 것이다. 습관에는 '자기 유지' 속성이 있기 때문이다. 다시 노먼 도이지의 《기적을 부르는 뇌》로 되돌아가 보자.

"'배우기'와 '덜 배우기'에는 화학적 차이점이 있다. 우리가 무언가 새로운 것을 배우면 뉴런은 다 같이 흥분하게 되고, 서로 연결되어 '장기 강화(Long-term potentiation, LTP, 신경 세포를 동시에 자극하면 두 신경 세포의 신호 전달이 지속적으로 향상되는 현상)'라는 일련의 화학 반응을 일으킨다. 이것으로 뉴런 간에 강력한 연결 고리가 형성되는 셈이다. 반면 뇌가 '덜 배우기' 상황에 처하면 뉴런의 연결이 분리되고, '장기 억압(Long-term depression, LTD, 신경 전달 물질의 전달 효율이 장시간 지속적으로 감소되는 현상)'이라는 일련의 화학 반응을 일으킨다. 이는 우울한 감정과는 다른 것이다.

'덜 배우기'와, 뉴런 간의 연결을 약화시키는 것은 일종의 유연성을 기르는 과정이다. '배우기'를 통한 강력한 결합도 물론 필요하지만, 무조건 결합되기만 한다면 우리의 신경 네트워크는 금방 포화 상태에 다다를 것이다. 우리 뇌에는 새로운 기억을 담기 위한 공간이 필요하기 때문에 저장된 기억을 버리는 현상이 일어난다는 것이 이미 증명된 바 있다."

그러므로 우리가 습관을 자제할 수 있다면 우리에게는 더 나은 것을 배울 수 있는 새로운 공간이 생기는 것이다. 이런 과정이 지속되면 결국 움직임의 방식이 개선되고, 그것이 훨씬 자연스럽게 느껴지게 된다.

스스로에게 시간을 주어라

우리의 삶은 지금 이곳에 존재하는 것이다. 미래의 일들을 위해 달려가기만 한다면 자신의 삶을 완전히 잃게 된다.

어렸을 때는 여름이 그토록 길었는데 지금은 왜 이리 빨리 가버리는 걸까 생각해 본 적 있는가? 그 이유는 더 이상 현재에 존재하지 않기 때문이다. 우리는 과거나 미래의 일들을 생각하느라 너무도 바쁘다. 사실 모든 일은 현재에서만 일어날 뿐, 과거나 미래는 중요하지 않은데 말이다. 알렉산더 테크닉은 우리의 의식을 지금 이곳에 머무르게 하는 실천적인 방법이다.

만일 미래에 대해 지나치게 많이 생각하는 것을 그만두기 어렵다면 이렇게 생각해 보면 어떨까? 우리가 지금 현재를 살아가는 방식은 정확히 우리가 미래를 만들어 가는 방식이며, 현재를 어떻게 살아가느냐에 따라 미래가 결정된다고 말이다. 그렇게 볼 때 가장 중요한 것은 스스로에게 시간을 조금 더 할애하는 것이다. 우리가 비로소 고요해질 때 우리의 삶은 온전히 제자리에 있게 된다. 시간을 갖는 것에 대한 옛 말씀이 많이 있는데, 그중 아일랜드 고전에서 발견한 좋은 글을 하나 소개하려 한다.

시간을 갖고 일하라. 그것이 성공의 지름길이다.

시간을 갖고 생각하라. 그것이 힘의 원천이다.

시간을 갖고 놀아라. 그것이 영원한 젊음의 비결이다.

시간을 갖고 독서하라. 그것이 지식을 얻는 방법이다.

시간을 갖고 친구가 되어라. 그것이 행복으로 가는 길이다.

시간을 갖고 웃어라. 그것이 영혼의 음악이다.

시간을 갖고 사랑하고 사랑받아라.

오래전에 한 여성이 나를 찾아와 자신의 스트레스에 대해 이야기한 적이 있다. 그녀는 자신의 전 생애가 긴박함의 연속이라고 말했다. 그녀는 머리가 뒤로 젖혀져 귀가 거의 어깨에 닿을 정도로 자세가 좋지 못했는데, 수업을 몇 번 받으면서 점점 더 편안해졌으며, 자세도 점점 좋아졌다. 그러나 그 다음 주에 그녀가 찾아왔을 때, 지금껏 받아 온 알렉산더 테크닉 수업이 무용지물이 되어 버린 것 같았다. 그녀는 레슨실에 급하게 뛰어들어 왔고, 가쁜 숨을 몰아쉬었다. 나는 거의 수업 시간의 절반을 그녀의 서두르는 습관을 없애는 데 할애했다. 이후 몇 번의 수업을 더 받은 후 그녀는 완전히 다른 사람이 되었다. 그녀가 계단 위를 걸어 올라갈 때 어깨는 자연스럽게 이완되어 있었고, 머리는 자유롭게 척추와 균형을 이루고 있었다.

나는 그녀의 변화를 확연하게 느꼈다. 그래서 그녀에게 대체 무슨 일이 있었기에 그렇게 갑자기 변했던 것이냐고 물었다. 그녀는 그날이 자신의 생일이었고, 쉽게 스트레스를 받는 그녀의 성격 때문에 너무 힘들어했던 가족이 시계를 선물해 주었다고 말했다. 그 시계는 아주 특별한 것이었다. 시계에는 분침이 하나도 없었고, 시간이 적혀 있어야 할 자리에 '1시쯤', '2시쯤', '3시쯤'이라고 적혀 있었다. 그래서 그녀는 정확한 시간을 알 수 없었고, 약속에 늦었는지 아직 시간이 남았는지 도무지 알 길이 없었다. 처음에는 무척 혼란스러웠지만, 결과적으로 이것은 그녀에게 매우 효과적이었다. 그래도 그녀는 결코 늦는 법이 없었다고 했다.

그렇다. 좋은 자세를 갖기 위한 비결은 다름 아닌 하루하루 살아가는 자기 자신에게 시간의 여유를 주는 것이다. 앉고 서는 것과 같은 단순한 일을 할 때도 잠시 여유를 두고 자신을 바라보며 진행하면 되는 것이다. 한번 시도해 보라. 어느 순간 당신은 당신의 자세만 개선되는 것이 아니라 인생의 혁명이 일어나고 있음을 깨닫게 될 것이다.

제8장

가구가 자세에 미치는 영향

"지난 몇 세기 동안 척추 문제가 점점 증가하게 된 것은 의자에 앉아 있는 시간이 늘어난 것과 직접적인 관계가 있다."
_갤런 크랜츠(Galen Cranz, 건축학 교수·《의자The Chair》의 저자)

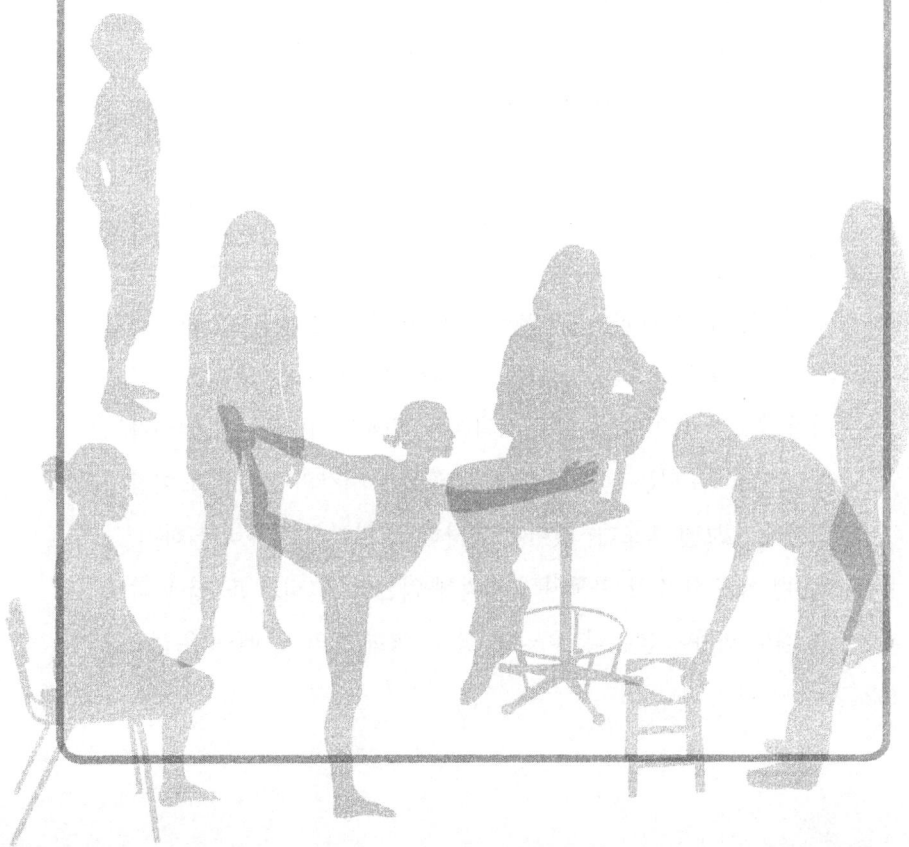

알렉산더 테크닉이 자세에 영향을 주는 나쁜 습관을 근절함으로써 몸을 사용하는 방식을 개선하는 데 도움을 준다는 것은 원칙적으로 사실이지만, 개인적으로 그 많은 습관이 어디서 왜 시작되었는지 밝혀내는 것도 흥미롭고 유익할 것 같다는 생각이 든다. 그 원인을 찾아낼 수 있다면 미래의 여러 문제를 예방할 수 있을 것이다.
 우리가 어떤 환경 요인 때문에 잘못된 자세를 취하게 된 것이라면, 그 환경을 바꾸어 주는 것이 문제를 해결하는 방법이 된다. 내 생각에 가장 큰 문제를 일으키는 것은 엉망으로 디자인된 가구가 아닌가 싶다.
 의자를 많이 사용하는 나라에서 목과 허리에 문제가 더 많이 발생한다는 사실은 무척 흥미롭다. 의자와 책상은 나쁜 자세를 만드는 가장 중요한 요인이다. 많은 사람이 아침에 일어나면서부터 의자와 떼려야 뗄 수 없는 생활을 한다. 생활하는 시간의 75퍼센트 이상을 의자에서 보낼 정도다. 앉아서 식사하고, 앉아서 컴퓨터를 하며, 출퇴근할 때도 버스나 자동차의 의자에 앉는다. 그리고 또 집에 와서 쉴 때도 의자에 앉는다. 미국의 경우, 영화 보러 갈 때도 운전을 하고, 은행이나 교회, 슈퍼마켓에 갈 때도 운전을 하다 보니 의자에 앉는 시간이 점점 늘어난다. 이러다 나중에 병원 진료도 차 안에서 받게 되는 것이 아닐까 걱정스러울 정도다. 그렇게 덜 서고 덜 걸을수록 문제는 점점 더 심각해진다.

이 장에서는 우리 몸이 어떻게 앉도록 디자인되어 있으며, 균형 잡힌 자세로 앉으려면 어떻게 해야 하는지 살펴볼 것이다.

의자

많은 사람이 아직도 의자가 인간의 몸을 틀 속에 넣은 형상처럼 변화시킬 수 있다는 사실을 잘 모르고 있다. '엄청난 파괴력을 지닌 무기'라고 표현하고 싶을 정도로 의자는 우리 자세에 심각한 영향을 끼친다. 장거리 운전으로 자동차에 오래 앉아 있다 보면 나중에는 몸을 똑바로 펴기조차 어렵다. 나는 편안하기는커녕 오래 사용하면 유해하기까지 한 이런 의자를 도대체 누가 만들어 냈고, 왜 이런 식으로밖에 디자인하지 못했는지 밝혀내고 싶어진다.

몇 년 전에 영국의 미들섹스 대학에 초빙되어 가구디자인학과 졸업생을 대상으로 알렉산더 테크닉 강의를 한 적이 있다. 강의를 시작하기 전에 학생들에게 의자를 디자인할 때 무엇을 제일 먼저 생각하느냐고 물었다. 그러자 하나같이 "색상"이라고 대답했다. 나는 무척 놀랐다. 높이라든지 인간의 체형을 받쳐 주는 구조 같은 기술적인 것을 기대했기 때문이다. 나는 더 의문이 들어 "왜 색상이지요?"라고 물었다. 그러자 학생들은 이렇게 답했다.

"당연하잖아요. 이 세상에서 제일 멋진 의자를 디자인하려면 커

버를 라임그린색 계열로 해줘야 해요. 그렇게 하지 않으면 아무도 사지 않으니까요."

그러고는 내게 가구 디자이너들은 대부분 의자의 미학적 관점을 중시하는 경향이 있으며, 그 가구를 사용할 사람들에 대해서는 그리 많은 주의를 기울이지 않는다고 말해 주었다. 나는 맥이 쭉 빠지는

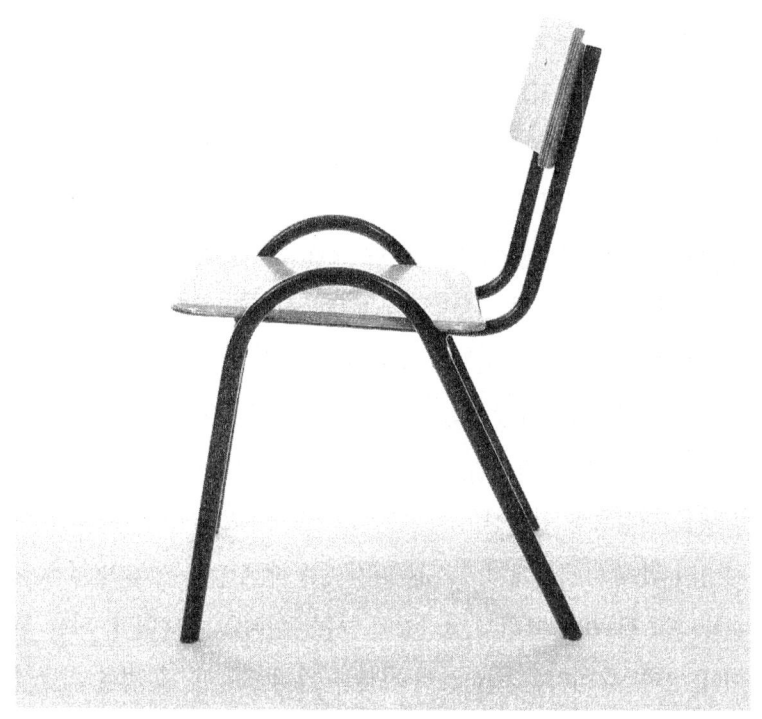

▶사진 21
학교 의자는 대개 뒤로 기울어지도록 디자인되어 있다. 이 때문에 아이는 학교 생활을 하는 내내 척추를 바르게 세우기 위해 엄청난 노력을 해야만 한다. 그럼에도 불구하고 많은 나라에서 척추가 뒤로 기울어지게 하는 이런 의자를 선택하는 이유는 아이를 고정시켜 놓기에 좋기 때문이다.

것 같았다.

의자는 대부분 아름다운 곡선으로 이루어져 있어서 앉으면 편할 것처럼 보이지만, 장시간 몸을 편안하게 지탱하지 못하고, 점점 몸에 불필요한 스트레스와 긴장이 생기게 한다. 어린아이가 처음 의자에 앉기 시작했을 때부터 점점 시간이 지날수록 어떤 변화가 일어나는지 살펴보면 의자가 얼마나 나쁜 영향을 미치는지 분명하게 알 수 있다.

학창 시절 대부분 평균 1만 5,000시간을 의자에 앉아서 공부한다. 이것은 엄청난 시간이다. 특히나 근육과 관절에 불필요한 긴장을 주어 몸을 비틀리게 만드는 의자에 앉게 된다면 문제는 더욱 커진다. 분명한 것은 우리 인간의 몸은 장시간 의자에 앉을 수 있도록 디자인되어 있지 않다는 것이다. 의자가 아무리 좋은 것일지라도 마찬가지다. 앞에서 말했듯이 우리의 몸은 가만히 있는 것이 아니라 움직임을 위해 디자인되어 있기 때문이다.

자세가 나빠지는 과정

아이는 학교에 들어가자마자 선택의 여지없이 의자에 앉도록 강요받는다. 30명가량 되는 아이들이 교실에서 이리저리 자유롭게 돌아다닐 경우 선생님은 모든 아이에게 주의를 집중할 수가 없다. 선생님의 주된 책임은 무엇보다도 모든 아이의 안전이기 때문에 선생님은 아이들에게 하루 대부분을 자기 의자에 가만히 앉아 있기를 강요하게 된다.

아이는 의자에 오래 앉아 있는 것을 좋아하지 않는다. 아이는 의자가 그리 편한 것이 아니며, 자신의 자연스러운 자세에 적합하지 않다는 것을 잘 알고 있다. 아이가 가장 불편함을 느끼는 곳은 체중을 떠받치는, 의자의 수평으로 된 판 부분으로, 그 판 때문에 몸이 뒤쪽으로 기울어지게 된다. 학교 의자는 대부분 이런 식으로 디자인되는데, 그 이유는 아이가 떨어지는 것을 막고 청소를 쉽게 하기 위해서다. 그러나 이것은 아이의 타고난 자연스러운 자세에는 재앙과도 같은 것이다.

대부분의 학교에서 사용되는 이런 의자에 앉게 되면, 몸을 바로 세우기 위해 더 많은 근육이 긴장할 수밖에 없다. 오늘날 흔히 발생하는 근골격계·호흡계 문제들이 바로 이런 긴장으로부터 시작된다고 나는 굳게 믿고 있다.

의자에 앉는 것에 불편함을 느낀 아이는 얼마 못 가 자리에서 일어나 교실을 돌아다니며 긴장을 해소하려 한다. 그러나 대부분의 경우 곧바로 자리에 되돌아가 앉도록 강요된다.

아이는 뛰어난 신체 자각 능력을 가지고 있기 때문에 의자에 오래 앉을 수밖에 없는 상황이 되면 몸이 뒤로 기우는 것을 막기 위한 본능적인 전략으로 의자의 뒷다리를 들어 올려 앞으로 중심을 이동한다. 몸을 앞으로 기울여서 의자에 앉을 때 몸이 뒤로 무너지는 것을 방지하는 것이다. 이로써 잘 정렬된 자세를 유지하고, 적은 힘으로도 곧은 자세가 되게 한다. 그러나 아이의 그런 모습을 본 선생님은 왜 그렇게 하는지 알려고도 하지 않고 먼저 이런 말부터 하기 마련이다.

"의자 좀 들지 마! 의자 망가져!"

물론 선생님이 그런 말을 하는 데는 의자를 너무 많이 기울이거나

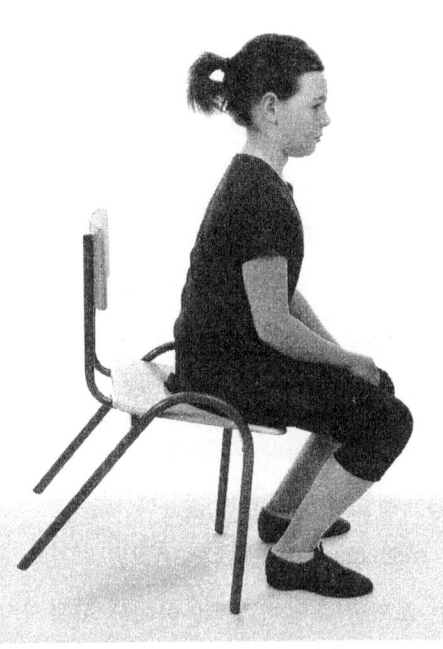

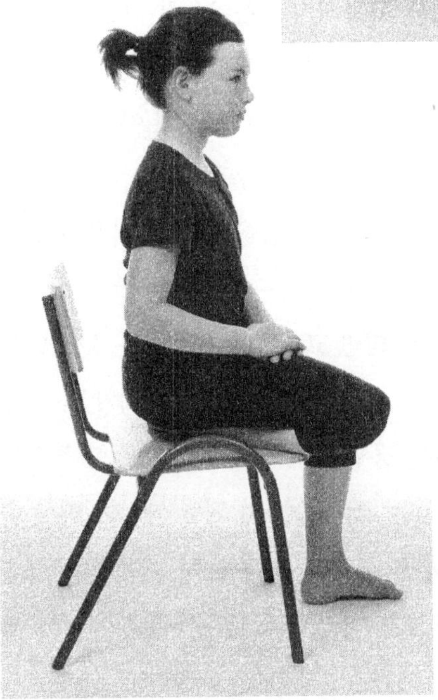

▶사진 22
아이는 의자를 앞쪽으로 기울여 경사를 만드는데, 이렇게 하면 앞으로 기울어진 의자에 앉는 것 같은 효과를 볼 수 있다.

▶사진 23
의자를 앞으로 기울이는 것이 허락되지 않으면 한쪽 다리를 꼬아 올려 그 위에 앉는다. 이것은 다리의 혈액 순환에 지장을 준다.

뒤에서 누가 의자를 차면 넘어져 다칠 위험이 있으니 미리 조심하라는 뜻이 담겨 있기도 하지만, 그보다 더 큰 이유는 아이의 행동을 멈추게 하고 싶기 때문이다. 아이의 자세가 손상되는 것은 아예 고려하지 않는 것이다.

그러나 아이는 포기하지 않고 계속 시도한다. 이번에는 뒤로 무너지는 효과를 저지하기 위해 다른 기술을 창안한다. 발을 의자 위에 올리고 그 위에 앉는 것이다. 이렇게 하면 골반을 올리는 효과가 있는데, 이것은 좌골sitting bone의 무게중심을 조절하여 다시 척추를 정렬시킨다. 그러나 이 방법은 다리로 흐르는 혈액 순환이 방해되기 때문에 그리 오래가지 않는다.

이와 같은 자연스러운 방법들이 모두 통제당하게 되면 결국 아이는 포기할 수밖에 없다. 아이는 학교에 다니는 그 긴 시간 동안 뒤로 기울어진 의자에 적응하게 되고, 이것은 그대로 습관으로 굳어진다. 사람에 따라 다르지만 그리 오래지 않아 대부분의 아이의 등 근육이 점점 피로해지고, 그럴수록 점점 더 구부정해진다. 게다가 상당 시간 책상 위에서 읽고 쓰기를 하려면 몸을 앞으로 기울여야 하므로 피로감은 점점 더해 간다.

뒤로 기울어진 의자 위에 앉게 되면 고관절을 사용하는 것이 매우 어려워진다. 골반은 이미 저절로 뒤로 돌아가 있고, 상체와 목은 앞으로 더 기울어지게 된다. 이는 경우에 따라 상당히 심각한 결과를 초래한다. 오랜 시간 이렇게 앉는 것이 습관이 되면 아이는 책상 위에서 작업을 하지 않을 때도 몸을 굽히고 있게 된다. 이러한 자세는 척추의 디스크에 불필요한 마찰과 변형을 초래하여 척추와 허리에 문제를 일으킨다.

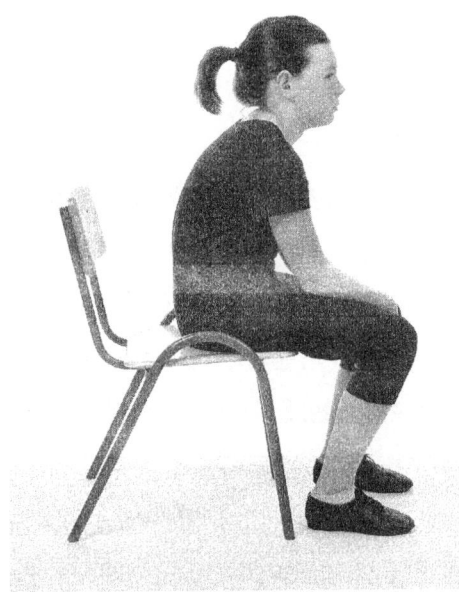

▶사진 24
책상 위에 상체를 기대고 있는 경우가 아니더라도 아이는 척추를 뒤로 무너뜨리며 구부정하게 앉는다. 마치 어른처럼 말이다.

▶사진 25
뒤로 기울어지는 의자 위에 단단한 '경사 방석'을 올려놓으면, 좋은 자세 유지와 호흡에 매우 큰 도움을 준다.

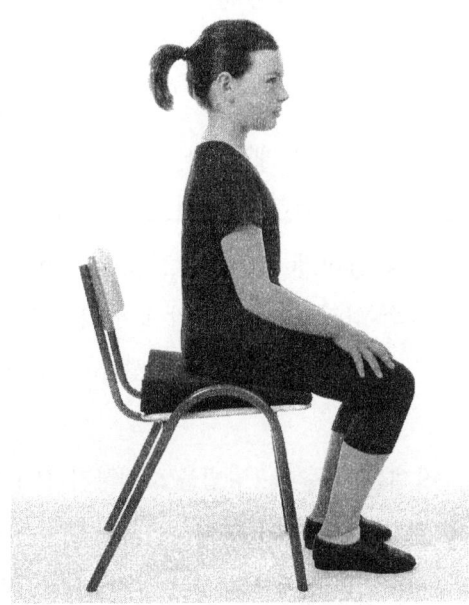

그러나 우리는 엉망으로 디자인된 의자 때문에 아이의 자세가 망가지도록 그냥 내버려 두고만 있다. 이는 전적으로 우리의 무지와 무관심 탓이다. 우리는 아이를 구부정한 자세로 고문하고 있는 것과 마찬가지다. 이것은 정말 미친 짓이다. 그렇게 몇 년 동안 아이의 자세가 나빠지도록 해놓고서는 아이에게 "똑바로 앉아!", "어깨 좀 쭉 펴!"라고 말한다. 이때 아이가 할 수 있는 것이라고는 이미 긴장되어 있는 허리 근육에 힘을 주면서 요추를 과도하게 펴는 것밖에 없다. 더 큰 문제는 아이들이 순진하게도 어른들이 가르쳐 준 식으로 이렇게 힘을 줘서 자세를 만드는 것이 옳다고 생각하게 된다는 것이다. 안타깝게도 이렇게 경직된 자세가 몸에 깊이 배어 버리면, 남은 그들의 인생 내내 떨쳐 낼 수 없는 습관이 되어, 근육과 관절이 점점 더 경직되고 시간이 지날수록 통증을 심하게 느끼게 된다. 이것은 실로 재앙 수준이다. 그러나 다행히도 우리에게는 아직 이를 해결할 방법이 하나 남아 있다.

> 알렉산더 테크닉은 많은 긴장 속에서 살아가는 나의 삶에 큰 변화를 가져오게 했다. 이 지혜로운 방법은 나를 편안하게 만들고, 집중력을 향상시켰으며, 건강한 삶이 무엇인지 명확히 알게 했다. 정말 감사드린다.
> _ 조안 베이크웰(Joan Bakewell, 기자 · 작가 · TV 아나운서)

자세를 개선하는 방법을 소개하기 전에 먼저 우리 몸의 구조에 대해 간단히 설명하려 한다.

우리가 앉을 때 쓰는 뼈는 흔히 좌골이라 부른다. 골반의 제일 아랫부분이다. 사진 36을 보면 골반이 둥그스름하게 생겼음을 알 수 있을 것이다. 이 둥근 부위가 뒤로 기울어진 의자의 표면에 닿게 되면 중력 때문에 뒤쪽으로 흔들리게 되어 있다. 구슬이나 골프공을 뒤로 기울어진 의자나 자동차 시트 위에 올려놓으면 어떻게 되는지 알 것이다.

결국 좌골에 뒤와 아래 방향으로 역학적 힘이 가해진다. 게다가 책을 읽거나 글씨를 쓸 때 무게중심을 앞으로 기울이게 되기 때문에 척추의 균형을 유지하기는 더욱 힘들어진다. 좌골이 앞으로 기울어지지 않는다는 것을 느끼는 순간 무의식적으로 책상에 닿기 위해 척추를 구부리는 방법을 쓰게 되는데, 이것은 얼마 안 가서 척추 전체의 잘못된 정렬을 초래하는 원인이 된다.

등을 구부리는 자세는 결국에는 영원한 습관이 되어 버린다. 많은 10대 아이들이 앉을 때는 물론이고 서고 걸을 때조차 불필요하게 구부린 자세를 취한다(사진 24 참고).

우리 대부분은 어렸을 때 이와 같은 과정을 거쳐 왔다. 믿기 어렵겠지만 이 때문에 수만 명의 사람이 요통으로 고생하고 있다. 학교의 가구와 긴장된 자세가 성인이 된 이후에도 끈질기게 허리와 목의 통증을 유발하는 직접적인 요인이 되고 있는 것이다. 2005년 영국국립요통협회의 발표 내용은 이러한 나의 주장을 강력하게 뒷받침한다.

"나쁜 자세는 주로 환경적인 요인에서 오는 것이며, 아이들과 청소년들의 요통의 원인이 된다. 여러 가지 요인이 결합되어 있겠지만, 그 중에서 가장 큰 원인은 학교에서 사용하는 부적합한 가구 때문이다."

엘리자베스 랭포드Elizabeth Langford는 그의 저서 《마음과 근육Mind and Muscle》에 이렇게 썼다.

"잘못된 의자에서 보낸 시간 때문에 손상된 몸을 '체육'이라는 시간으로 보상할 수는 없다. 좋은 의자가 앉는 자세를 좋게 한다는 보장은 없지만, 아이들을 도저히 편히 앉을 수 없는 의자에 앉게 하며 그들의 미래가 요통과 망가진 균형, 그리고 그 밖의 여러 건강상의 문제들로 고통받게 만든다는 사실은 수치스러운 일이 아닐 수 없다."

오늘날 이런 문제는 취학 전부터 일찌감치 시작된다. 유아용 보행기와 자동차 시트도 대부분 이런 식으로 제작되기 때문이다. 사실 거의 모든 자동차 시트와 의자, 소파가 등을 뒤로 기울어지게 만든다. 요즈음에는 '허리 받침'까지 등장하여 요추를 아래쪽으로 밀어

*불편의 악순환

뒤로 기울어진 의자에 앉으면 허리가 뒤쪽으로 기울어지면서 무언가 의지할 것을 찾게 된다. 뒤와 아래로 가해지는 힘은 대단히 강력하며, 습관적인 근육 긴장을 유발한다. 아래로 내려가는 힘은 골반저부(base of the pelvis)를 앞으로 가게 해서, 결국 앉을 때 주어지는 체중이 좌골로 내려가지 못하고 오히려 꼬리뼈(tailbone) 뒤쪽으로 내려가면서 골반 전체가 뒤쪽으로 빠져 버린다. 이것이 척추를 C자형으로 굽게 만든다. 그 결과 내부 장기들을 압박하고, 횡격막과 늑골, 그리고 요추의 추간판을 짓누르게 된다. 그러다 보면 무언가 불편하다는 느낌이 들고, 요추에 힘을 주면서 만곡을 만들어 똑바로 서려고 시도하게 된다. 이 자세는 피로감을 더 느끼게 해서 다시 허리를 뒤로 기울어지게 하고, 무언가에 의지하게 만든다. 이렇게 악순환은 계속 반복된다.

내게 되니 문제가 더욱 심각해진다. 상황이 이렇다 보니, 좋지 않은 자세로 앉아서 장시간 운전한 후에 급성 요통을 겪게 되는 것도 그리 놀랄 일이 아니다.

지금까지 오랜 시간 누적되어 온 우리 사회의 요통 문제는 매우 심각한 상태다. 하지만 다행스럽게도 의자를 바르게 하는 방법은 매우 간단하다. 등이 뒤로 무너지지 않도록 '경사 방석'을 이용해 의자의 바닥을 변화시키면 된다. 방석이 없다면, 5센티미터 정도 높이로 책 두 권 정도를 의자 뒷다리 밑에 끼워 주는 것도 좋다. 이렇게 하면 의자 바닥면이 앞으로 기울게 되어 무게중심을 약간 앞으로 기울이기 쉽도록 도와준다. 물론 책을 매일 사용하는 것은 번거로우므로, 요통용품 가게에 가면 구입할 수 있는 경사 방석을 사용하는 것이 더 편리하다. 경사 방석은 가능한 한 단단한 재질로 만들어진 것을 구입하는 것이 좋다. 싼 것일수록 부드러운 재질로 된 것이 많으며 효과도 적다.

첫날에는 경사 방석을 한 시간 정도만 사용하고, 다음날부터 조금씩 시간을 늘려 가는 것이 좋다. 근육이 새로운 것에 익숙해지기 위해서는 시간이 필요하다. 서서히 시간을 늘려 가며 사용하다 보면 자세는 개선되어 갈 것이다. 3~4주 정도 사용한 후에는 사용하고 싶은 만큼 방석을 사용해도 좋다.

그리고 적어도 한 시간에 한 번씩은 자리에서 일어나 움직이는 것이 좋다. 아무리 좋은 의자에 좋은 방석을 사용한다 해도 장시간 앉아 있는 것은 몸에 해롭다. 바닥의 경사를 다양한 각도로 조절할 수 있는 의자를 구입한다면 직업 용도에 맞춰 사용할 수 있으므로 더욱 효과적이다.

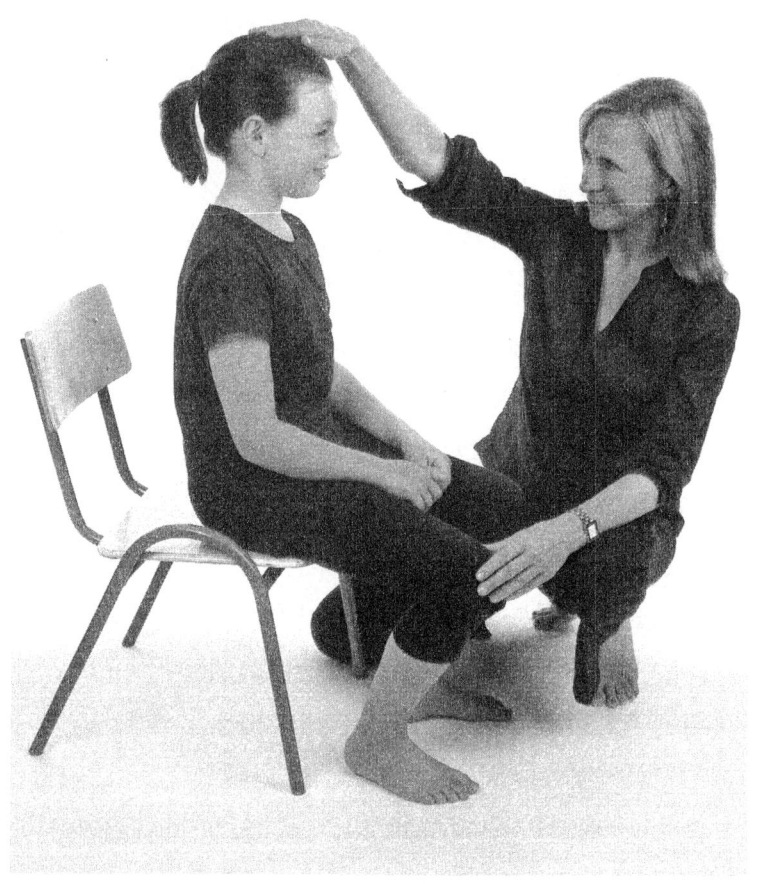

▶사진 26
 아이가 이미 나쁜 자세를 하고 있다면 가구만 바꾼다고 문제를 해결할 수 있는 것이 아니다. 이때는 알렉산더 테크닉을 통해 나쁜 습관을 버리는 법을 배워야 한다.

경사 방석이나 경사 조절 의자는 특정 활동을 위한 것이지 휴식을 취할 때 사용하기 위한 것이 아니다. 경사 방석은 글쓰기, 컴퓨터, 식사, 운전 등 상체를 앞으로 기울여서 작업해야 할 때 사용하는 것이 좋다. 그리고 이때 의자의 높이를 고려해야 한다. 사람의 키는 모두 다른데도 대부분 거의 같은 높이의 의자를 사용한다. 기네스북에 오른 세계에서 가장 키가 큰 사람은 키가 무려 2미터 51센티미터에 달하며, 가장 키가 작은 사람은 67센티미터에 불과하다고 한다. 이렇게 사람의 키에는 엄청난 차이가 있으므로 자신의 키에 맞춰 의자를 골라야 한다. 대략적으로 자신의 키의 3분의 1 정도 높이의 의자가 적당하다.

책상

책상에도 문제가 많다. 대부분의 책상은 표준 높이로 디자인되어 있기 때문에 어떤 사람에게는 너무 높고 어떤 사람에게는 너무 낮다. 특히 학창 시절의 아이들은 성장 속도가 제각각이기 때문에 문제가 더욱 심각하다. 책상 높이는 자신의 키의 2분의 1 정도가 적당하다. 그리고 책상과 의자의 높이를 바꿀 경우 새로운 것에 적응하는 시간이 필요하다.

과거에는 많은 학교에서 앞쪽이 살짝 높게 되어 있는 책상을 사용했다. 요즘도 글을 쓰기 위한 책상은 이런 식으로 되어 있는 경우가 있지만, 근래에는 평평한 책상이 보편적이다. 평평한 책상에서 글을 쓰려면 등을 더 구부려야 하기 때문에 훨씬 힘이 들고, 긴장도 늘어난다. 의자가 뒤쪽으로 기울어져서 몸은 뒤로 빠지는데, 책상 앞

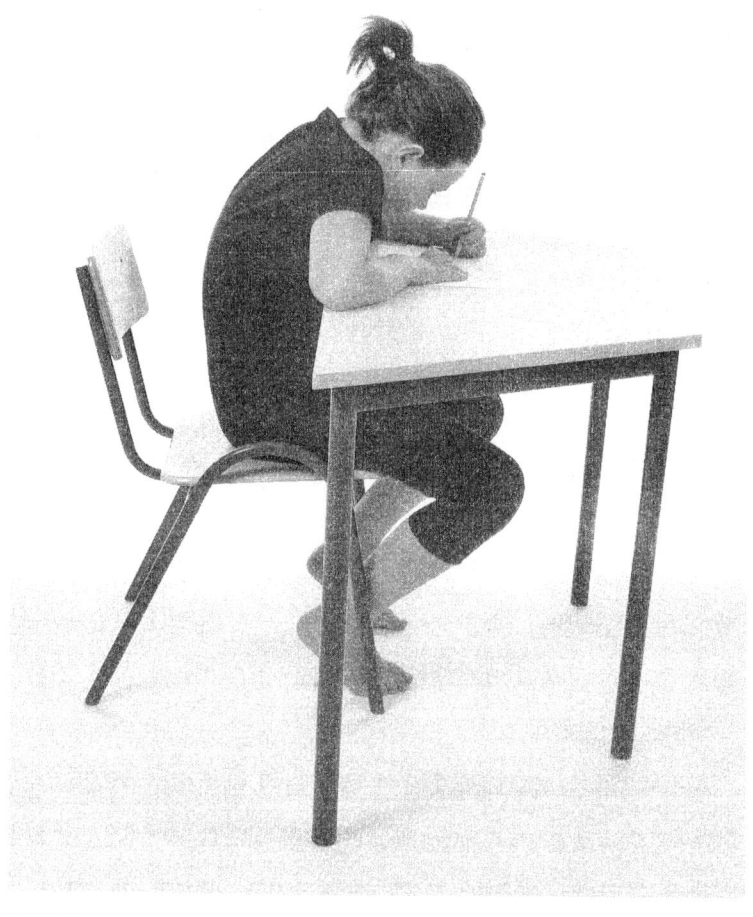

▶ **사진 27**
잘못 디자인된 가구에 몸을 적응시키고 있는 아이. 오늘날 학교 교실에서 흔히 볼 수 있는 우리 아이의 모습이다.

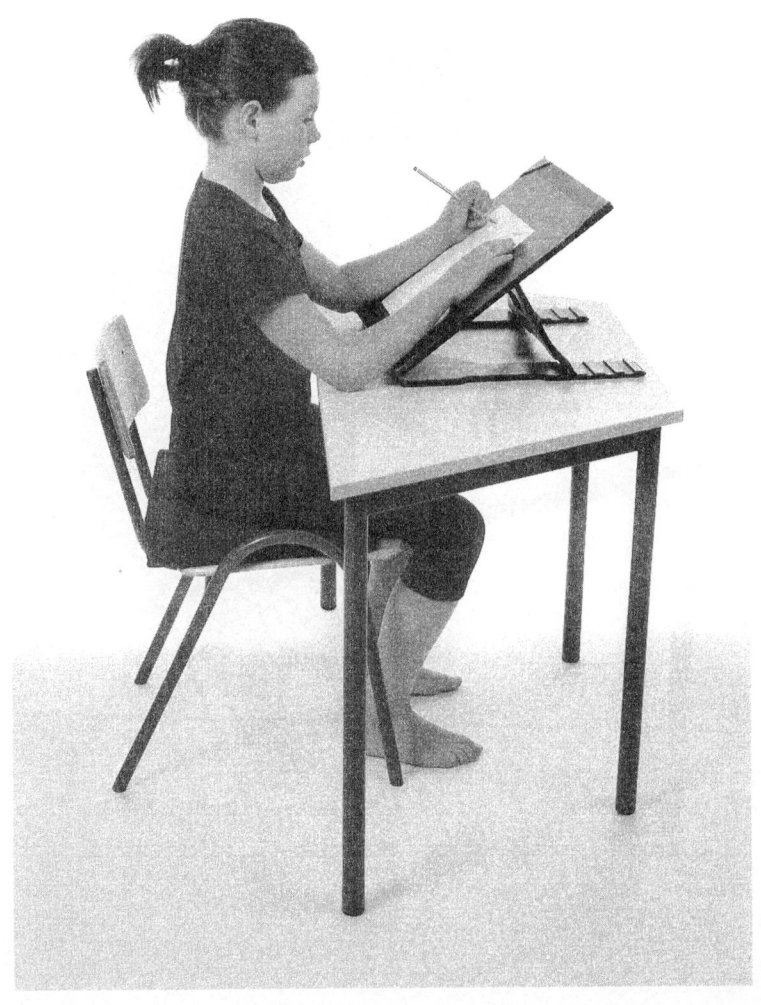

▶사진 28
 경사 방석과 글쓰기용 받침대, 그리고 알렉산더 테크닉 수업으로 아이는 사진 27과는 전혀 다른 자세로 앉을 수 있게 되었다. 아이의 움직임은 편안해지고, 아이의 모든 행동에도 큰 변화가 일어난다.

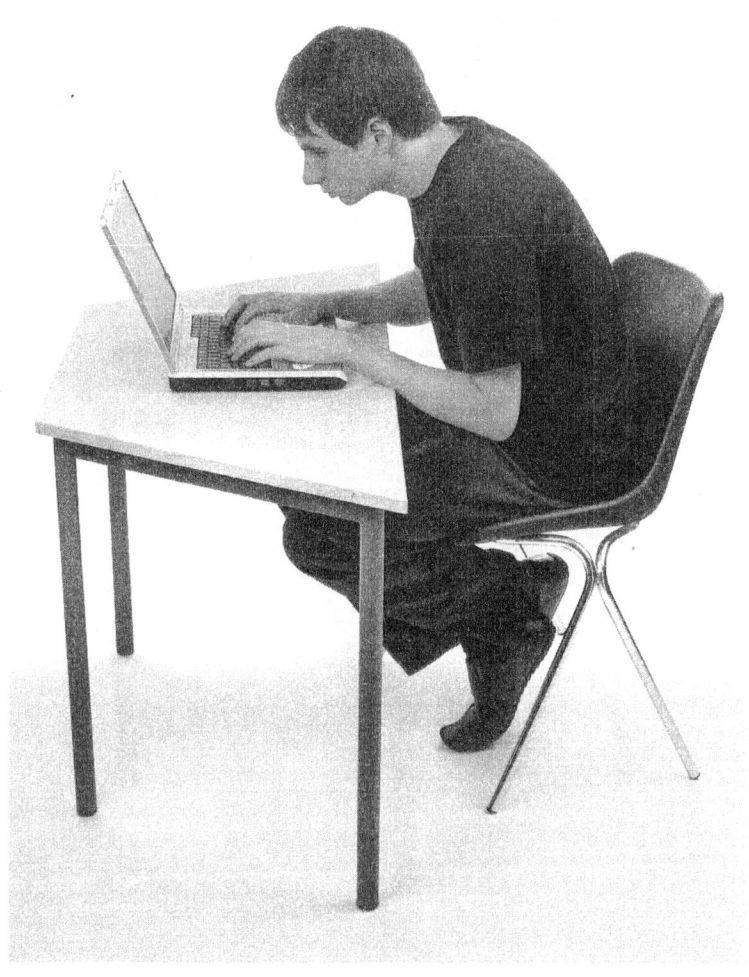

▶사진 29
 방과 후에도 자세 습관은 지속적으로 영향을 미친다. 어디에 앉든지 구부정한 자세가 되는데, 이 습관을 인지하지 못하면 나이가 들수록 점점 더 심해진다.

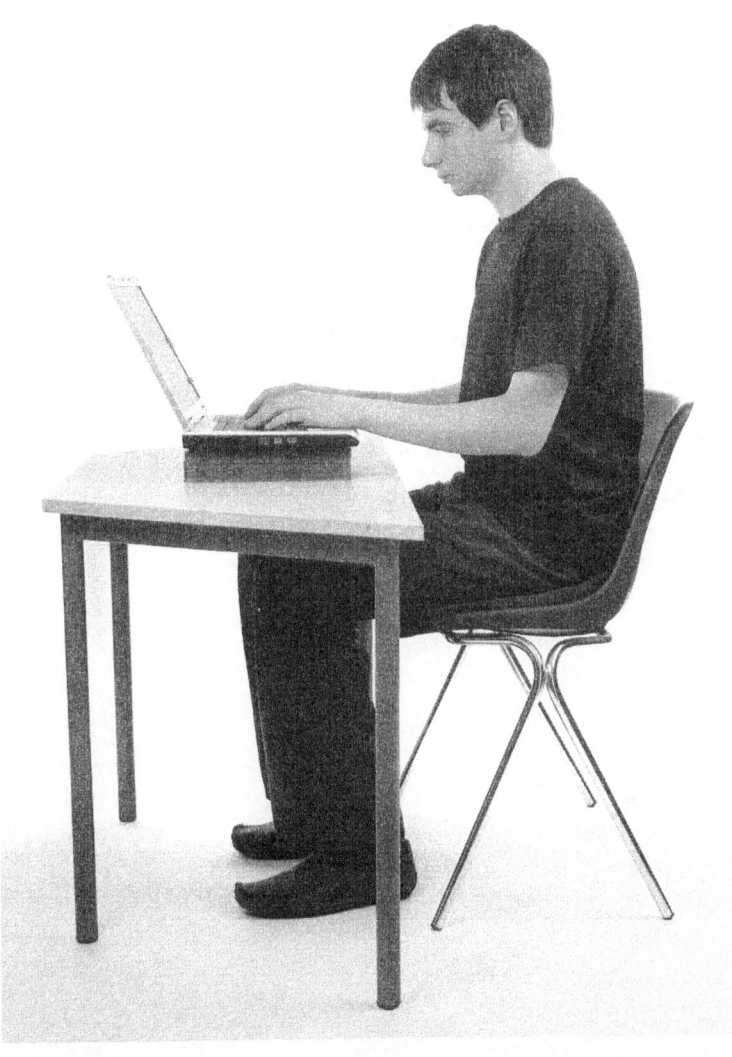

▶사진 30
경사 방석을 사용하고 알렉산더 테크닉 수업을 받게 되면, 자신을 효과적으로 사용하는 방법을 통해 어떻게 앉고 서고 움직이는지 다시 배우게 된다. 컴퓨터 모니터의 위치를 자신에게 맞추어 올리게 되면 훨씬 편한 자세를 취할 수 있다.

으로 몸을 더 구부려야 글을 쓸 수 있으니, 전보다 몸이 더 틀어질 수밖에 없다.

    해결책은 간단하다. 책상 위에 글쓰기용 받침대를 올려놓고 사용하면 된다. 이렇게 경사 방석과 글쓰기용 받침대를 동시에 사용하면 경사 방석이 몸을 앞으로 살짝 기울이도록 도와주고, 글쓰기용 받침대가 몸을 많이 숙이지 않아도 되도록 도와주기 때문에 근육과 관절에 압박이 상당히 줄어들게 된다.

    알렉산더 테크닉은 당신이 지금껏 해오던 힘든 방식 대신 효율적으로 몸을 사용하는 방법에 대해 자세히 가르쳐 줄 것이다. 당신이 책상 위에서 일하는 수만 명의 사람 중 한 명이라면, 간단하고 작은 변화만으로도 해로운 습관을 없애고, 좀 더 건강한 삶을 살 수 있게 된다는 것을 꼭 명심하길 바란다.

제9장

자세 개선을 막는
보이지 않는 장애물

"모든 사람은 올바르기를 원한다. 그러나 자신의 옳다는 생각이 정확한 것인지에 대해서는 그 누구도 생각하지 않는다. 자신이 올바르다는 잘못된 생각이 잘못된 결과를 불러오는 경우가 종종 있다."

_F. M. 알렉산더

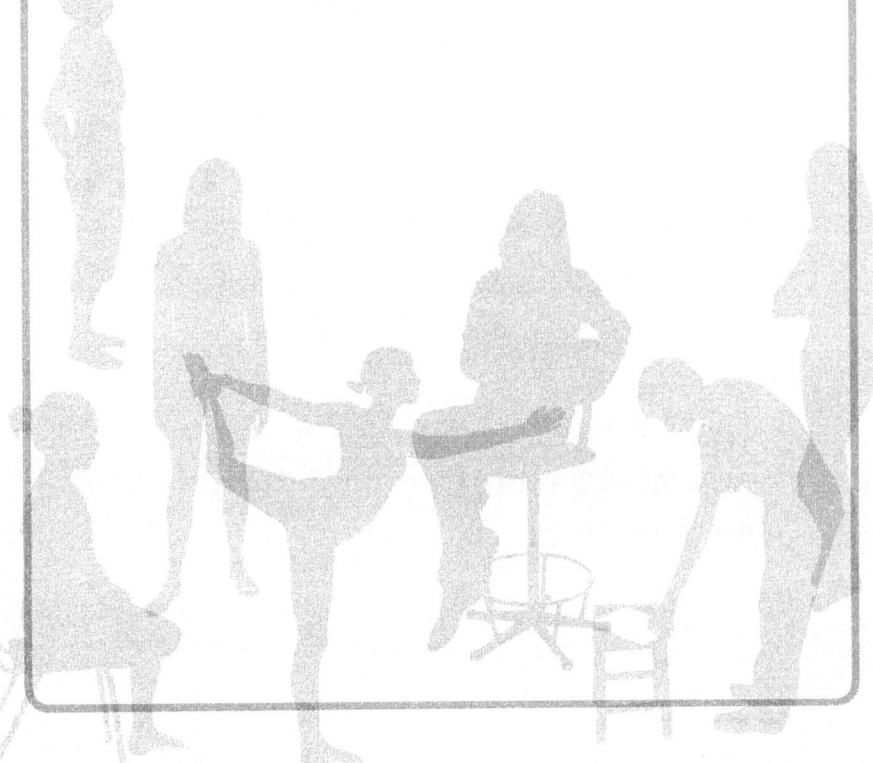

자세 개선을 막는 가장 큰 장애물이 있는데, 알렉산더는 이를 감각인식오류라고 표현했다. 우리는 자세를 개선하려 할 때마다 반드시 이 장애물을 만나게 된다. 감각인식오류란 우리가 공간상에 어떠한 상태로 있는지 알려 주는 피드백 메커니즘이 정보를 부적절하게 처리하고 있는 상태를 말한다. 다른 식으로 표현하면, 어떤 방식으로 움직이려 하거나 특정 자세를 취할 때, 스스로는 완벽하다고 확신하지만 실제로는 자신의 생각과 전혀 다르게 하고 있는 것을 말한다. 거울이나 쇼윈도에 비친 자신의 모습을 보았을 때 자신의 생각과는 전혀 다른 자세를 하고 있음을 알아차리게 되는 경우가 있는데, 이것이 바로 감각인식오류다. 아일랜드의 정치가이자 철학자인 에드먼드 버크Edmund Burke는 이를 이렇게 표현했다.

나는 거울을 본다
내가 보고 있는 것은 무엇인가?
내가 아닌 낯선 사람이다

나는 키가 더 크고
이렇게 살이 찌지 않았다
거울 속의 사람을
나는 보고 있네

오, 내가 알고 있던
그 거울은 어디에 있나
30년 전 내 모습을 닮은

이제 나는 인정해야 해
모든 것이 변했다는 걸
거울은 익숙한 자신을
보여 주지는 않아

만일 구부정해 보여도
그리 놀라지 말게
내가 확실하게 배우게 된 것은
무언가 하면

너의 자세가 완전치 않더라도
거울을 봐야 한다는 것
그래야 고칠 수 있으니까

알렉산더는 그의 저서 《자기의 사용》에서 이렇게 말했다.

"나는 나의 생각대로 실제에 대입하려 했다. 내가 어떤 것도 할 수 없다는 것을 발견했을 때, 나는 그것이 순전히 나의 개인적인 특성일 뿐이라고 생각했다. 그러나 지난 35년간 나를 믿고 찾아온 사람들을 관찰해 본 결과, 그것이 개인적인 특성이 아님을 알게 되었다. 거의 대부분의 사람에게 나와 비슷한 오류가 있었던 것이다. 나는 누구나 갖고 있는 보편적인 환상 때문에 고민했던 것이다."

자신의 감각이 부정확할 수 있다는 것을 인정하지 않으면 자세를 개선할 수 없다. 거의 모든 사람이 자신이 바른 자세를 취하고 있다고 믿고 있지만, 실은 전혀 그렇지 않다. 우선 배워야 할 것은 자신이 취하고 있다고 생각하는 자세와 실제로 취하는 자세의 차이를 아는 것이다. 이를 위해서는 비디오나 거울에 보이는 자신과 자신이 실제로 취하는 모습이 서로 일치하지 않는다는 것을 경험해 보는 것도 도움이 된다.

감각인식오류를 가장 흔하게 경험하는 것은 자세를 취할 때다. 알렉산더 테크닉 수업을 하다 보면, 자신이 똑바로 앉아 있거나 서 있다고 느끼지만 실제로는 몸을 뒤로 또는 어느 한쪽으로 기울이고 있는 사람들을 많이 만난다.

육감

2000년도 더 전에 아리스토텔레스 Aristotle는 다섯 가지 감각에 대해 말했다. 오늘날 우리가 잘 알고 있는 시각, 청각, 후각, 미각, 촉각이다. 그러나 우리에게는 내적인 감각이 하나 더 존재한다. 이는

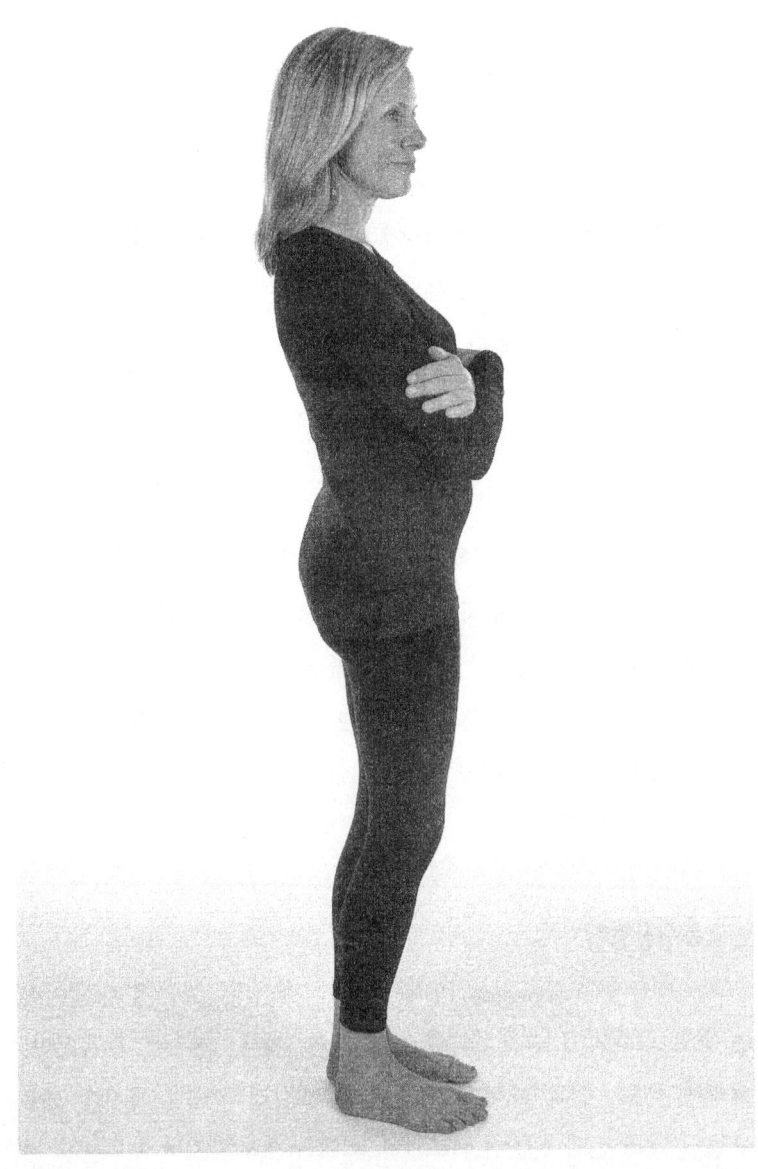

▶사진 31
많은 사람이 등을 뒤로 기울이고 있음에도 불구하고 자신이 똑바로 서 있다고 생각한다. 이것은 요통의 가장 주된 원인이 될 수 있다. 뒤로 계속 기울어져 있으면 요추에 상당한 압력을 가하게 되기 때문이다.

육감이라고도 불리며, 여러 인체 시스템이 함께 작동하여 이루어 낸 균형, 자세, 협응에 대한 정보를 우리에게 제공한다. 균형을 이루기 위해서는 시각계(눈), 평형감각계(귀), 공간상의 몸의 감각(고유수용감각), 움직임 또는 동작에 대한 내적 감각(운동감각)을 통해 정보를 습득해야 한다. 모든 정보는 뇌에 의해서 수용되고 정리된다. 만일 정보 또는 정보의 해석이 잘못된다면 우리는 결코 오래 적응된 지금의 자세를 개선할 수 없다. 계속 '똑바른 느낌'만을 찾고 있기 때문이다.

운동감각

'운동감각kinaesthetic sense'이라는 말은 움직임을 뜻하는 그리스어인 '키네오cineō'와 감각을 뜻하는 '에스테시스aesthésis'가 결합된 단어다. 운동감각은 움직일 때마다 뇌로 정보를 보내는 역할을 하는데, 이때 근육이나 관절에 있는 수용체를 이용한다. 자극이 뇌로 보내지면 우리는 어떻게 몸이 움직이고 있는지, 심지어는 호흡의 움직임까지도 지각할 수 있게 된다.

고유수용감각

'고유수용감각proprioception'이라는 말은 '자신의, 자신이 가진'이라는 뜻의 라틴어인 '프로프리우스proprius'와 '얻다, 배우다, 수용하다, 이해하다'라는 뜻의 '퍼세피오percepio'가 결합된 단어다. 이것은 서로 연결된 여러 신체 부분이 서로에게 보내는 정보와 신호를 느끼는 것이다. 이 작업은 내부 장기, 귓속, 관절과 근육의 수용체에 있는 다양한 감각 수용체들을 통해 이루어지며, 이는 모두 뇌와 신경 회로로 연결되어 있다. 고유수용감각은 1906년 영국의 신경생물학자인 찰스 셰링턴에 의해 발견되었으며, 뉴런의 기능과 반사 작용에 대한 연구로 그는 1932년 노벨생리학상과 노벨의학상을 수상했다. 셰링턴은 알렉산더의 제자인 동시에 후원자였다.

감각인식오류

운동감각과 고유수용감각은 서로 호환적으로 표현되기도 한다. 운동감각이 움직이는 동안의 팔다리와 여러 신체 부위의 상호 위치에 대한 자각 능력이라면, 고유수용감각은 멈춰 있을 때의 자각 능력을 의미한다. 이 둘은 자세를 취하고 균형을 이루는 데 절대적이다.

이러한 내부 감각은 감각인식오류와 상당히 밀접한 관계가 있다. 그렇다면 왜 그런 오류가 일어나는 것일까?

첫째, 외부로 향한 오감이 지배적이어서 내부 감각은 억제되거나 뇌가 지나치게 흥분되기 때문이다. 둘째, 근육에 지속적인 긴장이 가해지면 내부 감각이 효율적으로 작동하지 못하고, 결국 내부에 교란이 일어 공간상에 자신이 어떻게 존재하고 위치하는지에 대한 잘못된 정보를 수용하게 되기 때문이다.

이렇게 긴장이 가중되면 우리는 자신이 무엇을 하고 있는지조차 인식할 수 없게 된다. 악순환은 계속된다. 우리 몸의 피드백 감각이 제대로 작동하지 못하면 근육이 긴장하게 되고, 근육의 긴장 때문에 피드백 감각이 제대로 작동하지 못한다.

우선적으로 필요한 것은 일상 속에서 어느 근육이 긴장하고 있는지 정확히 찾아내는 것이다. 우리가 매일 하는 행동들 속에서 긴장을 알아차리고 의식적으로 해소하는 작업을 시작하는 것이 중요하다.

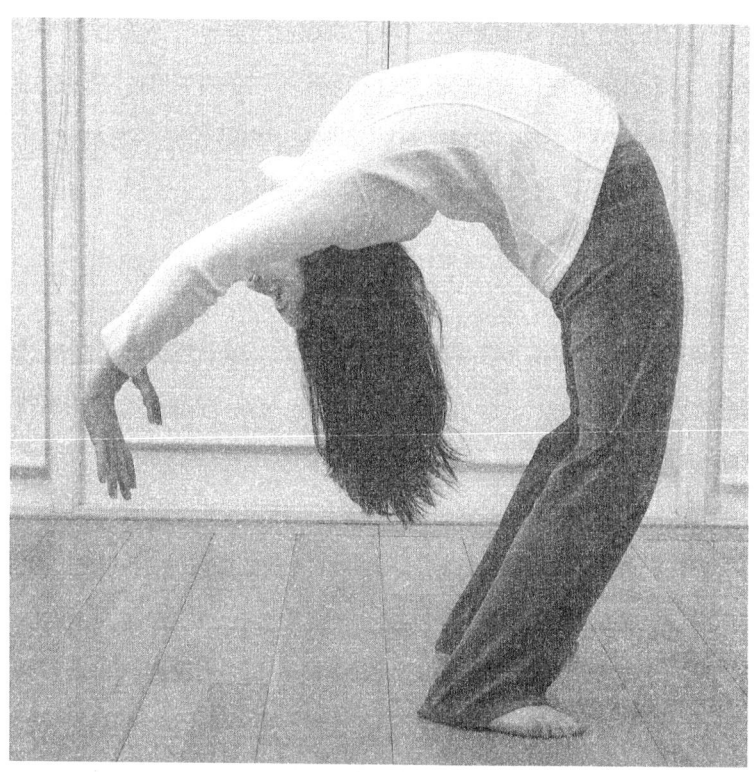

▶사진 32
장시간 책상에 앉아 근무하는 등 신체적인 활동이 상당히 줄어든 생활방식 때문에 많은 사람이 목표 지향적인 운동을 많이 하게 되는데, 이것이 몸을 더욱 비정상으로 만들고, 때론 더 긴장하게 하는 원인이 된다. 스포츠 전문병원이 날이 갈수록 증가하는 추세가 이 상황을 증명한다.

보통 우리는 자신이 어떻게 움직이는지 생각하지 않는다. 그저 자신이 옳다고 생각하고 편하다고 느끼는 방식을 반복해서 사용할 뿐이다. 이것이 바로 문제다. 자극에 대한 습관적인 반응이 정상적이고 편하고 옳다고 느끼기 때문에 점점 더 자세가 나빠지고, 이것이 건강 문제의 근본적인 원인이 된다. 이것을 알아차리지 못한다면 우리의 행동 속에서 나타나는 감각인식오류와 나쁜 자세 습관은 계속

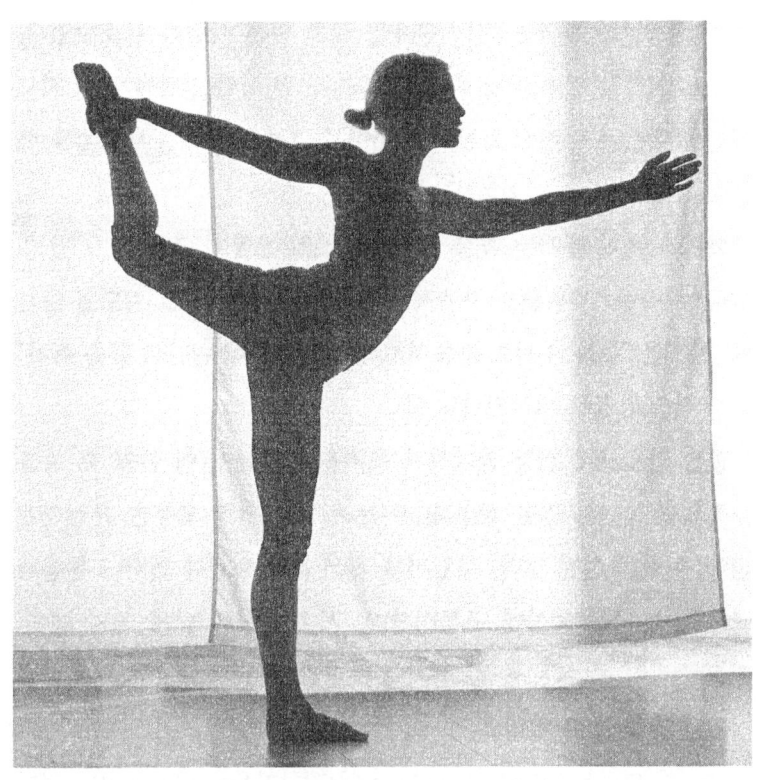

▶사진 33
어떤 운동을 할 때는 균형을 잘 잡고 있는지, 스스로 의식적으로 인지하며 움직이고 있는지 확인해야 한다. 알렉산더 테크닉 교사에게 자신이 운동할 때 하는 동작들을 점검받도록 하라.

될 수밖에 없다. 이런 습관을 바꾸지 않고 요가, 필라테스, 물리치료, 운동법, 무술, 체조, 육상 등 다양한 신체 활동을 한다면 상태는 더욱 나빠지게 될 것이다. 아이러니하게도 자신에게 도움이 된다고 생각하는 운동을 하면서 오히려 부상을 당하기 쉬워지는 것이다.

나는 지난 25년간 많은 의사, 물리치료사, 피트니스 지도자, 요가나 필라테스 교사, 인체공학자들에게 이에 대해 계속 설명해 왔지만, 감각인식오류라는 것의 존재를 알고 있는 사람은 극소수였다. 이것은 심각한 일이 아닐 수 없다. 왜냐하면 강한 신념을 갖고 지도하던 방식들이 완전히 잘못된 것이어서 그것을 행하면 행할수록 해로운 영향을 줄 수 있기 때문이다.

역기를 들어 올리는 것을 지도받을 때의 상황이 좋은 예가 될 수 있다. 사람들은 "무릎을 구부리고 허리를 곧게 하라"고 지도를 받는데, 이것은 "등을 수직으로 유지하라" 또는 "등에 단단히 힘을 줘라"라는 식으로 잘못 해석되기도 한다.

많은 간호사나 건강 관리사가 무거운 환자를 들어 올릴 때 등을 수직으로 하면서 힘을 쓰는데, 이는 결국 심각한 요통을 유발하게 된다. 아이를 한번 보라. 무언가를 집어 올릴 때마다 언제나 무릎과 고관절, 발목이 동시에 구부러지며, 척추는 항상 곧게 펴져 있다. 결코 수직이 아니다. 좀 더 자세히 보면 약 45도 앞으로 자연스럽게 기우는 것을 알 수 있다.

우리의 모습을 정확히 알아볼 수 있도록 거울을 사용하거나 비디오카메라 또는 알렉산더 테크닉 교사의 관찰을 통해 도움을 받는 것도 좋다. 그래야 자신을 제대로 볼 수 있고, 잘못된 습관을 멈추게 할 수 있다. 우리가 완벽하게 똑바로 서거나 앉아 있다고 확신할 때조차 우리는 뒤로, 앞으로, 또는 옆으로 기울어져 있기 쉽다. 미용실을 한번 떠올려 보라. 헤어디자이너가 머리를 좀 똑바로 하라고 아무리 말해도 우리는 한쪽으로 계속 머리를 기울이게 되며, 결국 디자이너가 손으로 머리를 바른 위치로 가져간다. 그러나 우리는 머리가 한쪽으로 기운 것처럼 느낀다.

감각인식오류에 대해 좀 더 이해하고 싶다면 집에서 다음과 같은 연습을 해보도록 하자. 거울을 옆에 두고 서서 거울을 보지 말고 똑바로 섰다고 생각하고 자세를 취해 보라. 그런 다음 거울을 향해 고개를 돌려 자신의 느낌과 실제의 모습을 대조해 보라. 그리고 스스로에게 이렇게 물어보라.

"이게 바르다고 느껴지는가?"

몸을 많이 돌리지 않고 볼 수 있도록 거울을 하나 더 놓고 관찰해 보는 것도 좋다.

이제는 발을 쳐다보지 말고 정면을 응시한 채 똑바로 서보라. 양발을 앞으로 향한 채 30센티미터 정도 벌린 후 평행이 되도록 나란히 놓아 보라. 자, 이제 자신의 발의 위치를 보라. 자신의 느낌과 실제 모습이 어떻게 다른지 확인해 보라. 이것이 바로 알렉산더 테크닉에서 말하고자 하는 감각인식오류의 실제 모습이다.

다음에는 직접 눈으로 보면서 양발을 평행으로 나란히 놓아 보라. 그런 다음 눈을 감고 느껴 보라. 양발이 평행으로 있다고 느껴지는가? 그렇지 않다면 당신은 감각인식오류를 경험하고 있는 것이다.

바디 맵핑

감각인식오류와 관련된 주제로서 '바디 맵핑body mapping'이라는 것이 있다. 이것은 자신의 신체에 대한 정신적 이미지를 탐구하는 것이다. 우리의 '바디 맵body map'은 실제 우리 몸이 디자인된 것을 그대로 갖고 있기보다 자신이 생각하고 구성한 것에 의해 영향을 받는다.

바디 맵핑을 처음 생각해 낸 사람은 알렉산더 테크닉 교사이자 오하이오 음악대학의 첼로 교수인 윌리엄 코너블 William Conable 이다. 그는 학생들이 자신의 원래 모습대로 자연스러운 연주를 하지 않고 배우는 대로 따라서 움직이는 것을 알게 되었다. 그래서 학생들에게 본래대로 자연스럽게 움직이는 방식을 보여 주었더니 그들의 연주는 훨씬 좋아졌고, 표현력도 풍부해졌다. 그의 부인인 바바라 코너블 Barbara Conable 이 책을 쓰고 다른 사람들을 트레이닝하면서 이것을 바디 맵핑으로 개발해 냈다.

윌리엄과 바바라는 알렉산더 테크닉을 음악가들에게 가르치면서 그들이 얼마나 자신의 몸의 정확한 위치와 크기, 관절과 근육에 대한 느낌들을 혼돈하고 있는지 잘 알게 되었다. 그리고 그들이 몸의 자동적인 메커니즘과 기능에 대해 명확하게 알게 된다면, 잘못된 습관을 좀 더 빨리 해소해 버릴 수 있으리라는 것도 깨닫게 되었다. 만일 우리가 잘못된 바디 맵을 사용하고 있다면 균형을 쉽게 잃어버리게 될 것이다.

좋은 균형과 좋은 자세가 같은 의미임을 알게 되면 자세를 개선하는 것만으로도 다른 많은 부분에 도움이 될 것이다. 해부학적 그림이나 사진이 있다면 훨씬 쉽게 이해할 수 있으며, 이러한 자료들은 도서관이나 인터넷에서 구할 수 있다.

머리 – 척추 또는 목 관절

알렉산더 테크닉에서 목이라고 지칭하는 곳은 후두–환추 관절 atlanto-occipital joint 과 환축 관절(atlas-axis joint, 경추 1·2번)이 위치한 곳이다.

후두-환추 관절

척추의 최상부인 환추(atlas, 경추 1번)와 두개골의 아랫부분인 후두골occipital bone이 만나는 관절로, 머리를 앞뒤로 움직일 수 있게 하는 관절이다. 후두-환추 관절은 몸에서 가장 중요한 관절 중 하나이며, 이 관절이 자유로워야 중추 컨트롤의 기능을 온전히 수행할 수 있다. 사람들에게 이 관절의 위치를 물어보면 대부분 머리 뒤나 어깨 위를 가리키는데, 사실 후두-환추 관절은 양쪽 귓구멍 사이에 위치한다. 그러므로 목이 자유롭다는 지시어를 생각할 때는 양쪽 귀 사이를 생각해야 한다. 이 관절에 대해 잘못된 맵핑을 하고 있다면 목을 자유롭게 하는 것이 불가능하거나 어렵게 된다.

팔-몸통 관절

많은 사람이 자신의 팔이 몸통에 연결된 곳을 가리킬 때 어깨의 바깥쪽만을 상상한다. 거울을 보면 팔이 몸통에 붙어 있는 곳이 어깨인 것처럼 보이지만, 사실 피부와 근육 속으로는 흉골(sternum, 가슴뼈)까지 연결되어 있다. 위팔뼈(humerus, 상완골)는 견갑골scapula에 단지 붙어 있을 뿐, 실제적으로는 쇄골clavicle에 의해서 계속 연결되는 것이다. 쇄골이 흉골과 만나는 곳이 실제로 팔이 몸통과 이어지는 곳인 것이다(사진 35 참고).

팔은 실제로는 2.5~5센티미터 정도만 떨어져 있는 것이다. 따라서 팔에는 다섯 개의 관절(손목 관절, 팔꿈치 관절, 위팔뼈-견갑골 관절, 견갑골-쇄골 관절, 쇄골-흉골 관절)이 있다고 볼 수 있다. 우리가 그동안 세 개의 관절이 있다고 생각했던 것과는 다른 것이다. 오른손의 손가락을 왼쪽 쇄골에 대고 왼팔을 하늘을 향해 올려 보면 쇄

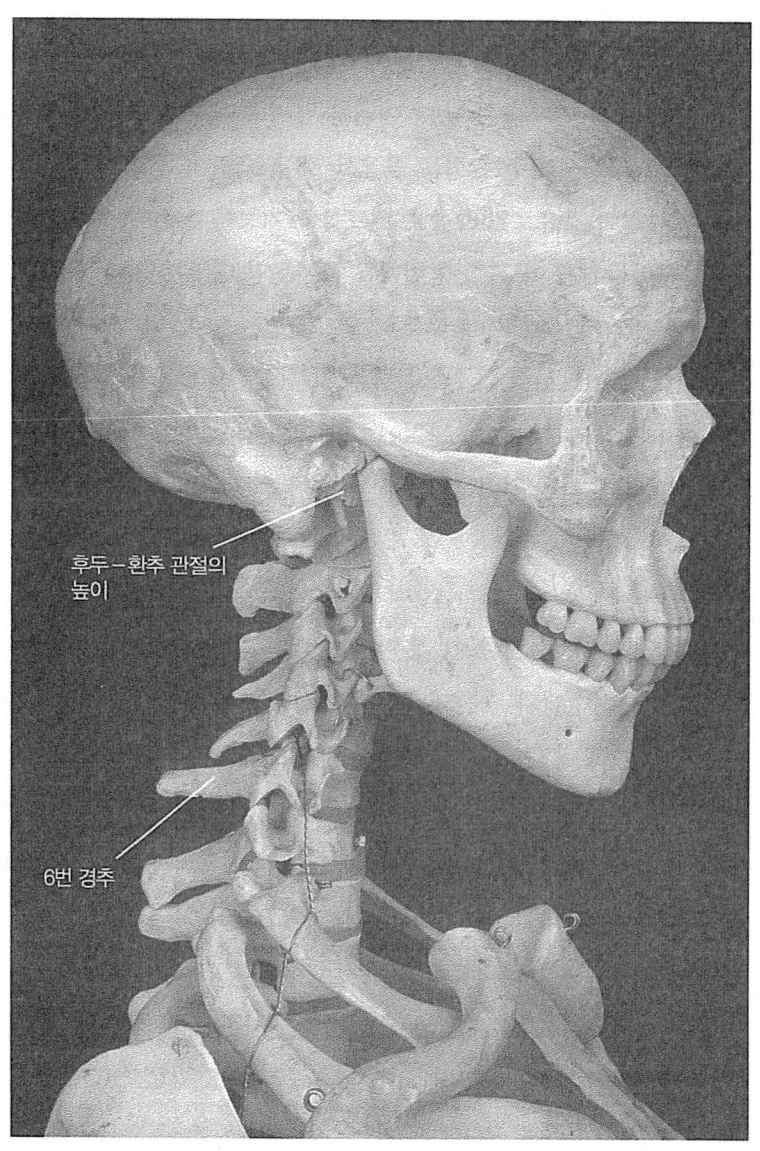

▶사진 34
많은 사람이 머리와 척추 사이의 관절(후두–환추 관절)이 어깨 위쪽에 있다고 생각하지만, 사실 후두–환추 관절은 양쪽 귓구멍 사이에 있다.

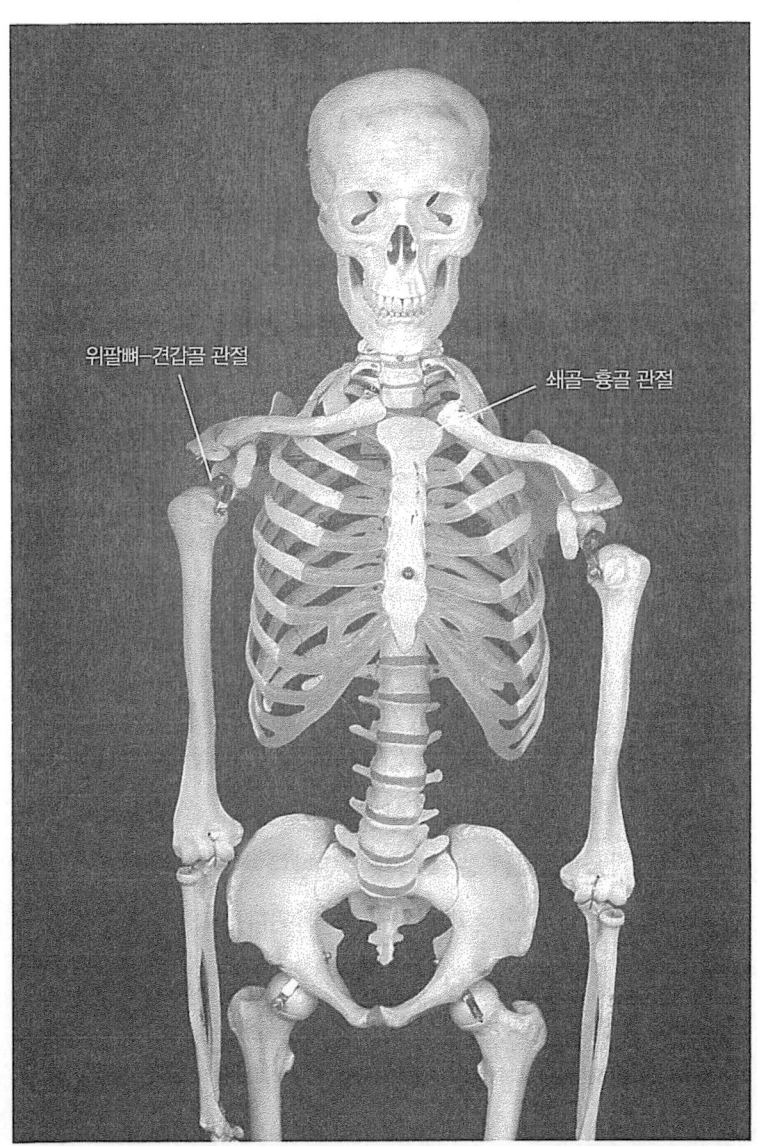

▶사진 35
많은 사람이 팔의 끝 부분이 어깨라고 생각한다. 하지만 사진에서 볼 수 있듯이 팔은 견갑골과 쇄골을 포함하고 있다. 따라서 팔은 흉골에서 끝나게 된다. 우리가 알고 있던 어깨와는 거리가 멀다.

골이 움직이는 것을 확실히 느낄 수 있을 것이다.

고관절

고관절의 위치를 찾아보면 잘못된 바디 맵핑이 계속 진행됨을 알 수 있다. 사람들에게 자신의 고관절 위치를 가리켜 보라고 하면 대부분 골반 위쪽을 가리킨다. 그곳은 장골능iliac crest이라는 곳인데, 관절이 아니지만 사람들이 자주 구부리게 되는 부위다. 실제 관절의 위치는 훨씬 아래쪽인 생식기 가까이에 있다. 사람들은 자신이 관절이라고 생각하는 곳(장골능)을 구부리곤 하는데, 이는 결국 고관절이 아닌 요추를 구부리게 되는 것이다. 이런 행동은 하부 요통을 일으키며, 특히 요추 4·5번과 천장 관절sacro-iliac joint에 문제가 발생한다. 결국 구부릴 때마다 다른 부위로 압력이 전달되고 만다.

척추

사람들에게 척추를 그려 보라고 하면 많은 사람이 부드러운 S자 모양의 그림을 그린다. 우리가 서 있는 동안은 그런 모습이지만, 다른 여러 동작을 할 때는 분명 모양이 변한다. 앉거나 무릎을 구부리면 요추의 만곡이 줄어들고 곧은 형태가 된다. 고양이를 관찰해 보면 상황에 따라 그들의 척추 모양이 매우 다양하게 움직이는 것을 알 수 있다. 음식을 먹을 때 고양이는 척추를 곧게 편다. 그러나 불 옆에 누워 있을 때는 동그란 모양이 되며, 스트레칭을 할 때는 등 쪽에 만곡이 커진다. 우리도 마찬가지로 무엇을 하는지에 따라 척추의 모양이 늘 바뀐다. 바닷가에서 노는 아이들을 관찰해 보면 그들의 척추 모양이 계속 바뀌는 것을 알 수 있을 것이다.

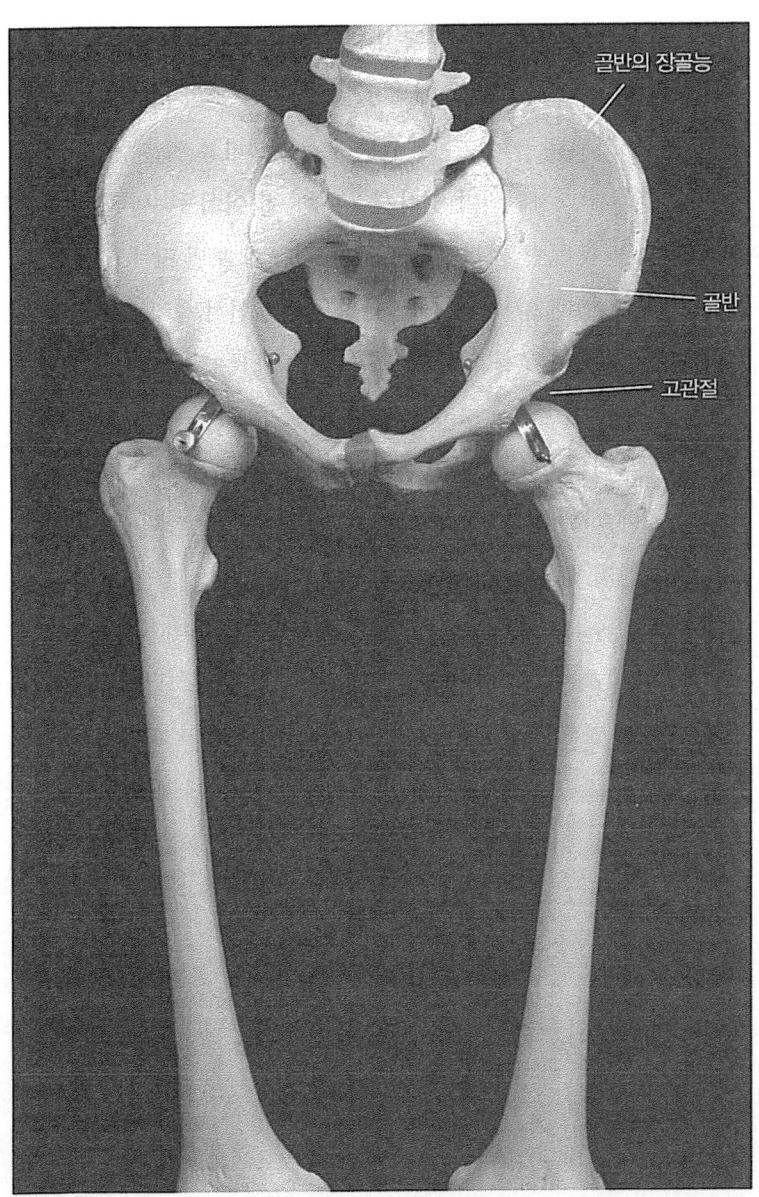

▶사진 36
많은 사람이 다리와 골반을 잇는 고관절이 골반 위쪽에 위치한다고 잘못 생각한다. 사실은 훨씬 아래쪽에 있다.

요통용품 가게에서 파는 자동차 등받이 쿠션은 허리의 만곡이 더욱 심해지게 만들어 요통을 해소하기는커녕 오히려 문제를 더 심각하게 한다. 척추는 굽히는 움직임보다는 회전하고 원운동하는 움직임에 적합하게 디자인되어 있다. 다시 한 번 아이들이나 현대 문명의 혜택을 받지 못한 나라의 사람들을 관찰해 보면 땅에 있는 무언가로 몸을 뻗을 때조차 척추가 편안하게 펴지면서 움직이는 것을 알 수 있을 것이다. 척추를 지나치게 앞뒤로 굽히는 것은 몸을 잘못 사용하는 대표적인 예로, 척추에 엄청난 압력을 가한다. 습관적으로 척추를 구부리는 일을 한다면 건강 문제의 주원인이 될 수 있다. 척추의 길이에 대해서도 잘못 이해하고 있는데, 척추는 귀 높이에서부터 고관절까지 매우 긴 구조를 이루고 있다.

자세 개선을 위한 열쇠는 일상적인 행동을 할 때 어떻게 움직이는지 보다 의식적으로 생각하는 것이다. 자세를 개선한다는 명목하에 많은 사람이 잘못된 훈련을 하고 있다. 사실 훈련은 전혀 필요하지 않다. 앉고 서는 일상의 동작을 관찰해 본다면 자세 개선은 훨씬 수월해질 것이다. 이는 다음 장에서 좀 더 자세히 살펴볼 것이다.

제10장

당신 안의 곡예사

"인간의 노력 중 가장 중요한 것은 도덕적인 행동을 하려 한다는 것이다. 우리 내면의 균형과 우리의 존재는 여기에 달려 있다. 도덕적인 행동만이 아름답고 품위 있는 삶을 가능케 한다."
_알버트 아인슈타인(Albert Einstein)

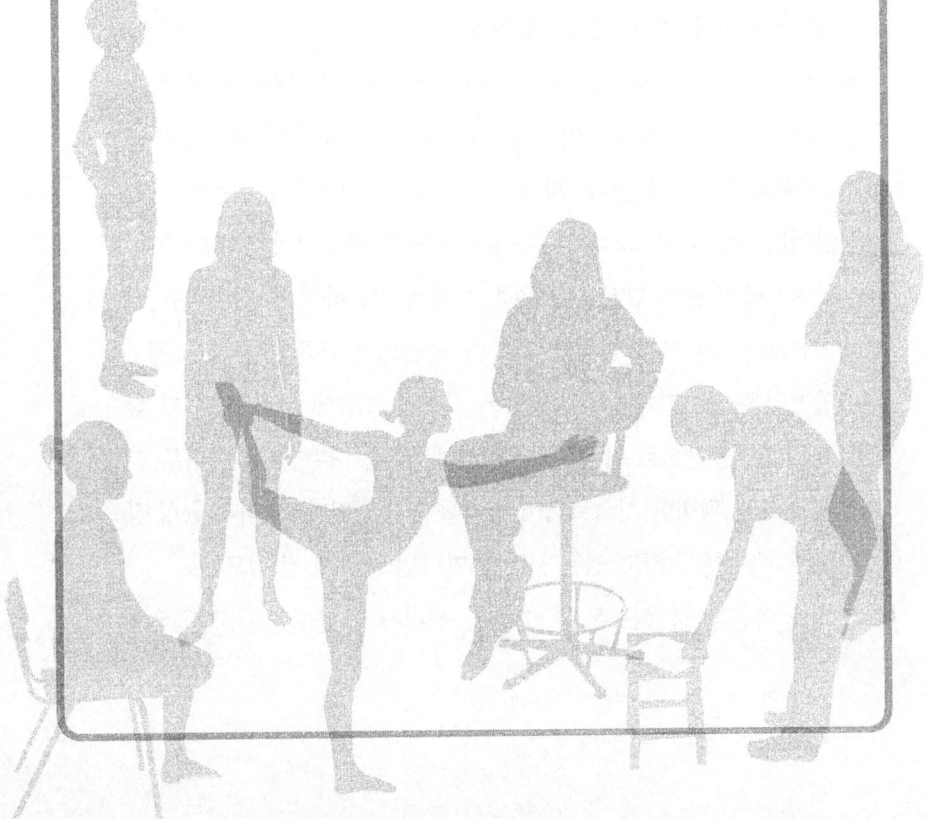

알렉산더는 살아생전에 고요함 속에서 움직일 수 있도록 자신을 조절하는 곡예사들의 방법을 매우 존중하고 흠모했다. 그는 그들이 공연 무대 위에서나 무대 밖에서나 항상 자신들의 움직임 안에 최대한의 효율성과 우아함을 지니고 있다는 것을 알게 되었다. 곡예사들은 중력에 대한 조화로움을 배운다. 그러기 위해서는 모든 행동과 동작에 완벽한 균형이 필요하다. 마치 어린아이가 조화로운 흐름 속에 고요히 있는 것처럼 우아하다. 곡예사들은 사람들이 경이롭게 느끼는 행위들을 보여 준다. 파도타기 선수, 스케이터나 무용수도 마찬가지다. 왜냐하면 그들에게 균형과 협응은 필수적이기 때문이다.

곡예사들이 균형 감각을 이용해 중력에 적응하며 잘 살아가는 반면, 우리는 아침부터 중력과 싸우며 불필요한 근육의 긴장 속에서 매일매일을 살아간다. 이런 긴장은 시간이 흐름에 따라 점점 더 쌓이게 되고, 습관으로 몸에 배어 버리게 된다. 나쁜 자세는 너무 흔해서 이제는 평범한 것으로까지 받아들여지고 있다. 오히려 균형 잡힌 좋은 자세를 취하고 있는 사람을 만나면 놀라게 될 정도다.

몸과 마음과 감정은 본래 하나다. 우리가 균형을 이루고 있으면

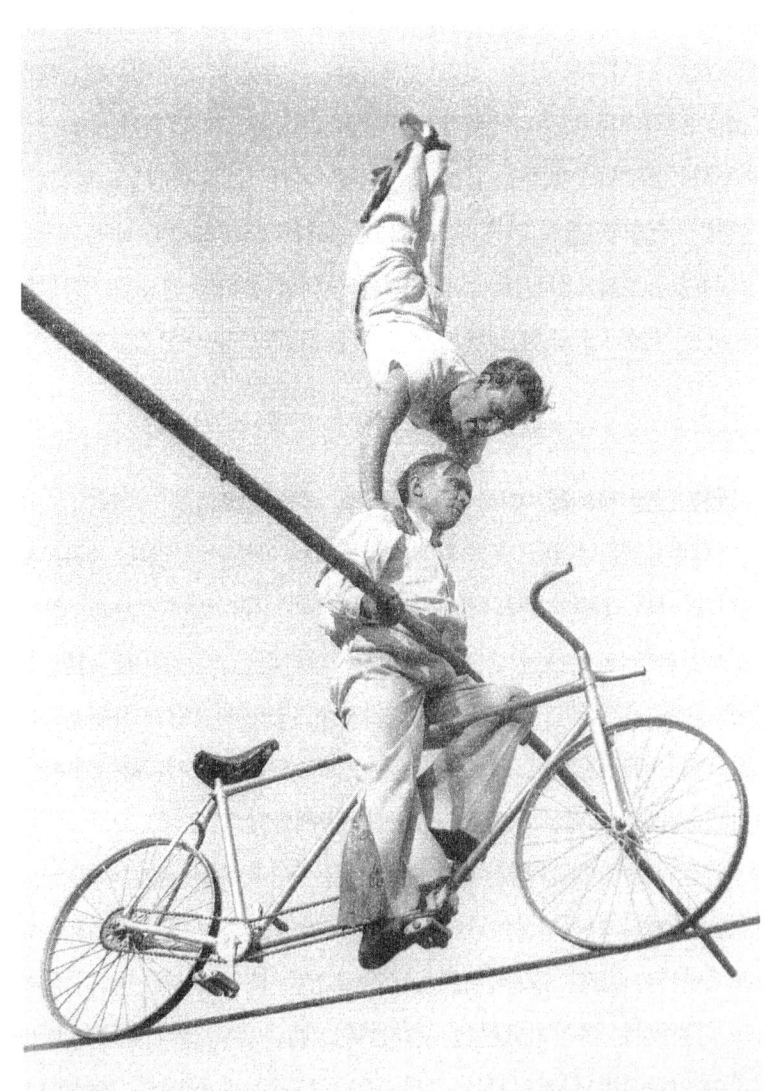

▶사진 37
좋은 자세란 곧 좋은 균형과 같은 말이다. 자세를 개선하고 싶다면 머리가 척추 위에서 어떻게 균형을 이루고 있는지를 자각하는 것이 큰 도움이 될 것이다.

제10장 당신 안의 곡예사

우리의 마음도 균형을 이루고(사고의 명료함), 우리의 감정도 균형을 이룬다(고요함 유지). 우리의 자세는 하루 종일 하고 있는 수천 가지 생각들의 총합과도 같다. 걷고 앉고 몸을 구부릴 때마다 해오던 생각들을 바꾸게 되면 우리 삶 전반에 풍요로움을 느끼게 된다. 미국의 수도사인 토머스 머튼Thomas Merton은 "행복이란 크기와 강도의 문제가 아니라 균형과 질서, 리듬과 조화의 문제다"라고 말했다. 매일의 일상 속에 균형과 질서, 리듬과 조화를 불어넣는다면, 자세를 개선하는 것은 물론이고 균형 잡힌 인생을 사는 데도 도움이 될 것이다.

균형 잡힌 자세를 이루기 위한 비밀, 중추 컨트롤

인간의 몸은 엄청난 항중력 메커니즘으로 이루어져 있다. 매우 복잡한 반사와 내부의 피드백 메커니즘이 뇌에 끊임없이 정보를 보내 정교한 균형을 이루어 낸다. 그 결과, 의식적 노력 없이도 완벽한 균형 속에 움직임을 조절할 수 있게 되며, 균형이 깨지면 균형을 되찾으려는 메커니즘이 작동하여 평형 상태를 회복하게 된다. 하지만 나쁜 습관은 이러한 자연적인 질서를 방해한다.

인간의 몸에 대해 생각해 보자. 인간은 지구상에서 유일하게 불안정한 구조를 가지고 살아간다. 몸은 약 650개의 근육과 206개의 뼈로 구성되어 있다. 모두 불규칙적인 모양을 하고 있지만, 하나 위에 또 다른 것이 올라가 균형을 유지한다. 제일 밑에 발이 있고, 발바닥이 안쪽으로 활처럼 휘어 있어(족궁) 하퇴(무릎 아래)를 지탱한다. 그 위로 대퇴(고관절 아래)가 올라가 있고, 그 위로 골반이 올라선다.

이런 구조들은 관절이라는 것으로 결합되는데, 둥근 뼈와 또 다른 둥근 뼈가 신기하게 균형을 잡도록 구성되어 있다. 이는 발목, 무릎, 고관절에서 매우 명확히 볼 수 있다. 좀 더 위쪽으로 올라가 보면, 척추 24개가 골반 위에 균형을 이루고 있고, 척추 제일 위에 머리가 올라가 있다. 평균 4.5킬로그램의 무게가 완벽한 균형을 이루고 있게 된다.

머리는 제일 높은 위치에 있고 무게가 상당하기 때문에 균형 잡힌 자세를 유지하기 위해서는 대단한 노력이 요구된다. 사실 우리 모두는 곡예사와 같다. 일정 시간 서 있는 것만으로도 어쩌면 자연계의 가장 기적적인 일 중의 하나일지 모른다. 따라서 우리는 균형 감각을 개발하지 않으면 좋은 자세를 가질 수 없다. 아인슈타인은 이를 이렇게 표현했다.

"좋은 균형을 유지하려거든 움직임을 유지하라."

이때 가장 문제가 되는 것은 머리가 척추의 최상부에서 잘못 균형을 이루게 되는 것이다. 목의 근육을 이완하게 되면 머리는 저절로 앞으로 떨어진다. 의자에 앉아서 잠을 자는 모습을 보게 되면 머리가 가슴을 향해 아래로 늘어뜨려지는 것을 볼 수 있다. 척추 위에서 무거운 머리가 균형을 이룬다는 것은 사실 쉽지 않은 일이다. 머리와 목의 균형점이 머리의 무게중심 아래에 놓여 있지 않기 때문이다(사진 38 참고).

머리와 목이 만나는 균형점이 머리의 무게중심보다 약간 뒤에 있을 때 아무런 노력 없이 움직임이 일어난다는 경험을 해보기 전까지는 조금 혼돈스러울 것이다. 이를 위해서 우리가 해야 할 것은 목(후두-환추 관절) 주변 근육의 힘을 빼는 것밖에 없다. 머리는 척추 위에서 살짝 앞과 위 방향으로 나아갈 것이며, 머리 위치가 약간 수정

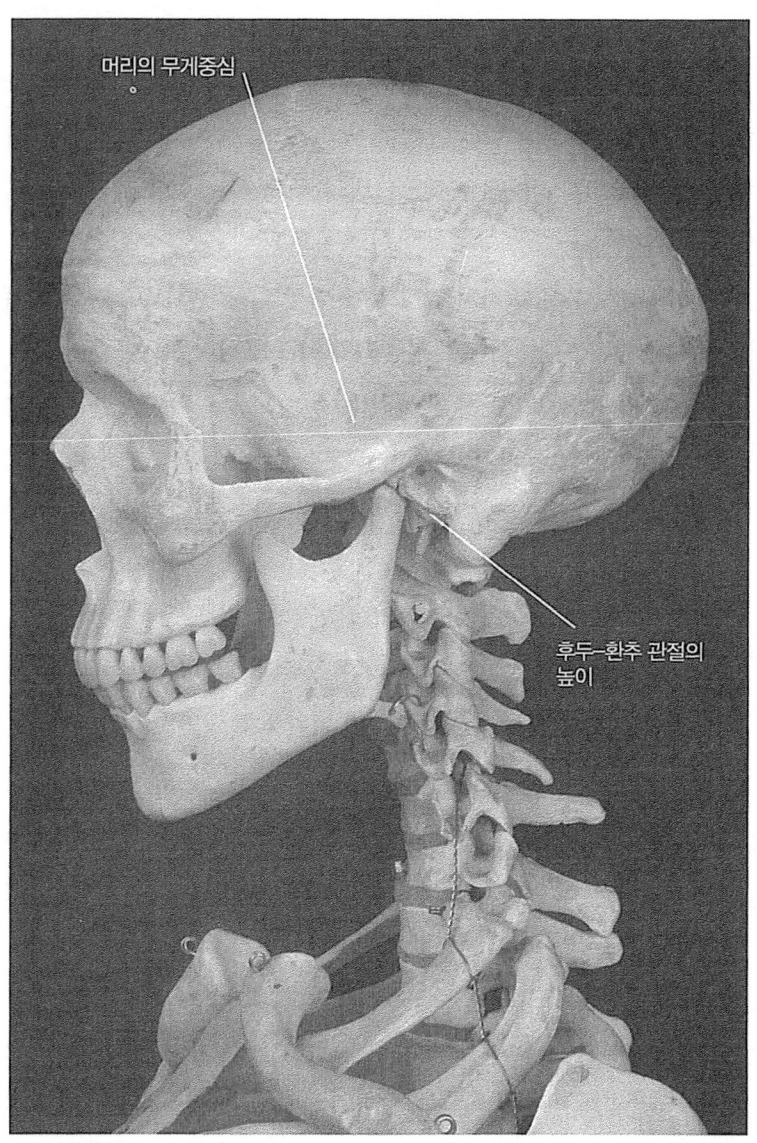

▶사진 38
머리의 무게중심은 머리와 목의 균형점(후두-환추 관절)보다 앞에 있다. 이는 우리가 긴장을 증가시키기보다 긴장을 해소하면서 움직이게끔 디자인되어 있음을 의미한다. 알렉산더 테크닉을 배운 사람들은 과거에 매일같이 힘들게 노력해야만 했던 것들을 이제는 아주 쉽게 할 수 있음을 느끼게 된다고 말한다.

되는 순간 나머지 신체 부위들은 곧바로 움직일 수 있게 될 것이다. 이로써 다른 모든 관절들(발목, 무릎, 고관절)이 자유롭게 열리게 된다. 다시 말해, 근육의 긴장을 놓아 버리기만 하면 모든 복잡한 반사 신경이 과흥분하지 않고 쉬게 되어 자연적인 움직임만이 나타난다.

대개 움직임이 일어날 때는 첫 단계에서 가장 큰 노력이 요구된다. 자동차나 비행기는 정지 상태에서 처음 움직일 때 가장 많은 힘을 쓰게 된다. 반면 인간의 몸은 근육의 긴장을 푸는 것 외에는 어떠한 노력도 필요하지 않다. 머리가 앞으로 움직이면 몸은 저절로 뒤따르며 자연스럽게 움직이게 된다. 여러 본능적인 반사는 움직임의 수행 과정에 반응하여 스프링처럼 작동된다. 머리와 척추가 좋은 균형을 이룬다면 최소한의 힘만으로도 다른 부위에 움직임이 일어나게 할 수 있다. 만일 머리가 균형을 이루지 못했다면 중추 컨트롤의 문제다. 혼자서 하기 어려울 경우에는 알렉산더 테크닉 교사를 찾아가면 경험을 하게 해줄 것이다.

> ❝ 나는 알렉산더 테크닉을 사랑한다. 알렉산더 테크닉은 나의 자세를 바르게 해주었고, 나의 건강과 삶을 향상시켜 주었다. ❞
>
> _ 알렉 맥코웬(Alec McCowen, 영화배우)

눈

균형을 유지하기 위해서는 눈을 어떻게 사용하고 있는지 인지하는 것이 매우 중요하다. 사람들은 아래를 볼 때 머리와 척추의 균형을 유지한 채 눈만 살짝 내리깔기보다는 머리와 목 전체를 숙이는 경향이 있다. 지금 이 책을 읽고 있는 당신은 어떠한가? 눈만 아래로 하는가, 아니면 머리 전체를 숙이는가?

알렉산더 테크닉을 가르치다 보면 다중 초점 안경이나 양 초점 안경으로 바꾸었을 때 머리의 위치가 바뀌는 사람들을 많이 보게 된다. 그리고 자신에게 맞는 안경을 쓰고 글을 읽는데도 머리를 뒤로 젖히고 있는 사람들도 많이 본다. 아마도 그런 사람들에게는 만성적

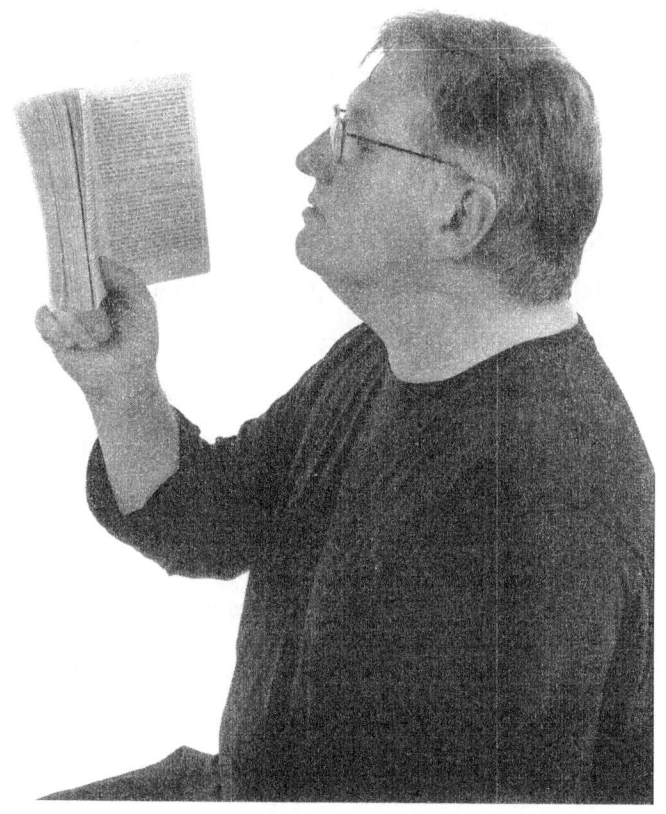

▶사진 39
다중 초점 또는 양 초점 안경을 끼고 책을 읽을 때 사람들은 무의식적으로 머리를 뒤로 당기며 척추를 누르게 된다. 이것은 결국 습관이 되어 목의 문제와 두통을 야기한다.

인 목의 문제가 있을 것이다. 알렉산더 테크닉은 그런 습관을 인지하고 다른 방식으로 읽는 법을 배울 수 있도록 도와줄 것이다.

서기

서 있다는 것은 고정된 위치가 아니라 능동적인 상태를 의미한다. 아이가 서 있는 모습을 보면 완전히 멈춰 있는 것이 아니라 아주 가볍게 흔들리듯 서 있는 것을 관찰할 수 있다. 아이는 의식적으로 그렇게 하고 있는 것이 아니라 반사적으로 하고 있다. 반면에 어른은 고정된 자세로 서 있는 경우가 많다. '곧게 똑바로 서 있기'와 '어깨를 뒤로 펴기'를 반복적으로 하게 되는데, 이것은 편한 자세가 아니라 몸에 해로운 자세다.

마지막 장을 보면 똑바로 서 있다는 것이 생각처럼 쉬운 일이 아님을 알게 될 것이다. 바르게 서 있다고 느끼지만 실제로는 그렇지 못한 경우가 많기 때문이다. 한 가지 분명히 말할 수 있는 것은 우리가 균형을 이루었을 때도 그렇지 못할 때도, 그 이유는 발바닥으로 체중 분배를 잘하지 못하기 때문이라는 것이다. 균형이 깨진 상태라면 분명 체중이 발바닥의 앞이나 뒤, 안쪽이나 바깥쪽, 어느 한쪽으로 치우쳐져 있을 것이다. 체중이 어떻게 발바닥에 분산되어 있는지 느껴 보는 것만으로도 우리는 어떻게 서 있는지 더 잘 인지할 수 있으며, 심지어 거울이 없는 경우에도 정확히 현실 그대로를 비추어 볼 수 있다.

서 있을 때 우리의 체중은 발바닥의 세 포인트에 나누어 분산된다. 첫 번째 포인트는 발뒤꿈치에 있고, 두 번째는 엄지발가락 아래에 있으며, 세 번째는 새끼발가락 시작 부분에 있다. 만약 습관적으로 세 곳 중 두 곳이나 혹은 한 곳에 체중을 싣고 서게 되면 균형을 이루기 어려우며, 다른 상부 근육들이 긴장하면서 직립 상태를 유지하려 하게 된다.

신발을 벗고 서보라. 그리고 스스로에게 이렇게 물어보라.

"서 있을 때 한쪽 발에 체중을 더 싣고 서 있는가, 아니면 양쪽 발에 균등하게 체중을 싣고 서 있는가?"

만일 균등하게 체중을 싣고 서 있다고 느낀다면 이번엔 이렇게 물어보라.

"평소에도 이런 식으로 서 있는가?"

그렇지 않다면 평소처럼 선 후, 다시 같은 질문을 해보자. 만일 발뒤꿈치나 엄지발가락 쪽에 체중이 더 많이 실린다면 몸이 앞이나 뒤로 기울어져 있다는 것을 나타낸다.

비슷한 방식으로 발바닥 바깥쪽, 또는 안쪽으로 체중이 더 많이 실려 있는지 느껴 보라. 이때 양쪽 발의 느낌이 다를 수도 있다는 것을 기억하라. 안쪽으로 체중을 많이 싣고 서 있다면 평발이 생길 수 있다. 이는 몸을 아래로 끌어당기고 무릎을 서로 안쪽으로 향하게 하는 습관이 있음을 보여 주는 증거다.

마지막으로 무릎을 뒤쪽으로 지나치게 쭉 편 상태인지, 아니면 무릎에 너무 힘을 빼서 구부리고 있는지 물어보라.

이런 식으로 질문을 하다 보면 자신이 서 있을 때 습관이 어떤지, 균형 상태인지 아닌지를 알아볼 수 있게 된다. 어떻게 발바닥을 바닥에 더 잘 딛고 서 있을 수 있는지 의식하게 되면 서 있는 자세는 더욱 개선될 것이다.

다른 사람들이 서 있는 모습을 관찰해 보는 것도 좋다. 가게나 은행에서 줄을 서서 기다릴 때 사람들을 관찰하다 보면, 알아차리는 능력을 개발하는 데도 도움이 된다.

바르게 서는 방법

몸에 지나치게 압박을 주지 않고 서 있는 방법은 매우 다양하다. 서는 데 가장 중요한 것은 균형이다. 알렉산더는 서는 법을 가르칠 때 정해진 하나의 방식만을 가르치지는 않았다. 그것 역시 새로운 습관을 형성할 뿐이기 때문이었다. 그는 학생들에게 바르게 서는 방법에 대해 유익한 조언을 남겼다.

1. 양발을 30센티미터가량 벌리고 선다. 이것은 온몸이 안정적으로 지탱되는 느낌이 들게 한다.
    *주의: 이 넓이는 안에서부터 측정된 거리다. 키가 큰 사람은 좀 더 벌리고, 작은 사람은 좀 더 좁히면 된다.
2. 장시간 서 있을 경우에는 한쪽 다리를 15센티미터가량 뒤쪽에 놓고 60퍼센트 정도의 체중을 뒷발에 싣는다. 양발의 각도는 45도 정도로 한다. 이것은 한쪽 고관절로 체중이 쏠리는 것을 막아 주며, 온몸을 이루는 모든 구성 요소들이 서로 균형과 협응을 잘 이루도록 도와준다.
3. 만약 골반을 앞으로 내미는 습관이 있다면 몸을 앞으로 기울이지 말고 부드럽게 등을 이완하며 바르게 펴준다(이때 지시어를 사용하는 것이 좋다. 목이 자유로워진다. 머리가 앞과 위를 향한다.

▶사진 40
불균형하게 서 있는 자세는 전신에 많은 긴장을 초래한다. 등, 목, 엉덩이, 무릎, 발에도 문제가 발생한다.

▶사진 41
양발을 약간 벌리고 한쪽 발을 약간 뒤쪽에 놓으면 잘 균형을 이루며 서 있을 수 있게 된다. 이는 근골격계의 문제를 줄이고, 빠르게 몸을 이완시켜 준다.

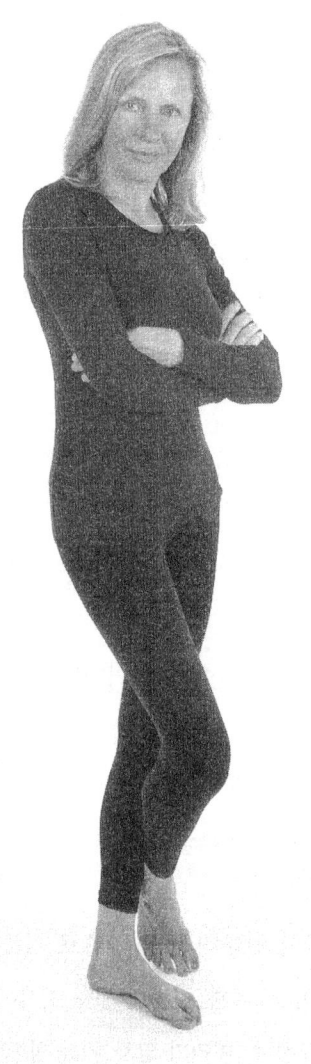
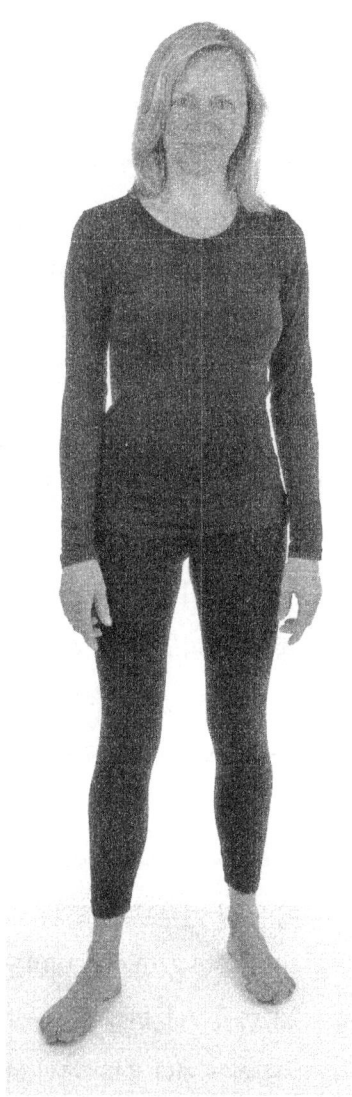

척추가 길어지고 넓어진다. 다리와 척추가 분리된다. 어깨가 중심으로부터 멀어진다.) 이 동작은 서 있을 때 허리에 과도한 힘을 줘서 만곡을 만드는 습관을 없애 준다.

*주의: 지시어를 줄 때는 생각으로만 해야 한다. 실제로 움직이지 않도록 주의하라.

앉기

우리 할아버지 할머니 시절과 비교해 볼 때 오늘날 우리는 더 많은 시간을 의자 위에서 보낸다. 앉는다는 것은 편하게 쉬기 위한 것과 일을 하기 위한 것, 두 가지로 나눠서 생각해 볼 수 있다. 쉬기 위해 앉는 경우, 예를 들어 의자나 소파에 앉아 TV를 시청할 때 가장 필요한 것은 의자가 몸을 충분히 떠받쳐 주도록 하는 것이다. 어떠한 신체 부위도 압박받지 않고 긴장되지 않도록 해야 한다. 필요에 따라 머리에 받칠 쿠션 정도는 사용해도 좋다.

일을 하기 위해 앉을 때는 쉴 때와는 완전히 다른 방식을 취해야 한다. 책상이나 테이블을 앞에 두고 식사나 일을 할 경우, 두 발과 양쪽 좌골로 균형을 이루고 있어야 한다. 몸을 앞으로 기울일 때 특히 그 네 곳(양발, 양 좌골)이 확실히 지탱되어야 한다. 척추를 구부리면 고관절과 좌골에 있던 체중이 발바닥으로 전해질 수 없다. 어떤 활동을 하면서 앉아 있을 경우, 몸을 고정시켜 놓지 말고 균형을 잡아 가면서 고요히 흐름을 느끼고 있는 것이 좋다. 제대로 앉는 방법에 대해서는 제8장을 참고하라.

▶사진 42
컴퓨터를 할 때 우리가 흔히 취하는 잘못된 자세다. 많은 사람이 이처럼 자신이 어떻게 하고 있는지 전혀 인식하지 못하고 있다.

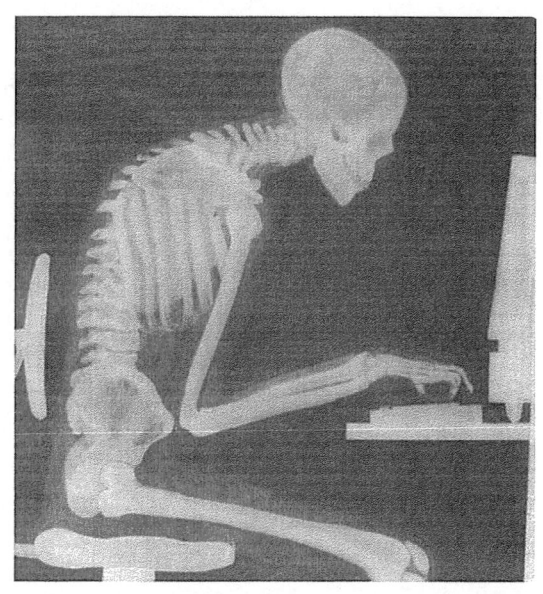

▶사진 43
알렉산더 테크닉을 배우면, 일상에서 자주 하는 단순한 동작을 할 때도 균형과 자연스러운 정지를 갖추게 된다. 이는 차후에 나타날 많은 건강 문제를 방지해 준다.

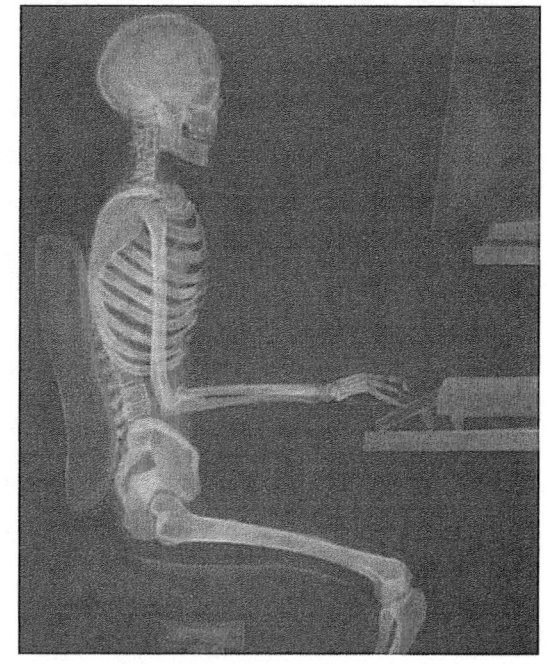

구부리기

구부리기는 정말 놀라운 균형 동작이다. 몸을 구부려 무언가 주워 올릴 때 무릎을 충분히 구부리지 않는 사람이 많다. 때로는 무릎을 전혀 사용하지 않는다. 오히려 허리를 구부리는 것을 흔히 볼 수 있다. 그런데 허리에는 경첩 관절(hinge joint, 무릎처럼 한쪽으로 여닫히는 관절)이 없다. 그러므로 사실상 자신의 척추를 구부린 것이다.

이것은 단지 척추에만 문제를 일으키는 것이 아니라, 몸의 균형을 완전히 깨뜨린다. 이런 움직임은 곧바로 전신 근육계에, 특히 허리·허벅지·목 근육에 상당한 긴장을 주게 된다. 사람들은 체중의 절반 정도에 해당하는 무거운 물건을 들 때도 아주 가벼운 물건을 들 때처럼 허리를 구부려 들곤 한다. 이와 같은 '잘못된 사용'은 몸에 큰 재앙과도 같다. 이것이 습관이 되어 버리면 요통과 목의 문제에 직접적으로 영향을 주게 된다. 더 나아가 내부 장기에 압력이 가해지고, 호흡은 경직되어 버린다.

아이들이나 원주민 또는 역도 선수들은 모두 자신의 강력한 다리 근육을 아주 잘 사용한다. 아이들과 원주민들이 발목, 무릎, 고관절을 구부리지 않는 경우는 극히 드물다. 얼마 전에 아프리카로 선교 활동을 다녀온 사람들의 이야기를 들은 적이 있는데, 원주민들은 백인 선교사들이 무릎을 굽히지 않고 허리를 굽히는 모습을 보고 깜짝 놀랐다고 한다. 그리고 그런 모습을 보고 아프리카식 별명을 지어 주었다고 한다. 그 별명은 바로 '무릎 없는 부족'이었다.

관절이 건강하려면 자연스럽고 규칙적인 움직임이 필요하다. 균형을 잘 이루기 위해서는 우리 몸의 주요 관절들이 잘 사용되어야 한다. 그러면 관절도 문제없이 자유롭게 움직이고, 근육도 완벽한

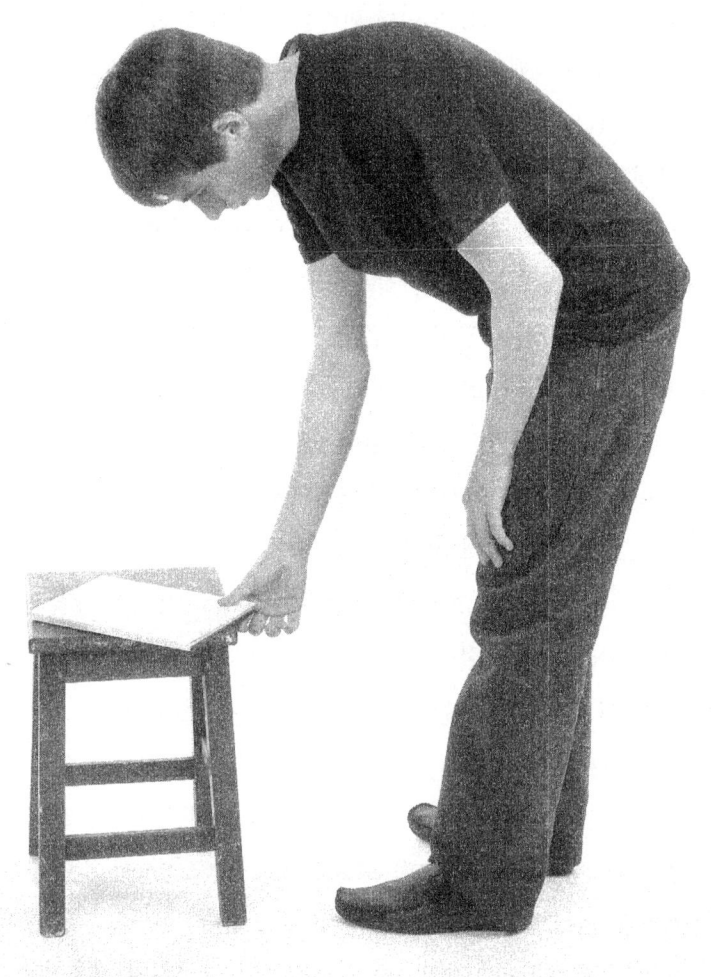

▶사진 44
오늘날 많은 사람이 무릎과 고관절, 발목을 구부리기보다 허리를 구부린다. 이는 광범위한 근골격계 문제를 야기한다.

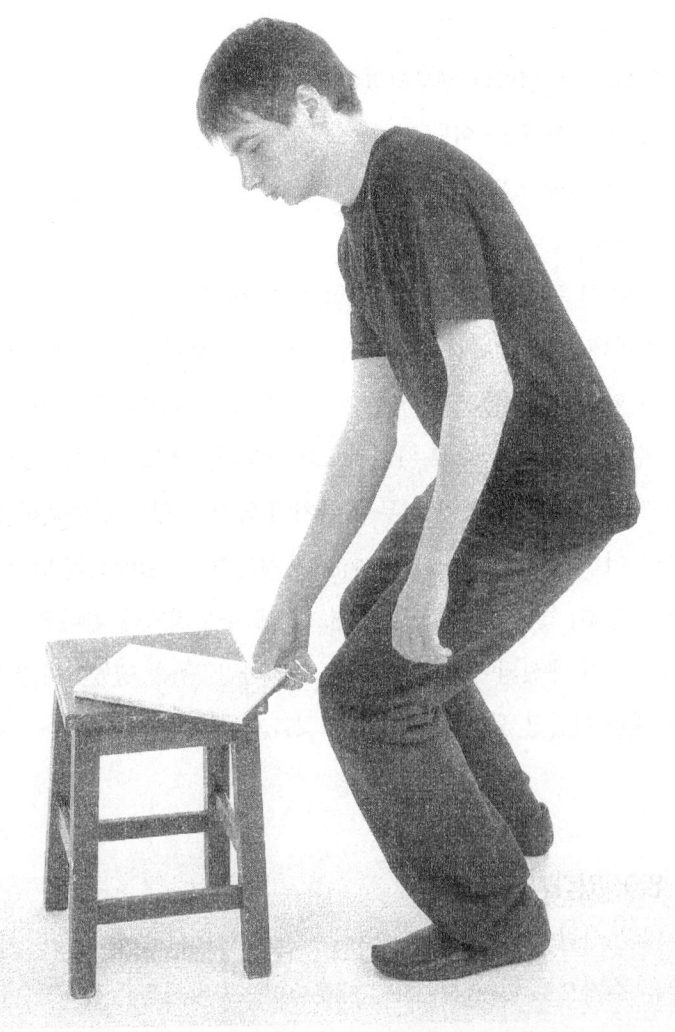

▶사진 45
자제심과 지시어를 사용하여 몸에 긴장을 주지 않고 움직이는 새로운 방법을 배울 수 있다.

긴장도를 이루게 된다.

탁자 위에 놓인 잡지를 평소에 하듯이 집으려 할 때, 손이 닿기 전에 잠시 멈추어 보라. 그리고 스스로에게 이렇게 물어보라.

"무릎이 구부러졌니?"

"그렇다면 얼마나 구부러졌니?"

"균형과 불균형, 어느 것이 느껴졌니?"

"몸에 긴장이 되었니?"

"그렇다면 어디에?"

"단순한 동작에 얼마나 많은 힘을 쏟았니?"

이번에는 의식을 갖고 해보자. 목이 자유로워진다고 생각하면 머리가 앞과 위로 향하고, 척추는 길어지고 넓어진다. 동시에 무릎이 갈 수 있는 만큼 앞으로 나아가도록 해보라. 평소보다 더 앞으로 나아가도록 하되, 한쪽이 너무 지나치게 앞서지 않도록 주의하라. 균형이 이루어지고 근육과 관절이 편해지는가? 매일매일의 일상 동작에서 무릎, 발목, 고관절을 자연스럽게 구부리기만 한다면 자세는 어느 순간 개선되어 있을 것이다. 기억하라, 무슨 행동이든 처음 배울 때는 어렵고 생소할 수 있다는 것을.

앉아 있다가 일어나기

많은 사람이 의자에서 일어나는 것을 큰 문제로 삼고 있다. 그 이유는 수직으로 일어나려 하기 때문이다. 그런 행동은 중력과 싸우는 것밖에 안 되며 몸의 구조에 엄청난 압력과 긴장을 주게 된다. 이때는 체중을 발에 싣고 자연스러운 반사 작용과 함께 일어나면 힘들지 않다.

먼저 천천히 평소 움직이듯 일어나 보면서 다리, 목, 등, 발바닥에 긴장이나 스트레스가 가해지는지 느껴 보라. 그리고 아래 지시에 따라 보라.

1. 양발을 약간 벌린다. 너무 앞으로 두지는 말고, 무릎이 발보다 조금 더 앞쪽에 있도록 한다.
2. 일어나기 전에 목과 어깨의 힘을 빼고, 머리가 앞과 위로 향한다고 생각하면서 몸통 전체를 살며시 앞으로 기울인다. 다른 신체 부위들은 그 뒤를 따르도록 한다.
3. 움직이는 동안 척추가 길어진다고 생각한다. 머리가 뒤로 젖혀지지 않도록 주의한다. 머리가 골반으로부터 멀리 떨어지는 것을 생각하면 도움이 된다.
4. 고관절에서 경첩을 여닫듯이 움직여, 좌골과 고관절 부위에서만 앞으로 접혀지도록 한다(사진 36 참고). 허리가 구부러지지 않도록 한다.
5. 다리 쪽에 무게가 점점 더 실릴수록 발바닥에 압력이 느껴진다. 자세 반사 신경이 반응하면서 순간적으로 아무런 노력을 가하지 않고 의자에서 일어난다.
6. 의자에서 멀어질수록 체중이 발바닥 전체에 실리게 하고, 다리 근육을 긴장하지 말고 무릎, 고관절, 발목이 부드럽게 움직이게 한다. 발바닥을 의식하면서 일어난다.

균형을 잘 잡으면서 위의 동작을 하게 되면 어느 순간에든 자신을 편안하고 우아하게 멈출 수 있게 되며, 매우 안정된 느낌을 갖게 될 것이다.

서 있다가 앉기

앉으려는 동작에서 뒤로 넘어지듯 움직이는 습관을 가진 사람들이 많다. 이는 알렉산더가 말한 '공포 반사'가 갑작스럽게 반응하게 하여 머리를 뒤쪽으로 움츠리게 하고, 어깨를 들어 올리게 하며, 허리에 큰 만곡을 만들게 한다. 균형이 깨지는 것을 알아차린 몸이 스스로를 보호하려는 것이다. 이런 행동이 앉을 때 습관적으로 나타난다면 몸은 무의식적으로 긴장을 계속 유지하게 되며, 목과 어깨, 등에는 영구적으로 긴장이 자리 잡게 된다.

자연스럽게 앉으려면 머리가 앞으로 움직이고(목이 앞으로 꺾이지 않음), 동시에 무릎, 발목, 고관절이 구부러져야 한다. 이렇게 하면 균형이 무너지지 않은 채 아래로 내려가게 된다. 그리고 균형과 이완을 위해 언제든 중간에 멈출 수 있게 된다. 좌골이 먼저 의자에 닿으면 자연스럽게 척추도 함께 구르듯 움직이고, 머리의 균형이 유지된 상태로 척추가 곧게 펴지도록 해야 한다.

몸의 균형을 잘 이루게 되면 마음도 변화시킬 수 있고, 아무런 노력 없이 원할 때 일어설 수 있다. 이때 '머리가 앞으로'라는 지시어가 필수적이라는 것을 잊어서는 안 된다. 머리는 척추와 관계하고 있어야 하는 것이지, 공간 위에 놓인 것이 아니다. '얼굴이 앞으로'가 아니라 머리 전체가 앞으로 가는 것이다. 코를 살짝 아래 방향으로 당긴다고 생각하는 것도 도움이 된다.

무슨 행동을 할 때든 몸의 균형을 생각하면 당신 내면에 있는 곡예사가 깨어 나오게 된다. 그러면 신체적 통합과 자세의 개선, 우아한 동작과 멈춤이 자연스럽게 이루어지게 된다. 언제 어디서든 자신의 척추 꼭대기에 머리가 편안하게 놓여 균형을 컨트롤한다는 것을 잊어서는 안 된다.

제11장

당신의 내면 관찰하기

"여행의 진정한 발견은 새로운 경치를 보는 것이 아니라 새로운 눈을 갖는 것이다."

_마르셀 프루스트(Marcel Proust)

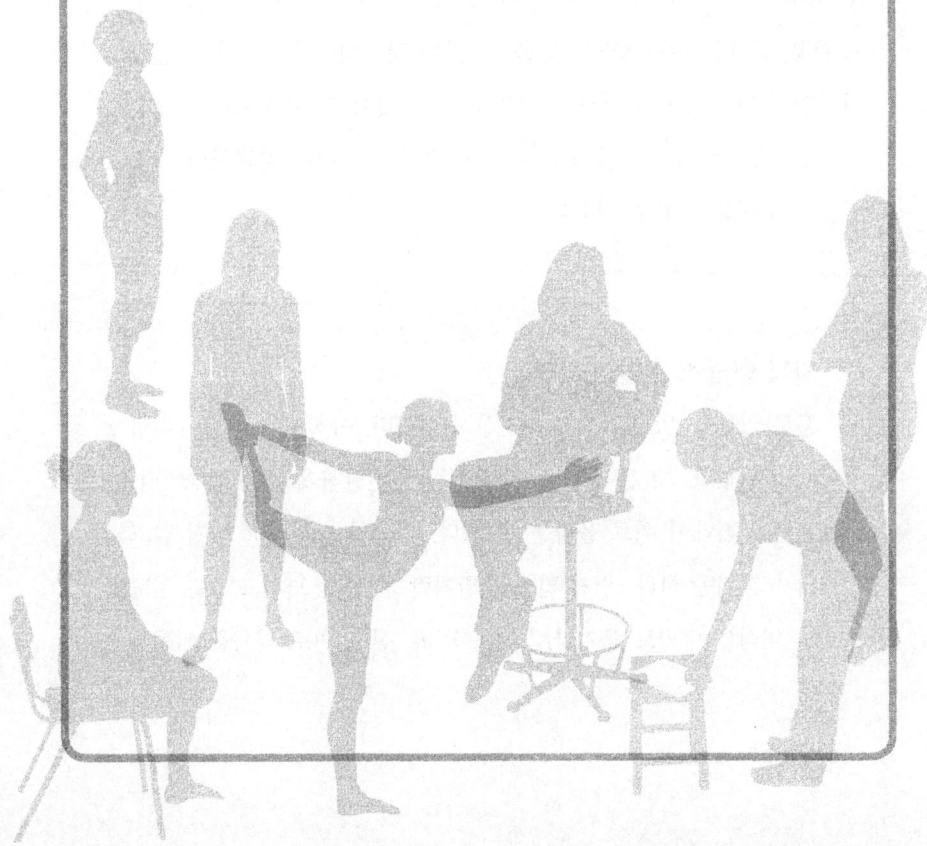

집에서 스스로 시작해 볼 수 있는 많은 방법이 있다. 앞에서도 말했듯이 알렉산더는 자신의 문제를 해결하기 위해 거울을 사용했는데, 우리도 그처럼 할 수 있다. 알렉산더 테크닉은 자제심과 지시어로 이루어지며, 아래에 소개된 자각 연습을 할 때 이 두 가지를 염두에 두면 좀 더 좋은 효과를 얻을 수 있을 것이다. 이때 근육을 긴장시키면서 자세를 변화시키려 애쓰지 않는 것이 그 무엇보다 중요하다. 즉각적으로 무언가를 행하지 말고 관찰하는 것이 알렉산더 테크닉을 터득하는 중요한 열쇠다.

자각 연습 1: 관찰의 시작

홀로 있을 수 있는 조용한 시간을 선택하라. 아침이든 낮이든 저녁이든 상관없다. 몇 분 동안 누워서 의식을 편안하게 몸에 집중하라. 발에서 시작해서 위로 올라올 수 있다. 무언가를 하려고 하지 말고 그저 느끼기만 하라. 먼저 발이나 발가락, 발목을 느끼고, 1분 정도 후에 의식을 다리로 옮겨라. 그런 식으로 점차 위로 의식을 이동하

라. 골반, 등, 팔, 목을 거쳐 마지막으로 머리에 의식을 집중하라. 신체의 어느 부위든 자신이 필요하다고 느끼는 만큼 충분히 시간을 가져도 된다. 자신을 객관적으로 관찰하되, 자신이 느끼는 감정이나 생각에 부정적인 판단은 하지 마라.

이 탐색 과정은 앉거나 서서도 할 수 있는데, 자세가 달라지면 다른 관찰이 나올 수 있다. 중요한 것은 단지 관찰할 뿐, 무언가를 바꾸겠다는 생각은 하지 않는 것이다. 어떤 사람들은 이렇게 단지 관찰만 하는데도 어느 정도의 긴장이 저절로 풀어지기도 한다. 이렇게 관찰하다 보면 자신이 어느 부위에 긴장을 하고 있는지 느끼기 시작할 것이다. 그런 자신의 경험과 관찰을 적어 두는 것도 유용하다.

대체로 자세를 단지 외적인 것으로만 생각하는 경향이 있는데, 자세는 신체 내부에도 똑같이 영향을 미칠 수 있다. 근육을 과도하게 긴장하면 내부 장기가 압박받을 수 있다. 숨이 가빠질 정도로 폐를 누를 수도 있고, 근육을 긴장시켜 신경을 압박할 수도 있으며, 턱을 너무 세게 다물어 치아를 마모시킬 수도 있다. 또 뼈와 뼈 사이를 당겨서 다양한 퇴행성 관절 질환을 야기할 수도 있다. 놀랍게도 이 모든 것은 우리가 모르는 사이에 진행된다.

근육계는 평균적으로 체중의 약 40퍼센트에 해당하며, 650개 이상의 근육으로 이루어진다. 흉곽ribcage 안에는 흉횡근transversus thoracis이 있고, 심지어 귓속에도 고막장근tensor tympani과 등골근stapedius muscle이라는 근육이 있다. 심장과 혀도 근육이다. 사실 근육계는 인체의 거의 모든 부분에 존재한다.

자각 연습 2: 자기 내면 관찰

다시 조용한 시간과 장소를 선택하라. 혀를 느껴 보라. 혀가 움직이고 있는가, 아니면 입 안에 그냥 가만히 놓여 있는가? 턱 근육에 힘을 주고 있는가, 아니면 편안히 있는가? 흉곽 주위의 근육을 의식할 수 있는가? 긴장하고 있는가, 아니면 이완되어 있는가? 숨 쉴 때 지장을 주지는 않는가? 늑골이 움직이는가, 고정되어 있는가? 몸 안에서 근육의 긴장이 일어나서 안을 압박하거나 신체 구조를 수축하게 하지 않는가?

당신의 몸 전체를 관찰해 보고 근육의 작동을 느껴 보라. 근육은 너무 많이 움직일 수도 있고, 반대로 너무 움직이지 않을 수도 있다. 근육이 인체 구조에 미치는 영향을 의식할 수 있게 되면, 동작과 자세를 개선하는 데 상당히 유용하다.

자각 연습 3: 거울 관찰

자신의 긴장을 볼 수 있게 하는 것이 이 연습의 목표다. 처음에는 앉아서, 그 다음에는 서서 이 과정을 수행할 수 있다. 당신은 고유수용감각을 이용하게 될 것이다. 이 감각은 한 신체 부위와 다른 부위 간의 위치 관계를 피드백해 주는 역할을 한다. 그래서 눈이 가려진 상태에서도 팔이 머리 위에 있는지, 원래 있던 자리에 그냥 위치하고 있는지를 알 수 있는 것이다.

자신이 똑바로 서 있는지, 아니면 앞이나 뒤로 기울어져 있는지에 대해서도 고유수용감각은 중대한 정보를 제공한다. 거울을 앞에 두고 눈을 감고 자신이 어떤 형태로 앉거나 서 있는지 느껴 보라. 1분 정도 후에 눈을 뜨고 상상했던 모습과 실제 모습이 같은지 보라. 한쪽 어깨가 더 높거나 양쪽 어깨가 다 올라가 있지 않은가? 발이나 다리가 안으로 틀어져 있지 않은가? 몸이 앞이나 뒤로 기울어져 있지 않은가? 이를 명확하게 보기 위해 거울을 옆쪽으로 옮겨 보는 것도 좋다. 이러한 관찰은 결과가 날마다 달라질 수 있으므로 그때그때 적어 두는 것이 효과적이다. 며칠에 걸쳐 이 연습을 반복하면 자신의 패턴과 성향을 더 많이 알아차릴 수 있을 것이다.

지시어

이미 말했듯이 무의식적인 유해한 자세 습관을 바꾸기 위해 알렉산더는 '지시어'라는 정신적 명령을 자신에게 부여하는 방식을 생각해 냈다. 그는 먼저 자극과 반응 사이에 '자제심'이라는 빈 공간을 만들었다. 이것은 무의식적 습관 패턴이 자동적으로 반복되는 것을 막기 위한 것이었다. 그리고 나서 전에는 통제할 수 없었던 신체 부위에 '의식적인 정신적 명령', 즉 지시어를 주었다. 그는 이 과정에 대해 그의 저서 《자기의 사용》에서 이렇게 말했다.

"지시어를 주는 것은 뇌로부터 신체 메커니즘에 정보를 전달하여 이 신체 작용에 필요한 에너지를 유도하는 과정이다."

신체적 긴장을 더하지 않고 단지 생각만으로 뇌에서의 작용을 이끌어 내는 것이다. 우리는 실제로 생각만으로도 자세를 개선하고 몸의 전반적인 사용 방식을 바꿀 수 있다. 이것이 가능한 이유는 신경과학적 관점에서 볼 때 하나의 행위를 상상하는 것과 실제로 행하는 것이 사실 별로 다르지 않기 때문이다. 눈을 감고 한 사물을 시각화하면, 마치 자신이 실제로 그 사물을 보고 있는 것처럼 뇌의 시각중추피질이 활성화된다.

〈신경심리학 저널 Journal of Neuropsychology〉에 발표된 광 유예 Guang Yue 박사와 켈리 콜 Kelly Cole 박사의 연구에서, 한 그룹의 참가자들은 한 달간 손가락 하나를 단련했고, 다른 그룹의 참가자들은 그 손가락을 단련하는 상상만 하도록 지시받았다. 그 결과, 실제로 신체를 단련한 그룹은 30퍼센트의 근력 증가가 나타났고, 상상만으로 단련한 그룹은 22퍼센트의 근력 증가가 나타났다. 이는 생각의 힘이 육체를 바꿀 수 있음을 과학적으로 증명한다. 그래서 지시어를 주면 자신이 어떤 일이 일어나고 있는지 느끼든 느끼지 못하든 자세를 포함한 전반적인 신체 사용 방식에 직접적으로 영향을 주게 되는 것이다.

확인을 위한 간단한 실험으로, 사인을 하고 나서 그 행위를 다시 시각화해 보라. 대체로 같은 시간이 소요된다. 이번에는 평소 쓰지 않는 손으로 사인하는 것을 시각화해 보라. 시간이 더 걸리는 것을 발견할 수 있을 것이다. 실제로 다른 손으로 쓰는 데 드는 시간 정도에 해당된다. 지시어를 더 많이 생각하고 시각화할수록 그 행위를 하는 데 더 능숙해지고, 걸리는 시간도 더 짧아진다.

> 알렉산더 테크닉의 효과는 지속된다. 당신이 알렉산더 테크닉을 제대로 배운다면, 그 효과는 평생을 당신과 함께할 것이다. 당신은 관중 앞에 당당히 설 수 있는 자신감을 가지게 될 것이다.
> _ 패트릭 매덤스(Patrick Maddams, 왕립음악원 상무이사)

지금부터는 긴장을 완화하기 위해 지시어를 주는 방법을 살펴볼 것이다. 신체의 특정 부위, 또는 몸 전체에 지시어를 주는 것이 가능하다. 손가락이 길어진다는 생각을 할 수도 있고, 키가 크는 생각을 할 수도 있다. 이때 반드시 명심해야 할 것은 생각만 해야 한다는 것이다. 일반적으로 사람들은 지시어를 단지 생각하는 것이 아니라 실행해 버리려고 하는 경우가 많다. 그래서 자신도 모르게 긴장을 더 주게 되어 상황을 악화시킨다. 알렉산더는 "바른 자세는 없다. 그러나 바른 지시어는 있다"라는 유명한 말을 남겼는데, 자세를 개선하고 싶은 사람이라면 반드시 새겨들을 만하다.

지시어는 확장되는, 탁 트인, 넓은, 자유로운, 여유로운, 열린 느낌을 준다. 나쁜 자세는 좁고, 수축된, 제한된, 옥죄는, 한정된, 잡아당기는, 압박하는 느낌이 강하다. 나쁜 자세에 대한 완벽한 해독제가 바로 지시어다. 알렉산더 테크닉 수업을 받으면 이 지시어를 어떻게 사용하는지 자세히 배울 수 있다.

중추 컨트롤

나쁜 자세를 만드는 가장 큰 원인은 목 근육의 과도한 긴장이다. 이것은 중추 컨트롤을 방해하고 신체 전반의 균형을 무너뜨릴 수 있다. 그러므로 목을 자유롭게 해줌으로써 목 부위의 긴장을 완화하는 것이 그 무엇보다 중요하며, 이로써 중추 컨트롤이 보다 효율적으로 작용할 수 있게 된다. 중추 컨트롤의 역할은 다음과 같다.

- 목을 자유롭게 해준다.
- 머리가 위와 앞으로 향하게 해준다.

- 척추가 길어지고, 넓어지게 해준다.

목이 자유로워지도록 하기

이 지시어의 주목적은 목 근육에 거의 항상 존재하는 과도한 긴장을 제거하는 것이다. 좋은 자세를 가지기 위해서는 머리가 척추 위에서 자유롭게 움직일 수 있도록 해주어야 한다. 이것은 항상 제일 먼저 주어지는 지시어다. 왜냐하면 중추 컨트롤이 지장 없이 몸의 나머지 부위를 통제할 수 없으면 나머지 지시어는 효과가 상대적으로 줄어들기 때문이다. 제9장에서 보았듯이 머리가 척추와 만나는 관절은 양쪽 귓구멍 사이에 위치해 있다.

머리가 위와 앞으로 향하도록 하기

이것은 목이 어느 방향으로 자유로워져야 하는지 설명한다. 만약 '위로'라는 지시어가 없이 목이 자유로워지는 것만 생각하면 머리가 아래로 떨어질 수도 있다. 전방으로의 움직임은 종종 너무 적어서 감지하기가 힘들고, 머리가 뒤로 당겨지는 것을 막아 주는 정도에 그치는 경우가 많다. 이 지시어는 머리가 정교하게 균형을 유지하도록 해주고, 몸의 다른 부분이 움직이기 위한 준비를 해준다. 이로써 몸의 모든 작용이 자연스럽고 자유롭게 이루어지게 된다. 이때 말하는 '앞'의 의미는 척추 위에서 머리가 앞으로 움직이는 것(긍정의 의미로 머리를 끄덕이려고 하는 것처럼)이지, 앞으로 수평 이동하는 것(TV를 보기 위해 얼굴을 내미는 것처럼)이 아니다. 머리가 위로 향한다는 것은 머리가 땅으로부터가 아닌 척추로부터 멀어지는 것을 말한다. 서 있을 경우에는 두 가지가 같은 의미가 되겠지만 말이다.

척추가 길어지고 넓어지도록 하기

척추가 길어지면 척추가 바르게 되고 재배열될 수 있으며, 몸의 잘못된 사용으로 인한 과도한 만곡을 줄일 수 있다. 척추가 길어지는 것은 등이 좁아지는 결과를 낳을 수도 있으므로 이를 예방하기 위해 척추가 넓어진다는 생각도 함께 해야 한다. 1차 지시어는 사실 매우 단순하고 분명하다. 그러나 우리의 운동감각이 종잡을 수 없기 때문에 처음 실행할 때는 혼란스러울 수 있다. 우리는 빠르게 움직이는 세상에서 살기에 결과가 바로 나타나지 않으면 뭔가 잘못하고 있지는 않은지, 또는 이 기술이 효과가 없는 것은 아닌지 생각하기 쉽다. 하지만 오래된 습관을 바꾸는 데는 시간이 걸린다는 것을 잊지 말아야 한다. 처음 지시어를 줄 때는 자신이 제대로 하고 있는지 확인하기 위해 공인된 알렉산더 테크닉 교사로부터 적어도 서너 번 이상의 수업을 받을 것을 강력히 권장한다.

2차 지시어

앞에서 서술한 것과 같이 1차 지시어는 목이 자유로워지게 하고, 머리가 위와 앞으로 향하게 하고, 척추가 길어지고 넓어지게 하는 것이다. 1차 지시어가 보편적으로 적용될 수 있는 반면, 2차 지시어는 특정 상황이나 질환에 적용될 수 있다. 예를 들면, 어깨가 긴장되어 통증이 있는 사람에게 어깨가 중심으로부터 멀어진다고 생각하게 하고, 손가락 관절염이 있는 사람에게 손가락이 길어진다고 생각하도록 지도해 줄 수 있다. 어떤 사람들은 그 말들을 단지 반복해 생각하는 반면, 어떤 사람들은 머릿속에 실제로 3차원 이미지를 떠올리기도 한다. 둘 중 자신에게 더 잘 맞는 방식을 선택하면 된다.

다음은 유용한 지시어의 예다.

- 손가락이 길어지고 손바닥이 넓어진다.
- 어깨가 중심으로부터 이완되어 멀어진다.
- 왼쪽 어깨가 오른쪽 골반으로부터 이완되어 멀어진다.
- 오른쪽 어깨가 왼쪽 골반으로부터 이완되어 멀어진다.
- 팔꿈치 관절이 이완되어 분리된다.
- 발가락이 길어지고 발바닥이 넓어진다(많은 사람이 이 부분의 긴장을 인식하지 못하고 있다).
- 몸통 앞부분이 길어진다.

이처럼 신체 부위가 넓어지거나 분리된다고 생각하면 긴장된 근육의 이완을 촉진하여 전반적인 자세 개선에 도움이 된다.

윈스턴 처칠Winston Churchill은 "방향이 바르다면 변화에는 잘못된 것이 없다"고 말했다. 물론 그는 알렉산더 테크닉을 언급한 것이 아니지만, 자세 개선에 딱 들어맞는 말이다.

제12장

자세와 신발

"진정한 기적은 하늘을 나는 것도, 물 위를 걷는 것도 아니다.
땅 위를 걷는 것이 진정한 기적이다."

_중국 잠언

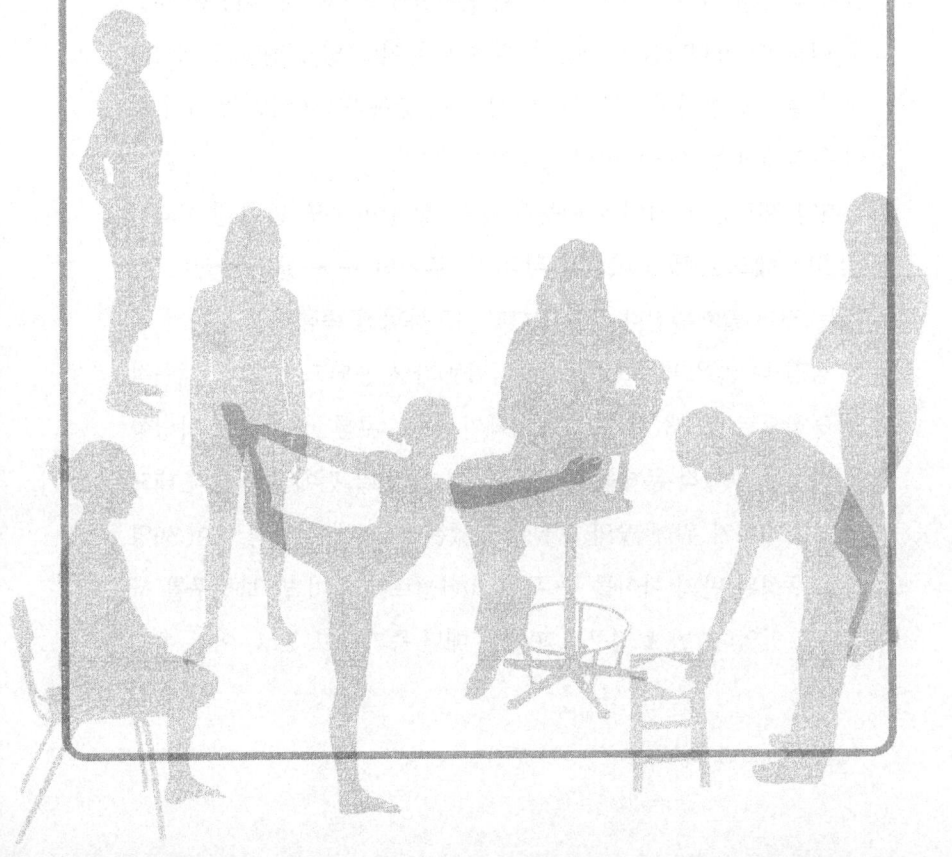

많은 사람이 패션이라는 이름하에 자유로운 동작을 제한하는 타이트한 옷을 입고 불편한 신발을 신는 고통을 기꺼이 감내하는데, 그중에서도 자세와 관련된 최악의 요소는 신발이다. 당신은 왜 사람들이 퇴근 후 구두를 벗어 던질 때 편안함을 느끼는지, 해변을 맨발로 걸을 때 상쾌함을 느끼는지, 왜 아이들이 그렇게 맨발로 뛰어다니며 놀기를 좋아하는지 생각해 본 적이 있는가? 어쩌면 우리의 발이 우리에게 무언가 말하려는 것이 아닐까?

매년 새로운 디자인과 기능을 갖춘 신발이 수도 없이 출시되어 '걷기만 해도 자세가 바르게 된다고', '걷기만 해도 살이 빠진다고', '걷는 것이 즐거워진다고' 선전한다. 또 무너진 족궁을 교정하기 위해 점점 더 많은 발 보정구(신발 삽입물)가 사용되고 있으나, 개인적인 경험으로 볼 때 발 보정구 자체가 발목, 무릎, 고관절에 악영향을 미치는 자세적 문제를 야기할 수 있다. 얼마 전에 알렉산더 테크닉을 소개하기 위해 딸의 교실에 갔었는데, 10세 이하의 아이 30명으로 구성된 반의 아이들 중 무려 20퍼센트가 이미 발 보정구를 사용하고 있었다. 발 보정구의 판매는 매년 증가하고 있고, 이는 우리가 서고 걷는 방식에 심각한 문제가 있음을 시사한다.

발 전문의인 윌리엄 로시William Rossi 박사는 〈왜 구두는 정상적인 보행을 불가능하게 만드는가?〉라는 글에서 신발의 결함이 복잡한 인간의 보행 기능에 나쁜 영향을 줄 수 있다고 주장했다.

"인간의 발이 발달하여 대단한 인체 역학적 업적이라 할 수 있는 독창적인 보행의 형태가 만들어지는 데 400만 년이 걸렸다. 그러나 불과 수천 년 사이에 부주의하게 고안된 신발이 인간 보행의 순수한 해부학적 형태를 왜곡하고, 공학적 유효성을 저해했으며, 고통과 스트레스를 가하고, 자연스러운 형태와 움직임을 빼앗아 버렸다. 우리는 아름다운 경주마 서러브레드를 밭 가는 말로 전락시켰다."

그는 "자연스러운 보행은 신발을 신은 사람에게는 인체 역학적으로 불가능하다. 모든 신발은 어쩔 수 없이 정상적인 것을 비정상적인 것으로, 자연스러운 것을 부자연스러운 것으로 만든다"고 주장했다.

하지만 요즘 대부분의 사람은 신발이 자세에 미치는 영향에 대해 생각하지 않는다. 왜냐하면 이제 신발은 많은 상징적 가치를 가지게 되었기 때문이다. 이 상징적 가치는 신발을 고르는 데 결정적인 역할을 한다. 발을 보호하기 위해 발명된 신발이 사회적 지위, 패션, 심지어 자부심의 잣대가 되었다. 사람들은 신발이 더 빨리 달릴 수 있게, 더 높이 뛸 수 있게, 상해를 예방할 수 있게, 더 섹시하게 보일 수 있게, 다른 사람으로부터 존중받을 수 있게 해줄 것이라 믿으며 신발을 구입한다.

사람의 발은 땅과 접하는 유일한 신체 부위가 되는 경우가 많다. 발은 매우 복잡하고 탄력적인 구조다. 우리가 자연스럽게 움직일 때, 발목은 충격을 흡수하는 역할을 하고, 발가락과 반사 신경은 힘을 들이지 않고도 매우 효과적으로 추진하는 수단이 된다. 발은 엄청난 압력을 지탱하면서 유연성을 유지하기 때문에 사람들이 걷는 모습을 보고 "발에 스프링이 달린 것 같다"고 말하기도 한다.

발에는 각각 26개의 뼈가 있는데, 이는 인체의 뼈의 4분의 1 이상이 발에 있는 것을 의미한다. 발에는 각각 33개의 관절과 100개 이상의 근육이 있는데, 이런 놀라운 사실에 사람들은 별로 관심을 기울이지 않는다. 이런 모든 구성 요소들은 몸의 지지, 균형, 운동을 위해 함께 작용한다. 그렇기 때문에 부적절한 신발을 신으면 발에 기능 이상이 발생하여 신체의 다른 부위에도 문제를 야기할 수 있다.

수백만 년의 진화가 인간의 발에 녹아들어 있으나 많은 신발 디자이너들은 그 경이로운 디자인에 관심을 두지 않는다. 그들은 신발이 어떻게 보이는지에 관심이 있을 뿐, 신발이 발과 자세에 어떤 영향을 주는지에는 주의를 기울이지 않는다. 내가 본 대부분의 신발은 발이 자연의 섭리대로 기능하도록 해주지 않아서, 오히려 자세, 균형, 운동 방식에 영향을 미친다. 발 보정구에 지불되는 엄청난 금액을 보건대 분명 뭔가 잘못되어 가고 있다.

이 주제는 너무 광범위하여 신발, 발 보정구, 보행에 관해 한 권의 책을 쓸 수 있을 정도지만, 여기서는 신발과 관련된 세 가지 가장 보편적인 문제를 다루도록 하겠다.

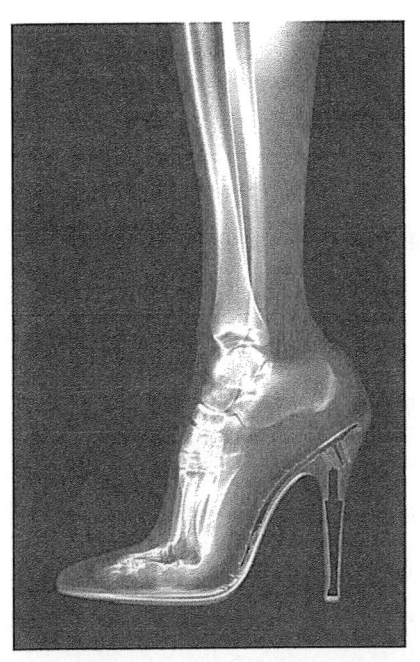

▶사진 46
독특한 인간의 발이 만들어지는 데 400만 년이 걸렸으나, 현대의 신발은 그 발을 변형시키고 보행 방식에 엄청난 영향을 미친다. 이것은 신체의 다른 부위의 기능에도 영향을 줄 수 있다.

▶사진 47
이것은 발의 자연스러운 모습이다. 사진 46과는 판이하게 다르다.

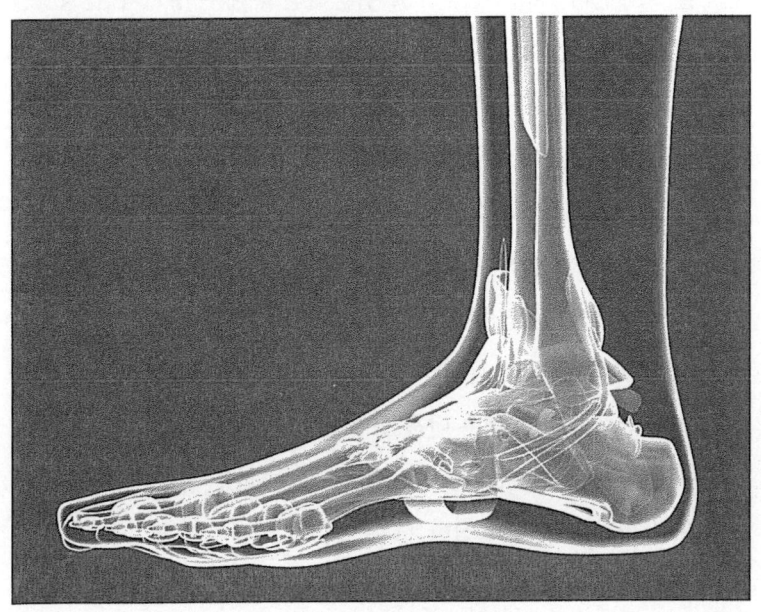

신발의 굽

첫 번째 문제는 신발 뒷굽의 높이, 아니 신발에 뒷굽이 있다는 사실 그 자체다. 한 라디오 방송에서 하이힐과 관련된 이야기를 들은 적이 있다. 허리가 아파 하이힐을 못 신게 된 여성이 허리가 아픈 것은 둘째치고, 하이힐을 못 신게 되었다는 것이 마치 조기 퇴직을 당한 것같이 비참하다고 말하는 내용이었는데, 듣고 적잖이 놀랐던 기억이 난다.

맨발일 때는 몸이 자연스럽게 정렬되지만, 굽이 있는 신발을 신으면, 그것이 아무리 낮은 굽일지라도 인체의 정렬을 흐트러지게 할 수 있다. 로시 박사에 따르면 굽이 5센티미터인 신발을 신는 사람은 몸 전체가 20도 전방으로 이동하게 된다고 한다. 이는 몸이 앞으로 넘어지는 것을 막기 위해 정교하게 균형을 이룬 인체 구조에 수많은 변화를 초래한다. 골반이 앞으로 뒤틀리면서 내부 장기가 안정성을 상실하게 되며, 몸이 균형을 되찾으려 애쓰는 과정에서 요추가 더 큰 만곡을 이루면서 근육, 힘줄, 인대에 부담을 주게 된다. 무엇보다 중요한 것은 균형 이탈이 머리를 뒤와 아래로 당겨지게 하여 머리, 목, 등에 과도한 긴장을 초래하게 된다는 것이다. 이것은 다시 중추 컨트롤을 방해하여 신체의 전반적인 기능에 악영향을 미친다. 인체 구조는 정상적인 중력선에서 벗어나게 되어 서는 자세를 유지하는 데 소요되는 힘이 급격히 증가한다. 더 높은 굽이 있는 신발을 신을수록 인체의 부정렬은 더욱 심해진다.

하이힐을 가끔 신는 것은 무방하나, 자주 신을 경우 신체 전반에 불필요한 긴장을 가하여 심한 경우 호흡 방식에까지 영향을 주게 되니 주의하는 것이 좋다.

신발 밑창의 단단함

두 번째 문제는 신발의 밑창이 너무 유연성이 없고 단단하다는 것이다. 설령 밑창이 유연하여 굴곡이 일어나더라도, 관절의 굴곡이 일어나는 부위와는 다른 곳에서 일어나는 경우가 많다. 발에는 많은 관절이 존재하는데, 대부분의 신발은 오직 한 곳에서만 구부러진다. 이로 인해 많은 관절이 쓸모없게 된다. 관절은 오랫동안 사용되지 않으면 기능 이상이 시작된다. 어떤 신발은 너무 단단한 재질로 되어 있어서 족궁의 자연스러운 가동 범위에 심각한 제한을 가하여 족궁이 내려앉기도 한다.

> 나는 재능을 타고나지 못했다. 예쁘지도 않았고, 동작도 우아하지 않았다. 런던 뮤지컬 드라마 아카데미London Academy of Musical and Dramatic Arts에 오디션을 봤다가 떨어졌다. 가까스로 한 학교에 입학할 수 있었는데, 첫 움직임 수업이 있던 날. 몸에 붙는 무용복을 입고 구부정한 자세로 모습을 드러내자, 담당 교사는 내 자세가 매우 심각하다고 판단하고 나를 교장 선생님에게 보냈고, 교장 선생님은 윌프레드 발로우 박사에게 알렉산더 테크닉 수업을 받게 했다. 나는 한 학기 내내 움직임 수업을 받는 대신 알렉산더 테크닉 수업을 받았다. 결과적으로 내 연기 연습과 수업에 큰 보탬이 되었다. 이제 나는 우아하고 아름다운 사람들을 연기할 수 있다.
>
> _ 린 레드그레이브(Lynn Redgrave, 영화배우)

신발 안의 공간

세 번째 문제는 폭이 좁은 신발이 종족골metatarsal bone의 자연스럽고 폭넓은 체중 지지 능력을 저해한다는 것이다. 결과적으로 많은 사람이 족저 굴곡(발목 관절이 아래로 구부러지는 것)이 상당히 감소된 보행을 하게 되어 반대편 고관절 쪽으로 내려앉듯이 걷게 된다. 자연스러운 보행과 비교해 볼 때, 훨씬 많은 근육의 힘이 필요한, 근본적으로 다른 걷기 방식이다. 이는 몸을 통과하는 체중 경로를 바꾸고, 발과 땅 사이의 체중 분배 순서에도 영향을 준다. 자연스러운 보행에서는 압력이 발가락 앞으로 가서 발가락을 벌어지게 해 중요한 자세 반사인 '족저 굴곡 반사'를 일으킨다. 이 반사는 뇌와 척수로 정보를 전달하고, 이것은 다시 다른 자세 반사를 촉발한다. 그러나 신발의 폭이 좁으면 발가락들이 조이게 되어 자세 반사가 부분적으로만 일어나게 되므로 보행에 심각한 영향을 미칠 수 있다. 그래서 걸음을 내딛는 데 불필요한 노력이 더 많이 가해지게 된다.

자연스러운 걷기와 달리기

걸을 때 발바닥에 체중이 실리는 순서는 신발을 신은 사람과 맨발인 사람 사이에 현격한 차이가 난다. 신발을 신지 않고 걸으면 뒤꿈치 가운데가 가장 먼저 닿고, 체중은 외측을 통과해 빠르게 발의 볼(발바닥 앞쪽의 볼록한 부분)로 전달된다. 그리고 나서 뒤꿈치가 바닥에서 떨어지면서 엄지발가락에 다음 걸음을 걷기 위한 추진력을 실어 준다. 신발을 신고 걷는 경우 패턴이 달라지는데, 신발 바닥이 어디가 제일 많이 닳았는지 보면 실마리를 찾을 수 있다. 대부분 뒷

굽 바깥쪽이 많이 닳아 있는데, 한 곳이 집중적으로 닳았다는 것은 정상적인 방식으로 서고 걷고 달리지 않았다는 증거가 된다.

맨발로 달리는 경우, 바닥의 충격을 흡수하기 위해 발이 땅에 닿는 순서가 자연스럽게 바뀐다. 뒤꿈치 대신 발의 볼 부분이 먼저 땅에 닿으면서 발의 아치를 충격 흡수 구조로 이용한다. 다음에 뒤꿈치가 일시적으로 내려가지만 바닥에까지 도달하지 않는다. 그 전에 발의 볼 부분이 땅에 닿으면서 바닥을 박찬다. 이러한 사실에도 불구하고 대부분의 달리기 애호가들은 지나치게 강하게 뒤꿈치를 땅에 내딛곤 한다.

그러나 신발의 쿠션이 충격을 느끼는 것을 막아 버려서 이를 제대로 알아차리지 못하는 경우가 많다. 그래서 사람들은 자신도 모르게 너무 세게 발을 땅에 내딛고, 때로는 달릴 때 뒤꿈치를 땅에 내딛도록 지도받는 경우도 있어 더 큰 충격을 유발한다. 신발이 충격의 일부는 흡수하지만 몸을 완전하게 보호할 정도로 충분하지는 않기 때문에 시간이 지남에 따라 심각한 문제를 야기할 수 있다.

이 사실을 직접 확인해 보자. 먼저 뒤꿈치부터 땅에 닿게 하면서 제자리 달리기를 해보자. 처음에는 천천히 하다가 점차 속도를 올려 보라. 몸 전체를 통해 오는 충격을 쉽게 느낄 수 있을 것이다. 이번에는 같은 제자리 달리기를 하되, 발가락 부분부터 접지하여 내딛을 때 탄력을 이용해 보라. 이때 뒤꿈치가 바닥에 닿지 않도록 주의하라. 두 실험 결과에 큰 차이가 있음을 알 수 있을 것이다.

새로운 신발

나의 아들 팀은 10대와 20대 초반에 테니스를 쳤는데, 그러면서 발목을 자주 다쳤다. 알렉산더 테크닉 교사인 콜레트 라이언스Colette Lyons로부터 수업을 받으면서 팀은 걷고 달리고 설 때 발견되는 나쁜 습관의 상당 부분이 자신의 신발에서 야기되었다는 것을 알게 되었다. 원래 체육 교사 교육을 받기도 했던 콜레트는 팀의 문제의 일부는 신발의 유연성 부족 때문이라고 말했다. 팀은 수업을 받으면서 발의 족저 굴곡을 이용하면 걷는 것이 훨씬 덜 힘들다는 것을 깨달았다. 족저 굴곡이 걸을 때 탄성을 부여해 주기 때문이다. 그러나 수업 직후, 집으로 걸어가면서 자신이 신고 있는 신발이 보행에 아주 부정적인 영향을 미치고 있음을 느꼈다.

팀은 시간이 흐를수록 딱딱한 밑창과 굽, 과도한 쿠션, 무거운 체중과 꽉 끼는 신발 등의 요인이 걷거나 뛰거나 서 있을 때 발과 발목의 운동을 제한하고 있다는 사실을 확신할 수 있었다. 그는 부드러운 신발을 찾으려고 애썼으나, 거의 대부분의 신발이 비슷한 방식으로 디자인되었다는 것을 알게 되었다.

> "알렉산더 테크닉은 내 몸이 어떻게 움직이는지, 긴장이 내 몸에 어떻게 작용하는지 자각하게 해주었다. 나는 긴장을 풀고 효율적으로 움직이는 법을 터득했다. 알렉산더 테크닉은 내가 더 자신감을 갖고 축구를 할 수 있게 해주었고, 협응과 균형 감각을 향상시켜 주었다."
> _ 앤디 헌트(Andy Hunt, 프로 축구 선수)

그가 알렉산더 테크닉 수업 동안 알게 된 정보는 왕립예술대학 Royal College of Art에서 상품 디자인을 공부할 때 큰 도움이 되었다. 그는 마지막 과제로 알렉산더 테크닉에서 배운 것을 염두에 두고 새로운 신발을 개발하기로 했다. 그는 초심으로 돌아가 발을 적절하게 보호하면서도 맨발에 가장 가까운 신발을 디자인하기 시작했다.

그의 연구는 자신의 경험에 바탕을 둔 것이었으며, 거기에 과학적 근거가 보강되었다. 연구 과정에서 인류 역사상 최초의 신발은 BC 8000~7000년 사이에 발명된 것으로 추정되며, 발이 다치는 것으로부터 보호하기 위한 것이라기보다는 지독하게 추운 날씨로부터 보호하기 위한 것이었다는 사실도 알게 되었다. 또한 미국 국민의 75퍼센트가 이런저런 발 문제로 고통받고 있으며, 신발 자체가 아닌 발 보정구, 발 수술, 발 치료 등에 실질적으로 더 많은 돈을 쓰고 있다는 것도 알게 되었다. 신발을 신는 전 세계 50억 인구 중에 73퍼센트가 발 문제를 가지고 있었다. 그러나 그와는 대조적으로 인도, 아프리카 등 신발을 잘 신지 않는 곳에서는 발 문제가 거의 존재하지 않았다. 팀은 마침내 자연스러운 보행을 도와주는 신발을 고안해 냈다. 그리고 그것을 '비보 베어풋 슈 Vivo Barefoot Shoe'라고 이름 지었다.

팀은 여러 신발 제조 업체와 접촉했다. 그중 하나가 유명한 '클락스 슈즈 Clarks Shoes'라는 회사다. 클락스 슈즈는 이 새로운 신발의 장점과 잠재력을 알아보았고, 비보Vivo라는 개념을 상품화했다. 오늘날 이 신발은 '비보베어풋'이라는 이름으로 전 세계에서 판매되고 있다. 그 신발이 편할 뿐만 아니라 자세와 건강에도 좋다는 인식이 늘어남에 따라 생산과 판매도 급증하고 있다.

비보베어풋을 신으면 발의 볼 부분이 자연스럽게 먼저 땅에 닿게 되어, 어린아이들이 걸음을 막 배우기 시작할 때와 같이 움직임의 효율성이 높아진다. 내려앉았던 족궁이 되살아났다는 사람들도 있었다. 하지만 이 신발을 신는 것이 발의 자세와 건강에 도움을 주기는 하지만, 그것만으로 오랜 세월 누적된 긴장을 깨끗이 제거할 수는 없다는 점을 지적하고 싶다. 알렉산더 테크닉 수업과 좋은 신발을 병행한다면 편안한 움직임을 가지는 데 좀 더 도움이 될 것이라고 생각한다.

아인슈타인은 이렇게 말했다.

"세상을 살아가는 방법에는 두 가지가 있다. 기적이란 없다고 믿고 사는 것과 모든 것이 다 기적이라고 믿고 사는 것."

만약 모든 것이 다 기적이라면, 인간의 움직임이 가장 위대한 것 중 하나일 것이며, 우리의 간섭을 줄일수록 그 기적은 더욱 커질 것이다.

제13장

자세 개선의 첫걸음

"진정한 영웅은 항생제도, 기계도, 새로운 장비도 아닌 인간의 몸이다. 오늘날 의사의 직무는 지금까지 그래 왔던 것처럼 몸이 스스로 치유하도록 돕는 것이다. 끊임없이 생존을 위해 투쟁하면서 스스로 뭘 해야 하는지 배운 대로 몸이 하도록 돕는 것이다. 약이 아닌 몸이 영웅이다."

_로널드 글래서(Ronald Glasser, 면역학자)

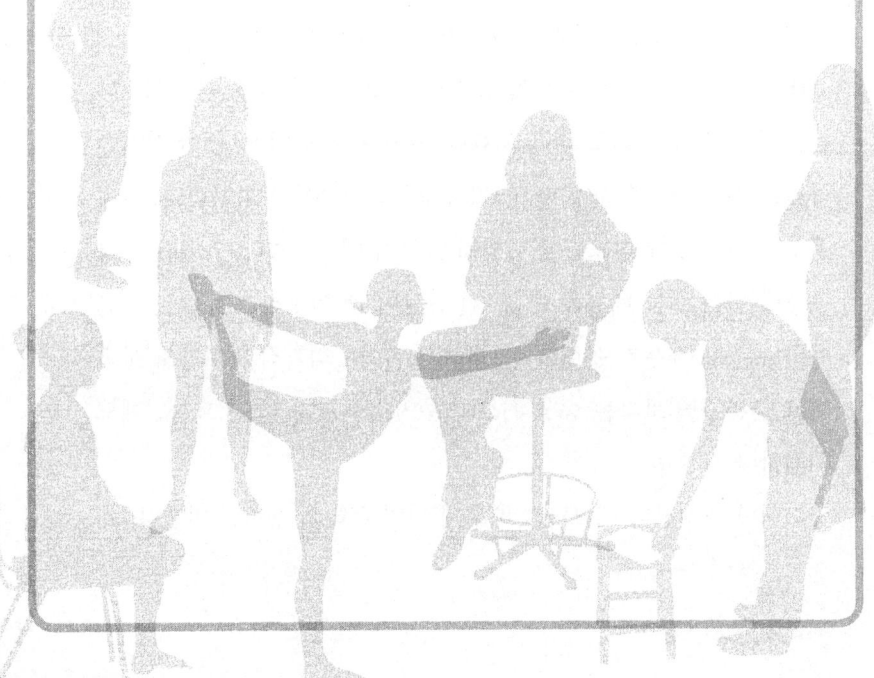

일상 활동에 더 많은 시간을 보내게 되면 자신의 근육에 쌓인 불필요한 긴장을 의식할 필요가 있을 것이다. 이 긴장은 많은 동작을 방해할 가능성이 크다. 그러한 긴장을 의식하지 못하면 그 어떤 변화도 가져올 수 없다. 많은 사람이 좋은 자세를 얻으려고 열심히 노력하지만, 움직여야 하는 신체 부위를 오히려 경직시키고 있는 경우가 많다. 삶의 스트레스와 압박으로 생긴 습관적 자세를 의식하기 위해서는 스스로 알아차리는 과정이 반드시 필요하다.

내가 마침내 고질적인 허리 통증의 해결책을 찾았을 때, 나는 나를 도우려고 몇 년간 그렇게 노력해 온 많은 사람이 왜 뻔한 사실을 놓쳤는지 이해할 수 없었다. 그러나 곧 그 이유를 알아차렸다. 그것은 그들이 그렇게 하도록 훈련받지 않았기 때문이었다. 그들은 증상을 치료하는 법을 배웠을 뿐, 그런 증상이 왜 발생하게 되었는지 발견하는 것은 배우지 못했다. 현저한 과학적·의학적 진보에도 불구하고 근본 원인보다는 증상 치료에 주안점을 두는 것은 오늘날에도 여전하다.

그러나 알렉산더 테크닉을 배우게 되면 우리의 생각은 바뀐다. 왜 우리는 우리가 야기한 문제들을 의료인들이 고쳐 줄 것이라 기대하는가? 어느 근육이 과긴장되어서 몸의 균형을 잃게 하고 우리에게 고통을 주는지 스스로 알아차릴 수 있는데 말이다.

알렉산더 테크닉 수업

이를 위한 가장 빠르고 효과적인 방법은 알렉산더 테크닉 수업을 받는 것이다. 나는 알렉산더 테크닉의 도움이 없었다면 나의 문제를 해결할 수 없었을 것이라고 생각한다. 알렉산더는 누구의 도움도 없이 혼자 해냈지만, 10년이라는 시간과 엄청난 인내와 매우 창의적인 사고가 필요했다. 악기나 운전을 배울 때처럼 교육받은 교사에게 의뢰하는 것이 훨씬 쉽고 효과적이다. 나쁜 자세를 야기하는 긴장을 푸는 방법을 배우려면 알렉산더 테크닉 교사에게 가는 것이 도움이 된다. 나쁜 자세로 인해 생긴 문제를 고치려고 의사에게 가는 것은 고장 난 차를 고치러 채소 가게에 가는 것과 같다. 그리고 나는 교통사고나 복합 상해에 대해 아는 것이 없기 때문에 바보같이 혼자 고쳐 보려고 애쓰지도 않을 것이다.

> 서로 맞지 않는 부속물의 집합체 같은 몸이 서로 마찰을 일으키고, 이리저리 끌려다니며 녹초가 되어 존재하다가, 협응이 되고 전체로서 사는 몸이 되었다. 몸의 부분들이 서로 착착 맞아 들어가는 것이 분명하게 느껴졌다. 혼돈과 질서, 또는 질병과 건강의 차이라고나 할까?
> _스태포드 크립스(영국의 정치가 · 전 재무부 장관)

이 책을 통해 알렉산더 테크닉의 원리와 관점을 아는 것도 매우 유용하지만, 그 기술을 실질적으로 이해하려면 개인 교습을 받는 것이 좋다. 사람들은 모두 다른 자세를 가지고 있고, 그래서 습관도 각자 다르다. 습관적 자세가 각인된 정도와 수업에서 얻고자 하는 것에 따라 필요한 수업의 횟수는 달라진다. 대부분의 교사는 20~30회의 기본 과정을 마치면 자신에 대해 많은 것을 알 수 있을 것이라고 믿는다. 나는 효과를 보기 위해서는 최소한 6~10회의 수업을 받아 볼 것을 권한다. 알렉산더 테크닉은 효과가 빠른, 손쉬운 해결책은 아니다. 효과가 나타나는 데 몇 주가 걸리지만, 발생한 변화와 효과는 지속적이다. 처음 2~3주 동안은 일주일에 두 번 수업을 받는 것이 좋다. 알렉산더 테크닉의 원리를 파악한 후에는 배운 것을 스스로 적용해 볼 수 있으므로 2~3주에 한 번 수업을 받아도 충분할 것이다. 자신이 수업에서 배운 것을 실생활에 적용해 보는 것이 중요하다.

알렉산더 테크닉 수업 방식은 학생의 요구와 교사의 스타일에 따라 달라질 수 있다. 두세 명의 교사로부터 한 번씩 수업을 받아 보고 자신에게 맞는 교사를 선택하는 것도 좋다.

알렉산더 테크닉 수업 경험

수업의 경험은 말이나 글로 표현하기 어렵다. 몸 전체가 조화를 이루는 가볍고 편안한 느낌은 정말 말로 표현하기 어려울 만큼 환상적이다. 많은 사람이 자신이 잃어버렸던 평화를 다시 찾고 하나 됨을 느낀다고 말한다. 어떤 사람은 마치 하늘을 걷는 것 같다거나 관절에 오일을 바른 것 같다고 말하기도 한다. 이 모든 느낌은 지극히 정상적인 것이다. 어떤 방해도 없이 자연의 의도대로 자신을 움직이도록 놓아주는 느낌이라 할 수 있다. 사람에 따라 다를 수 있으나, 많은 사람이 서고 앉고 움직일 때 가벼운 느낌을 받으며, 고요와 평온을 느낀다. 근심과 걱정이 갑자기 사라져 버리는 것 같은 느낌도 받는다.

이런 느낌은 첫 번째 수업을 받은 후에는 아주 잠시만 지속되겠지만, 수업이 점점 이어지면서 배운 것을 실생활에 적용해 가다 보면, 자유·평화·평온의 느낌이 더 오랜 기간 지속될 것이다. 알렉산더 테크닉은 긴장을 풀어 줄 뿐 아니라 몸의 긴장을 재분배하여 몸 전체의 균형을 되찾아 준다. 어떤 근육은 너무 긴장되어 있는 반면, 다른 근육은 그냥 늘어져 있는 경우가 많다. 알렉산더 테크닉은 너무 긴장되어 있는 근육은 덜 긴장하게, 또 너무 늘어져 있는 근육은 작용을 하도록 만들어 준다. 수업 후, 원래의 문제 부위와는 다른 부위에 통증이나 불편을 느끼는 경우도 있으나, 이것은 정상적인 현상이며 곧 사라진다.

근육 긴장의 패턴을 변화시키는 법을 터득하게 되면, 의식적인 노력 없이도 자세가 변하는 것을 발견하게 될 것이다. 이러한 긍정적인 자세 변화는 처음에는 무척 생소하게 느껴지는데, 이는 우리가 여러 해 동안 나쁜 자세에 너무 익숙해져 있던 탓이다. 자신이 평소에 운전하던 차와는 다른 차를 운전하는 것과 비슷한 경험이다. 조종 장치의 위치가 다를 수 있고, 브레이크나 클러치를 더 세게 또는 약하게 밟아야 할 수 있다. 하지만 이 차를 일주일 정도 몰다 보면 자연스럽게 느껴지고, 원래의 차를 다시 운전하는 것이 오히려 어색

하게 느껴질 것이다. 이와 마찬가지로 새로운 존재 방식에 익숙해지는 데는 시간이 필요하게 마련이며, 몇 번의 수업이 지나면 서고 앉고 움직이는 새로운 방식에 익숙해질 것이다. 이것은 곧 매우 정상적으로 느껴지게 된다.

21년간 알렉산더 테크닉을 교육하는 동안, 처음으로 적용되는 앉거나 서는 방식을 이상하게 느끼지 않는 사람을 만난 적은 한 번도 없었다. 수업이 끝난 후 그들의 새로운 자세를 거울로 보게 하면 대부분 놀라워한다. 왜냐하면 그들은 자신의 자세가 전보다 훨씬 나빠져 있을 것이라고 확신하고 있었기 때문이다. 그들은 더 우아하고 균형 잡힌 상태에서 서고 앉고 움직이고 있으면서도, 자신들이 뒤틀리거나 균형을 잃은 상태에 있다고 생각한다.

이러한 현상이 일어나는 이유는 많은 사람이 알렉산더처럼 감각인식오류에 빠져 있기 때문이다. 운동감각을 만들고 평가하는 시스템 자체가 이미 잘못되어 있기에 그러한 운동감각의 느낌에 의지할 수 없는 것이다. 이것이 너무나 보편적이어서 알렉산더는 자신의 학생에게 "내가 당신이 틀렸다고 말할 때 미소를 짓고 기뻐할 마음의 준비가 되어 있지 않으면 나에게 오지 마세요"라고 말했을 정도였다.

알렉산더 테크닉 수업을 받게 되면, 자신이 과도하게 힘을 쓰고 있다는 것을 어떻게 인식할 것인지, 그리고 알렉산더 테크닉을 일상 활동에 어떻게 적용할 것인지 배울 것이다. 우리의 모든 행위를 행하는 방식을 바꿈으로써 우리는 훨씬 편안하고 균형 잡힌 동작을 배우고, 긴장이 재발하는 것을 방지할 수 있게 된다. 이러한 재교육에서 자신에게 부담을 줄여 주는 새로운 방식의 걷기, 서기, 구부리기를 배운다.

특수한 문제를 일으키는 직업을 가진 경우, 다시 말해 컴퓨터 작업, 운전, 악기 연주 등을 하는 사람들의 경우, 문제를 야기할 수 있는 행위들을 알렉산더 테크닉 교사가 면밀히 관찰하여, 힘을 덜 들이는 보다 의식적인 방식으로 그 행위를 새롭게 시연해 줄 것이다. 주의할 것은 더 좋은 자세나 개선된 몸의 사용 방식에 도달하기 위해 무언가를 할 필요가 없다는 것이다. 덜 하는 방법을 터득함으로써 삶에서 조화와 평온을 다시 찾게 될 것이다. 이 조화와 평온은 마음과 감정에도 영향을 주어, 보다 조화롭고 깨어 있는 삶에 도달하도록 도와줄 것이다. 우리는 '인간 행위자human doer'가 되는 것을 멈추고 '인간 존재 자체human being'가 됨으로써 고요히 현존하는 우리의 깊은 내면을 향유하면 되는 것이다. 알렉산더 테크닉은 우리가 행하는 모든 것에서 고요히 깨어 있는 존재 의식을 일깨우는 매우 실천적인 방법이다.

세미 수파인 자세

지금부터 설명할 과정은 당신이 과도한 근육 긴장을 더 잘 의식할 수 있도록 도와줄 것이다. 당신은 지시어를 이용하여 근육의 긴장을 이완할 수 있다. 세미 수파인 자세(The semi-supine position, 누워서 두 무릎을 세우고 있는 자세)는 스트레스를 줄이고, 활력을 증가시키며, 다양한 종류의 통증을 감소시키는 데 매우 효과적이다. 세미 수파인 자세를 정기적으로 행하면 척추를 정렬하고 전체적인 자세를 개선하는 데 도움이 된다. 대부분의 사람에게 이 과정을 행하기 가장 좋은 시간은 아침이다. 척추를 압박하거나 몸을 긴장시키기 전에 자신

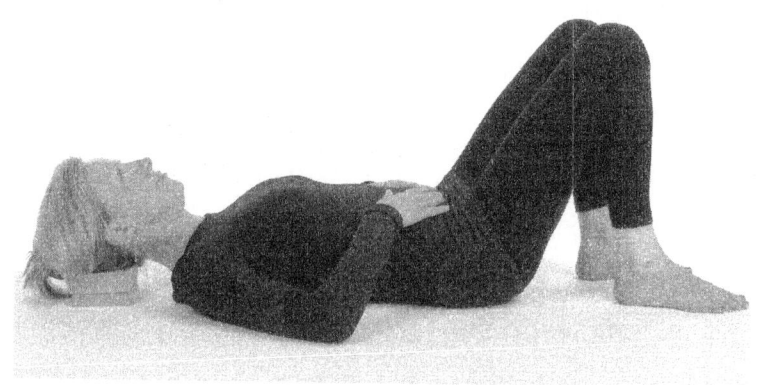
▶사진 48
근육의 긴장을 풀어 주는 좋은 방법이 세미 수파인 자세다.

의 몸 사용을 관찰하는 기회가 된다. 두 번째로 좋은 시간은 점심시간이나 오후 3, 4시쯤인데, 만약 그 시간에 직장이나 외부에 있다면 집에 돌아오자마자 하면 된다. 불면증이 있는 사람의 경우 잠자기 전에 세미 수파인 자세를 취하면 잠을 더 잘 자게 된다고 말하는 반면, 어떤 사람들은 하루를 시작할 때 세미 수파인 자세를 취하면 나머지 하루를 기분 좋게 보낼 수 있어서 좋다고 말하는데, 각자 자신에게 효과 있는 방식대로 하면 된다. 단, 식사를 많이 한 뒤에는 하지 않는 것이 좋다. 아마 상당히 거북할 것이다.

세미 수파인 자세를 취하는 첫날에는 10분 동안 하고, 날마다 1분씩 단계적으로 시간을 늘려 20분까지 연장한다. 여러 번 말했듯이 진정한 변화에는 시간이 소요되므로 인내와 참을성이 요구된다. 매번 시행할 때마다 메모를 하면 변화를 볼 수 있어 도움이 된다. 자신에게 너무 강요하지 마라. 이것은 인내심 테스트가 아니다.

긴장을 푸는 방법을 익힘에 따라 요추 부위가 점차적으로 바닥에 편안히 이완될 것이다. 이렇게 되기까지 몇 주, 아니 몇 달이 걸릴 수 있으므로 스스로에게 인내심을 가져야 한다. 그렇다고 허리 부위를 바닥으로 밀려고 해서는 안 된다. 이것은 오히려 상황을 악화시킬 수 있다. 이러한 긴장은 대부분 여러 해에 걸쳐 누적된 것이기 때문에 하루아침에 사라지지 않을 것이다. 시간이 없다면 20분을 다 채울 필요는 없다. 그럴 경우 가능한 시간만큼만 하면 된다. 어떤 이유에서건 불편함을 느낀다면 연습을 중지하고 알렉산더 테크닉 교사와 상담하는 것이 좋다.

세미 수파인 자세를 연습하는 방법은 간단하다. 머리 아래에 책을 몇 권 놓고, 등을 대고 눕는다. 무릎을 구부리고 발바닥은 골반 가까이에 평평하게 놓는다. 두 손은 배꼽 양옆에 가볍게 올리거나 옆구리 옆에 놓는다. 바닥은 카펫을 깔아 두거나 충분히 따뜻하게 해야 한다. 추위를 느끼거나 추운 곳에 누우면 긴장을 풀기가 훨씬 어렵기 때문이다. 필요하면 누워 있는 동안 담요를 덮어도 된다. 머리 밑에 책을 몇 권이나 놓을 것인지는 사람에 따라 다르다. 하드커버보다는 잡지나 얇은 페이퍼백이 좋다. 책이 단단하게 느껴지면 충격을 완화할 수 있도록 책 위에 수건 같은 것을 놓아도 된다. 가장 적절한 책의 권수는 수업을 시작할 때 알렉산더 테크닉 교사에게 물어보는 것이 좋다. 사정이 있어 이렇게 하지 못하는 경우, 얼마 동안 베개나 쿠션을 이용할 수 있다. 호흡과 침 삼키기가 불편해지면 안 되므로 누워 있을 때 머리가 뒤로 젖혀지거나 앞으로 수그러지지 않도록 해야 한다. 머리 밑에 책을 두는 이유는 머리가 뒤로 당겨져 척추를 압박하는 것을 막기 위해서다. 단순히 누워 있는 상황에도 여전히 머리를 뒤로 당길 수 있는 여지는 있다는 것을 유의하라.

발바닥은 바닥과 균일하게 접하고, 무릎은 천장을 향하고 있어야 한다. 발은 골반과 가까이 위치해야 하나, 불편할 정도로 가까울 필요는 없다. 만약 다리가 안쪽으로 오므려지거나 벌어지는 경우, 아래 지시 사항을 따르면 다리의 근육 긴장을 줄일 수 있다.

1. 다리가 안으로 기울어지면 발을 서로 더 가깝게 둔다.
2. 다리가 바깥쪽으로 벌어지면 발을 더 넓게 벌린다.

허리 부위는 바닥에 놓여 있어야 하나, 평평하게 하려고 인위적으로 노력할 필요는 없다. 무릎이 천장으로 향하도록 하는 이유는 요추 부위가 바닥 위에서 편안히 이완되도록 하기 위해서인데, 이렇게 되기까지 다소 시간이 걸릴 수 있다.

먼저 제11장에서 했던 자각 연습 과정을 행한다. 자신이 느낄 수 있는 모든 긴장을 단지 의식하라. 이때 눈을 반드시 뜨고 있어야 하는데, 이는 집중 상태를 유지하기 위해서다. 몸의 대칭성을 보기 위해 몸의 좌측과 우측을 비교하되, 어떤 것도 바꾸려고 해서는 안 된다. 이제 다음과 같은 지시어를 자신에게 주어라. 연습하는 중간중간에 반복해서 지시어를 주어야 한다.

- 내 목이 자유롭다.
- 내 머리가 앞과 위로 향한다.
- 내 척추가 길어지고 넓어진다.

- 내 다리와 척추가 서로 분리된다.
- 내 어깨가 중심으로부터 멀어진다.
- 내 무릎이 천장을 향해 구부러져 있다.

누워서 하게 되면 몸에 대한 중력의 작용이 바뀌게 되고 균형의 문제와 주의 산만을 줄일 수 있어 긴장을 풀기가 더 용이해진다.

이 과정은 '활성적인 눕기'라고 부르기도 하는데, 비록 몸은 휴식 상태에 있지만 완전히 깨어 있는 상태를 유지해야 하므로 단순히 쉬는 것과는 다르다. 자꾸 딴생각이 나더라도 자신에게 화를 내지 말고 단지 현재의 순간으로 의식을 되돌려 보라.

무언가를 하려고 하거나 바른 자세를 찾으려는 시도를 해서는 안 된다는 것을 명심해야 한다. 왜냐하면 이 연습은 '덜 하는' 것에 초점이 맞추어져 있기 때문이다. 위에 나열된 지시어들은 당신이 생각할 수 있는 것 중 단지 일부일 뿐이다. 더 창의적으로 다른 것들을 상상해 보기 바란다. 몸의 한 부분이 다른 부분으로부터 분리된다고 생각하다 보면 근육 긴장의 이완을 촉진할 것이다. 이러한 새로운 생각 방식에 완전히 편안해지기까지는 며칠 내지 몇 주가 걸릴 수 있으니 인내심을 갖고 기다려야 한다.

알렉산더 테크닉을 가르치기 시작한 첫해에 나는 25년 동안 요통으로 고생한 한 남자를 만났다. 첫 수업 날, 그는 윗주머니에서 수첩을 꺼내 살펴보더니, 요통 때문에 사용한 돈이 8만 7,000파운드(약 1억 5,000만 원. 파운드는 영국의 화폐 단위로 1파운드는 우리 돈 약 1,800원에 해당한다)가 넘었다고 말했다. 그는 수술을 하거나 의사에게 치료를 받는 데 2만 5,000파운드, 카이로프랙틱·정골요법·물리치료를 받는 데 1만 5,000파운드, 그 밖의 보조요법에 1만 파운드를 사용했다. 요통에 도움이 된다는 요추 의자를 구입하는 데도 1만 파운드 이상을 들였지만 별 도움이 되지 못했다. 몇 년 동안 가구나 장비를 구입하는 데도 적지 않은 돈이 들었고, 그는 이 모든 것을 꼼꼼히 기록해 왔다.

첫 수업에서 나는 그에게 활성적인 눕기 연습을 어떻게 하는지 보여 주고, 다음 달까지 매일 시행하도록 지시했다. 약간 동요하는 듯한 모습을 보이던 그는 나에게 이렇게 물었다.

"선생님은 제가 8만 7,000파운드나 쓸 필요가 없었다고 말씀하시는 건가요? 선생님이 알려 주신 이 자세만 취하면 요통을 고칠 수 있다는 건가요?"

나는 잠시 생각하다가 솔직하게 대답했다.

"네, 그것이 내가 하고자 하는 말입니다."

그는 좀 더 혼란스러워했고, 약간 화난 듯 보였다. 나는 휴가를 떠나야 해서, 이 수업 후 2주 동안 그를 보지 못했다. 그래서 그는 3주 내내 혼자서 눕기 연습만 하다가 두 번째 수업에 나타났다. 그의 변화는 확연히 보였고, 훨씬 여유가 있어 보였다. 그는 하루도 연습을 빼먹지 않았으며 거의 매일 하루에 두 번 이상 연습했다고 말했다. 연습을 시행한 후로 통증은 전혀 없었다고 했다. 몇 번의 수업을 더 받은 후, 그의 자세는 완전히 바뀌었고, 가족과 친구들은 그의 자세가 완전히 바뀐 것을 보고 감탄을 금치 못했다. 그의 사례는 아주 이례적이기는 하나, 세미 수파인 자세 연습의 효과를 잘 보여 주는 것이라고 할 수 있다.

❝ 알렉산더 테크닉은 배우인 나에게 확실히 좋은 결과를 보여 주었다. 긴장이 최소화되고, 몸의 균형이 잡혔으며, 키도 4센티미터나 컸다. 성대가 이완되는 느낌이 들고, 섬세한 표현력도 갖출 수 있게 되었다. 그 후 오랫동안 이 효과는 계속되었고, 일상생활에서도 큰 도움이 되었다. 균형 감각을 유지하고 긴장을 완화하면서 나는 수많은 일상 속의 스트레스가 몸에 가한 통증과 고통을 감소시킬 수 있었고, 더 이상 그런 통증이 나타나는 것을 피할 수 있게 되었다.❞

_ 케빈 클라인(Kevin Kline, 영화배우)

세미 수파인 자세의 효과

- 전반적인 자세를 개선한다.
- 추간판의 수액 흡수를 도와 키를 크게 한다.
- 과도한 척추 만곡을 감소시켜 척추를 바르게 해준다.
- 척추가 길어지게 해서 기립 자세를 더 잘 지지해 준다.
- 신체 전반의 근육 긴장을 풀어 준다.
- 늑간 근육intercostal muscle과 횡격막을 이완시켜 호흡을 개선한다.
- 근육의 이완으로 혈액 순환을 개선한다. 손발이 따뜻해졌다고 말하는 사람들이 많이 있다.
- 과긴장된 근육에 눌렸던 신경의 압박을 감소시킨다.
- 척추의 뼈와 관절의 퇴행을 방지하고, 잘못된 몸의 사용으로 인해 마모된 골격을 재생한다.
- 내부 장기가 정상적으로 기능할 수 있는 공간을 확보한다.
- 활력을 되찾고, 재충전시켜 준다.
- 육체적·정신적·감정적 스트레스와 긴장을 전반적으로 감소시켜 준다.

이러한 효과는 세미 수파인 자세를 꾸준히 연습하는 사람만이 거둘 수 있다. 하루에 적어도 10분 이상, 몇 주에 걸쳐 연습을 계속해야 한다. 피치 못하게 빠지게 되는 경우는 어쩔 수 없지만, 가능한 한 꾸준히 하는 것이 좋다. 처음에는 아무런 변화가 없는 것처럼 느껴질 수 있지만 꾸준히 하다 보면 효과가 나타난다. 인내심을 가지고 계속하되, 억지로 무언가를 하려고 해서는 안 된다는 것을 명심하라.

제14장

자세와 호흡

"호흡은 삶과 의식을 연결하는 다리이며,
몸과 생각을 일치시켜 준다."
_ 틱낫한(Thich Nhat Hanh)

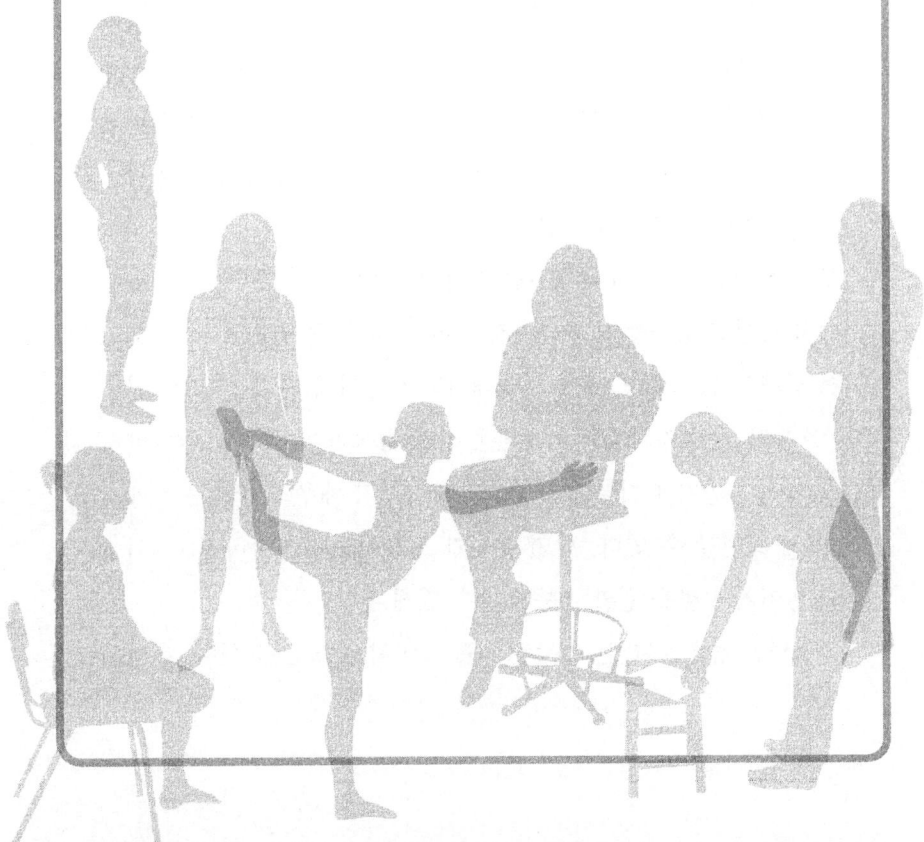

호흡은 우리가 행하는 가장 중요한 활동 중 하나다. 호흡은 우리가 세상에 태어나면서 처음 하는 행위이며, 세상을 떠나면서 하는 마지막 행위다. 호흡은 끊임없이 우리의 폐를 채워 주고, 우리에게 생명을 준다. 호흡은 평온하게 항상 거기에 있으며, 언제든 이용될 수 있는 준비가 되어 있다. 그러나 우리는 그것을 인식하지 못할뿐더러 그에 감사하지도 않는다. 우리는 다른 일들에 정신이 팔려 있다. 호흡 방식은 우리의 삶의 방식에 영향을 줄 수 있고, 삶의 방식 또한 호흡 방식에 영향을 미친다.

　우리가 일상생활에서 서두르는 상태가 되면 호흡이 빨라지고 얕아져서 충분히 공기를 받아들이지 못하게 된다. 반대로 우리가 호흡을 급하고 얕게 하면 항상 조급해지고 시간이 없는 듯 느끼게 된다. 호흡의 질이 저하되는 악순환은 쉽게 형성된다. 그러한 악영향은 인생의 후반기에 다다른 사람들의 호흡수가 매우 빨라지는 것에서 쉽게 확인할 수 있다. 반면 우리가 정상적으로 호흡하면 더 여유가 있어지고 삶을 원활히 통제할 수 있게 된다.

　정상적인 경우, 우리는 아무런 힘을 들이지 않고 숨을 쉰다. 우리는 숨을 쉬어야 한다고 기억할 필요는 없으나, 생명을 유지해 주는 중요한 작용을 방해하지 않는 방법은 배워야 한다. 지금도 쉬지 않고 일어나고 있는 들숨과 날숨을 의식해 보라. 공기를 폐로 들이쉬고 내뱉는 힘이나 에너지를 느낄 수 있는가? 다른 많은 인체의 작용에서와 마찬가지로 많은 사람이 무의식적 · 습관적으로 호흡이라는 단순한 행위를 방해하고 있다. 나쁜 자세 때문에 생기는 과도한 근육 긴장은 호흡을 왜곡시켜 에너지 부족과 피로를 야기한다. 심한 경우, 몸의 잘못된 사용은 천식과 같은 생명을 위협하는 문제로까지 악화될 수 있다.

호흡을 고려하지 않고 자세를 개선하려는 것이나 자세를 고려하지 않고 호흡을 개선하려는 것은 씹지 않고 먹으려는 것과 유사하다고 할 수 있다. 자세와 호흡은 불가분의 관계이며, 서로 직접적인 영향을 주고받는다. 우리가 몸을 제대로 사용하고 있는지 아닌지에 따라 우리가 숨을 쉬는 방식은 달라진다. 고개를 숙이고 앉아 보면 자세와 호흡의 상호 관련성을 쉽게 알 수 있다. 잠시 동안 이렇게 수그린 자세로 있어 보면 정상적으로 깊게 숨 쉬는 것이 어려움을 느낄 수 있다. 허리에 과도한 만곡을 주어 경직된 자세로 앉아 보아도 비슷한 결과가 나오는 것을 알 수 있다. 나쁜 자세가 습관이 되면 제한된 호흡도 습관이 되어 호흡 문제로 이어진다. 우리가 보다 안정적인 방식으로 몸을 사용할 수 있게 되면 우리의 호흡도 덜 제한받게 된다. 숨을 더 잘 쉴 수 있게 되면 근육 긴장을 감소시켜 더 균형 있고 안정되게 앉고 서고 움직일 수 있게 된다. 많은 사람이 숨을 잘 쉴 수 있게 도와주었기 때문에 알렉산더는 '숨 쉬기의 달인'이라 불리기도 했다.

알렉산더 테크닉은 알렉산더가 자신의 호흡과 목소리 문제를 해결하기 위해 개발한 것이었는데, 동료 배우들을 포함한 많은 사람이 자세 개선, 협응, 균형 회복을 통해 자신의 문제를 해결하는 것을 돕는 데 많이 사용되었다.

> 알렉산더 테크닉은 나의 문제를 해결할 수 있도록, 에너지가 막힌 것을 풀 수 있도록, 심각한 무대 공포증에 대처할 수 있도록 도와주었다.
>
> _ 윌리엄 허트(William Hurt, 영화배우)

과도하게 긴장된 근육은 흉곽, 폐의 기능뿐만 아니라 공기가 통과하는 콧구멍, 입, 목구멍과 호흡관에까지 영향을 줄 수 있다. 또한 몸통 전체를 전반적으로 수그러지게 만들어 폐가 들이킬 수 있는 공기의 용량을 심각하게 저하시켜 호흡을 얕게 만들 수 있다. 얕은 호흡은 충분한 공기를 흡입하기 위해 더 많은 노력을 해야 한다는 것을 의미한다. 다시 말해 아무런 노력을 하지 않고도 쉽게 이루어지던 호흡이 매우 힘든 일이 되어 버릴 수 있다는 의미다.

하지만 이렇게 육체적 노력이 증가되는 것을 알아차리기는 쉽지 않다. 왜냐하면 여러 해를 거치면서 얕고 힘겨운 호흡에 익숙해졌고, 그래서 그것이 정상적이고 옳은 것으로 느껴지기 때문이다. 한 의사의 말에 따르면, 많은 사무직 근로자들이 고양이 한 마리가 정상적인 삶을 유지하기에 충분할 만큼의 공기도 들이쉬지 못한다고 한다. 나의 경험에 비추어 볼 때, 꽤 수긍이 가는 말이다. 많은 사람이 자신의 호흡 패턴이 엉망이라는 것을 알지 못한다. 버스를 쫓아

달리거나 계단을 올라가야 할 때와 같이 힘을 써야 하는 상황에 직면해서야 불량한 호흡의 부정적인 효과를 경험하게 된다.

호흡을 저해하는 이러한 패턴은 5~6세까지 거슬러 올라간다. 왜냐하면 이때부터 학교 책상에 기대어 앉게 되면서 굽은 자세를 취하기 시작하기 때문이다. 발육기에 이처럼 제한된 자세를 유지할 것을 강요당하게 되면 호흡이 부자연스러워질 수밖에 없다. 나쁜 자세는 우아하지 못하고 협응이 안 된 어색한 동작을 야기할 뿐 아니라, 호흡에 제한을 가하여 불충분한 공기가 흡입되도록 한다.

유해한 호흡 습관은 아동기나 청소년기 동안에는 인식되지 못하고 지나갈 수 있으나, 습관이 점점 고착화되고 두드러지는 성인기가 되면 빠르고 얕은 호흡의 증거가 훨씬 용이하게 관찰된다. 심한 경우, 흉곽 주위의 과도한 긴장이 직접적인 원인이 되어 숨을 들이쉬고 내쉴 때 어깨를 필요 이상으로 들어 올리기도 하고, 복부 근육을 계속 경직시켜 숨을 쉴 때 가슴을 들어 올렸다 내렸다 하기도 한다. 이러한 행동이 발생하는 이유는 너무 꼿꼿하게 바로 앉으려고 하거나 복부는 평평해야 한다고 잘못 생각하기 때문이다. 이처럼 호흡계의 작용이 비정상적으로 일어나게 되어 충분한 산소를 들이마시지 못하면 우리는 무의식적으로 더 많은 산소 흡입을 위한 다른 방법을 찾으려 한다. 즉, 호흡 횟수를 늘림으로써 더 빠르고 얕은 호흡 패턴이 나타나게 되는 것이다.

반면 아기나 어린아이들을 관찰해 보면, 호흡을 할 때마다 배와 흉곽이 리드미컬하게 들어갔다 나왔다 하는 것을 볼 수 있다. 공기가 거의 힘들이지 않고 들어갔다 나왔다 하는 동안 몸의 나머지 부분들은 이완된 상태를 유지한다. 마치 온몸으로 호흡하는 것 같다.

호흡과 스트레스

호흡 방식은 우리의 마음 상태, 에너지 수준, 정서적으로 느끼는 방식, 심지어 움직이는 방식에도 영향을 미친다. 단기적으로 볼 때는 빠르고 얕은 호흡 방식이 그다지 유해하지 않을 수 있으나, 장기적으로 빠르고 얕게 호흡하게 되면, 불안, 걱정, 공황장애, 스트레스와 같은 부정적인 마음 상태를 야기할 수 있다. 이러한 부정적인 마음 상태는 다시 호흡 작용을 더욱 악화시키는 악순환으로 이어진다. 누군가 너무 긴장하고 불안해하면 사람들은 숨을 깊이 쉬어 보라고 말해 주곤 한다. 이처럼 우리가 호흡하는 방식에 주의를 기울이면, 의식이 환기되어 호흡을 저해하는 해로운 습관을 변화시킬 수 있다. 정상적인 호흡 리듬을 다시 터득함으로써 일상생활을 영위하는 과정에서 우리가 생각하고 느끼고 행동하는 방식에 변화를 가져올 수 있다.

수업을 받으러 오는 사람들 중에는 특별히 호흡에 문제가 있다고 호소하는 경우가 거의 없으며, 호흡에 문제는 없느냐고 물으면 다들 괜찮다고 말한다. 그러나 내가 지켜본 결과, 많은 사람이 너무 빠르고 얕고 흥분된 방식으로 호흡하고 있다. 한 호흡이 끝나고 다음 호흡이 시작되기 전에 잠시의 여유도 주지 않는 경우가 많다. 이것은 그들이 그동안 어떻게 살아왔는지를 직접적으로 반영한다. 그들은 생활에 시간적 여유가 없다고 말하는 경우가 많다. 많은 사람이 쫓기듯 급하게 살기에 과도한 근육 긴장과 호흡의 제한된 패턴들이 야기된다. 이로 인해 신체적 건강, 마음의 상태, 삶의 질에 부정적 영향을 미친다. 알렉산더 테크닉 수업을 받으면 대부분 호흡수가 자연스럽게 감소하며, 3분의 1 수준까지 감소하는 경우도 많다.

호흡 연습

호흡 개선 방법에 대해서는 여러 주장이 있다. 그러나 불행하게도 그들이 제시하는 호흡 개선 방법은 나쁜 습관을 더 부추겨 득보다 실이 많은 경우가 적지 않다. 분명 목소리 전문가나 체육 교사들은 선한 의도로 폐가 더 원활하게 작용할 수 있도록 숨을 깊이 쉬라고 유도한다. 그들의 이야기는 원칙적으로는 합당하나, 숨을 깊이 쉬는 것은 사실 많은 호흡 문제를 악화시킬 수 있다. 숨을 들이마시거나 내뱉음으로써 폐 용량을 증가시키라고 지도받는 경우도 종종 있는데, 이것은 이미 과긴장된 근육계에 더 큰 압력을 가한다. 호흡 연습은 보통 공기를 들이쉬는 것에 중점을 두는데, 그 훈련의 일환으로 숨을 깊이 들이쉬다 보면 근육을 긴장시켜 전체적인 호흡 작용을 더 어렵게 만든다. 근육을 긴장시키는 것은 허리의 만곡을 더욱 심하게 하고, 가슴을 들어 올려지게 만든다. 이것은 잘못된 호흡 패턴을 추가시켜 기존의 호흡 습관을 더욱 고착화한다.

반면, 알렉산더 테크닉은 특정한 호흡 방법을 가르치는 것이 아니라, 유해한 습관을 버리는 과정을 통해 더욱 자연스러운 호흡을 유도한다. 알렉산더 테크닉 교사이자 류머티즘 전문의인 윌프레드 발로우 박사는 천식 환자에게 필요한 것은 운동이 아니라 '호흡 근육'이라고 주장했다. 그는 저서 《알렉산더 테크닉의 원리 The Alexander Principle》에서 이렇게 말했다.

"천식 환자는 자신의 잘못된 호흡 방식을 멈추는 것을 배워야 한다. 물리치료사는 이런저런 상황에 맞춰 호흡 훈련을 하도록 지시하는 경우가 많은데, 호흡 훈련은 천식 환자에게 별로 도움이 되지 않는다. 최근의 한 연구에 따르면, 호흡 훈련을 하고 난 뒤 다수의

천식 환자들이 훈련을 시행하기 전보다 호흡의 능률성이 떨어졌다고 한다. 천식 환자들에게는 호흡 교육이 필요하다. 그들에게는 자신의 잘못된 호흡 습관에 대한 면밀한 분석과, 잘못된 방식을 어떻게 개선된 방식으로 대체할 것인지에 대한 명확한 가르침이 필요하다."

지난 20년 동안 많은 천식 환자가 도움을 구하러 나를 찾아왔다. 나는 그들이 전체적인 자세를 개선함으로써 더 편하게 숨 쉴 수 있게 되었다는 것을 확인했다. 알렉산더 테크닉은 많은 사람이 약물 복용을 줄이거나 멈출 수 있도록 도움을 주었다. 물론 의사의 철저한 관리도 병행되어야 한다.

호흡의 기전

호흡계가 어떻게 작용하는지에 대해 간략히 살펴보자. 폐는 상당히 큰 장기 중 하나다. 폐의 총폐용량은 4~6리터에 해당하며, 하루에 1만 1,000리터의 공기를 호흡한다. 폐는 유연한 흉곽으로 감싸여 있고, 폐의 최상부는 쇄골 위까지 위치하며, 폐의 아랫부분은 거의 흉곽 하단부까지 뻗어 있다(사진 49 참고). 폐 바로 아래에는 매우 강력한 근육인 횡격막이 있으며, 호흡 과정과 밀접한 관련성이 있다. 횡격막은 커다란 돔 모양의 근육으로, 하부 늑골과 접해 있다.

숨을 들이쉴 때

숨을 들이쉬면 횡격막이 수축하여 아래쪽으로 평평해지면서 돔 모양을 상실하게 되며, 흉곽 내부 공간이 확대된다. 동시에 하부 늑

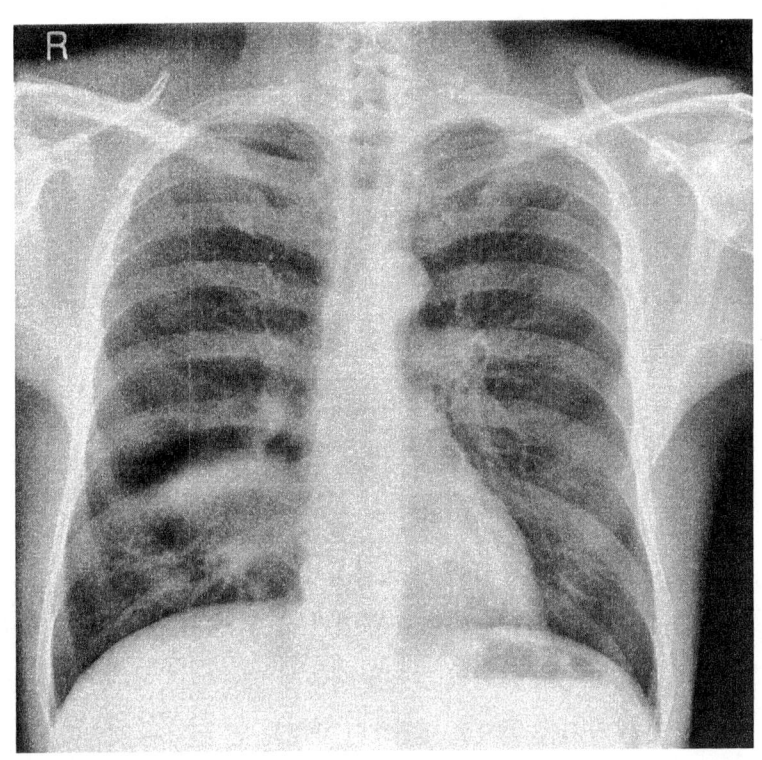

▶사진 49
폐(진하게 보이는 부분)는 사람들이 생각하는 것보다 훨씬 크다. 쇄골 윗부분에서 시작하여 거의 늑골 하단에까지 이른다.

골들이 벌어져서 더 많은 공기가 들어올 수 있는 공간이 생겨나게 된다. 횡격막이 어느 지점까지 신장되면 '신장 반사 stretch reflex'가 작동하여 자동적으로 원래의 돔 형태로 돌아가게 된다.

숨을 내쉴 때

숨을 내쉴 때는 위와는 반대의 과정이 일어난다. 횡격막이 이완하여 돔 형태를 회복하고 흉곽 내 용적이 줄어든다. 흉골이 내려오고, 하부 늑골들이 오므라든다. 이것은 흉강 내의 공간을 줄여서 폐에서 공기가 빠져나가게 한다. 숨을 내쉬면 폐 내부의 공기 압력이 줄어들어 부분적인 진공이 일어나 바깥 공기가 폐 안으로 자동적으로 빨려 들어온다. 이것은 횡격막을 수축시켜 다시 아래로 내려가게 하고, 이렇게 한 호흡 주기를 완료한다. 정상적인 상황이라면 전반적인 호흡 작용은 자가 조절 방식으로 자동적으로 일어난다.

많은 사람의 생각과는 달리, 우리의 호흡 방식을 결정하는 것은 들숨이 아니라 날숨이다. 그러나 많은 호흡 훈련이 공기를 빠져나가게 해주는 것보다 숨을 들이쉬는 데 초점이 맞추어진다. 사실 더 많이 내쉴수록 그 다음 들숨이 더 깊어져서 호흡 자체가 깊어진다. 그러므로 호흡을 개선하기 위해 가장 먼저 해야 하는 것은 새로운 들숨을 시작하기 전에 그전의 날숨을 마치게 해주는 것이다. 여기서 중요한 것은 공기를 억지로 내뱉으려 해서는 안 된다는 것이다. 그 또한 과도한 긴장을 유발하여 정상적인 호흡을 저해한다.

호흡 개선하기

알렉산더는 전문 배우였고, 효율적인 호흡은 연기에 필수적이었다. 그는 알렉산더 테크닉 수업을 통해 사람들이 더 쉽게 호흡할 수 있도록 도왔다. 그의 유명한 말 중에 "마침내 나는 깨달았다, 내가 숨을 쉬지 않으면 나는 숨을 쉰다는 것을"이라는 말이 있다. 얼핏 모순처럼 느껴지기도 하지만, 이것은 그의 기술이 어떤 방식으로 호흡할 수 있도록 애쓰는 것이 아니라 '덜 하는' 것에 기초를 두었기에 가능한 말이었다.

　자연스러운 호흡 과정을 저해하는 것을 멈추는 것이 호흡 개선을 위한 열쇠다. 그렇게 하면 호흡이 스스로 자연스럽게 일어나게 된다. 자연스러운 호흡은 발표자나 연설가, 배우, 음악가 등 대중을 상대로 말하거나 연기하는 사람들에게 매우 중요하다. 왜냐하면 그들은 발표나 공연을 하기 전이나 하는 도중에 초조해할 수 있고, 그로 인한 긴장은 그들의 공연에 영향을 미쳐 심한 경우 공연을 완전히 망쳐 버릴 수도 있기 때문이다. 호흡을 자연스럽게 할 수 있다는 확신이 있다면, 스트레스에 효율적으로 대처할 수 있으며, 극심한 감정이나 정신적 스트레스 아래에서도 평정심을 유지할 수 있다.

　호흡을 변화시키려 애쓰지 않고 자신이 어떻게 호흡하는지에 주의를 기울이는 것만으로도 변화를 가져올 수 있다. 잠시 시간을 내어 서거나 앉았을 때의 자신의 호흡을 의식해 보자. 그리고 스스로에게 다음과 같은 질문을 던져 보자.

- 호흡은 얼마나 빠른가?
- 얼마나 깊이 숨 쉬는가?
- 숨을 쉴 때 늑골이 움직이는가?
- 그렇다면 흉곽의 어느 부위가 가장 많이 움직이는가?
- 숨을 쉴 때 복부는 어느 정도 움직이는가?
- 호흡에 제한은 없는가? 만약 있다면 어디인가?

　자신의 호흡 방식을 의도적으로 바꾸려 하지 않는 것이 핵심이다. 들숨과 날숨을 그저 의식하기만 하라. 이것만으로도 긍정적인 변화가 발생하는 경우가 많다. 긴장을 의식하게 되는 것이 자연스러운 호흡의 첫걸음이다.

알렉산더는 학생들이 자연스러운 호흡을 다시 배우는 것을 돕기 위해 '위스퍼 아Whispered ah' 과정을 고안해 냈다. 그는 항상 연습이라는 말을 사용하기를 꺼렸다. 연습 그 자체가 습관을 조장할 수 있고, 사람들이 스스로 생각하는 것을 막을 수 있다는 우려 때문이었다. 그래서 그는 이 과정을 행할 때는 자제심을 유지해야 하며, 호흡하는 중에 목적의식에 빠지는 것을 조심해야 한다고 강조했다.

공기가 코를 통과하여 기도를 따라 폐로 들어가는 것을 의식하라. 단지 호흡을 의식하는 것만으로 자신이 알아차리지도 못하는 섬세한 변화를 가져올 수 있다. 다시 강조하건대, 어떤 방식으로든 호흡을 변화시키려고 하는 것은 몸의 자연스러운 과정을 방해할 뿐이다.

'이~', '우~', '쓰~'와 같은 다른 소리를 내는 것도 무방하다. 들숨에서 공기는 코를 통해 수평으로 들어온다. 많은 사람이 공기의 방향이 콧구멍을 타고 위로 들어온다고 생각하지만, 두개골 해부도를 보면 비강 입구가 수평인 것을 알 수 있다.

이 사실을 스스로 시험해 볼 수 있다. 공기가 코를 통해 위로 들어온다고 생각하면서 숨을 깊이 들이마셔 보라. 다음에는 공기가 코를 통해 수평으로 들어온다고 생각하며 숨을 들이마셔 보라. 아마 두 번째 호흡법이 훨씬 수월하다는 것을 알게 될 것이다. 어떤 사람은 눈을 통해 호흡한다고 생각하는 것이 도움이 된다고 하는데, 이렇게 하면 '위스퍼 아' 과정 동안 목과 기도의 긴장을 방지하는 데 도움이 될 수 있다.

'위스퍼 아'를 정기적으로 실행하면 유해한 호흡 습관에서 벗어나

＊'위스퍼 아' 과정

1. 먼저 지시어 주기 시간을 갖는다.

2. 혀의 위치를 의식하고, 혀가 바닥에 가만히 놓이도록 한다. 혀끝은 앞 아랫니 뒤쪽에 살짝 닿게 한다. 이렇게 하면 공기가 폐로부터 출입하는 통로가 확보된다.

3. 자신을 미소 짓게 하는 어떤 것을 생각한다. 이렇게 하면 연구개(입천장 부위)가 들어 올려져 공기가 자유롭게 드나들 수 있는 통로가 만들어진다. 또한 입술과 얼굴 근육의 긴장을 이완하도록 해준다.

4. 부드럽게 아래턱을 떨어뜨려 입이 벌어지게 한다. 중력에 의해 자연스럽게 일어나도록 하면 머리가 뒤로 기울어지지 않을 것이다.

5. '아~' 소리를 호흡이 자연스럽게 끝날 때까지 속삭이듯 내뱉는다. 공기를 너무 빨리 내뱉으려 하거나, 폐를 비우기 위해 '아~' 소리를 최대한 오래 내려고 조바심을 내지 않는 것이 중요하다. 부드럽게 입을 다물고, 공기가 코를 통해 들어와 폐가 채워지도록 한다.

6. '아~' 소리를 낼 때 긴장하는 부위가 없는지 유의한다.

7. 이 과정을 서너 차례 반복한다.

더 효율적인 호흡 방식을 개발할 수 있게 될 것이다. 처음 이 과정을 할 때는 교사와 함께 해볼 것을 강력 권장한다. 혼자서 하면 지시 사항을 잘못 해석할 수 있으며, 근육을 무의식적으로 긴장시켜 다른 행동을 하게 될 수도 있다. 예를 들어, 4번 지시 사항을 실행하는 경우 턱이 떨어지도록 하는 대신 머리를 척추 위로 당기는 경우가 많으며, 입을 벌린다고 생각하지만 실제로는 입술 사이의 간격이 2센티미터 미만인 경우도 있다. 만약 주변에 알렉산더 테크닉 교사가 없거나 수업을 받을 수 없는 경우, 거울을 앞에 두고 과정을 실행해

보는 것이 좋다. 이렇게 하면 자신이 지시 사항을 제대로 수행하고 있는지 더 잘 알 수 있기 때문이다. 자연스러운 호흡은 불수의적이다. 우리가 호흡을 저해하지만 않으면 호흡은 자기가 알아서 한다.

목소리와 자세

많은 사람이 말하기와 노래 부르기가 전신과 관련이 있다는 것을 인식하지 못한다. 말하기와 노래 부르기는 나쁜 자세의 영향을 받는다. 만약 우리가 말하기와 노래 부르기를 효과적이고 자신감 있게 하고 싶다면 목소리의 위험한 적인 근육 긴장을 반드시 제거해야 한다. 목소리가 제대로 나오게 하기 위해서는 먼저 그 행위를 하는 동안 우리가 몸을 사용하는 방식을 살펴야만 한다.

대화를 나누는 것을 포함해서 목소리를 내는 모든 행위를 할 때는 호흡을 어떻게 할 것인지가 가장 중요하다. 폐는 마치 풀무처럼 성대가 위치한 후두를 통해 공기를 뱉어 내 성대를 진동시킨다. 그리고 이 소리는 머리 안의 구멍들을 통해서 증폭되며, 혀, 구개, 입술이 이 증폭된 소리를 자음이나 모음으로 구체화한다. 만약 과도한 근육 긴장으로 인체의 정렬이 균형에서 벗어나 있으면 소리에 영향이 미치게 된다. 고개를 숙였을 때와 바르게 섰을 때 '아~' 소리가 어떻게 다른지 살펴보라. 현저한 차이가 있음을 알 수 있을 것이다. 이처럼 우리가 말하는 방식도 자세의 영향을 받는다.

호흡 즐기기

자연스러운 호흡은 존재의 필수 부분일 뿐만 아니라 삶의 크나큰 즐거움이다. 공기가 우리를 생명 에너지로 채우고, 생명의 경이로움을 누릴 수 있는 또 다른 순간을 선물하는 것을 느끼는 것은 더할 나위 없는 기쁨이다.

이탈리아의 시인이자 소설가인 조반니 파피니Giovanni Papini는 호흡이 삶의 가장 큰 기쁨이라고 노래했다. 호흡을 의식하고, '위스퍼 아~' 과정을 정기적으로 실행하는 것은 몸을 평화롭게 하는 강력한 방법이 될 것이다. 또 지금 이 순간에 존재하며 살아 있음의 경이로움을 경험하게 해줄 것이다.

호흡이 자연의 리듬을 되찾으면, 호흡은 더욱 깊고 자유로워지며, 몸은 훨씬 더 제 기능을 발휘하게 될 것이다. 많은 사람이 성령이 충만함을 느낄 때 삶에 대한 새로운 열정으로 재충전됨을 느낀다. 매 호흡마다 우리를 옥죄었던 습관을 벗어던지는 새로운 기회가 와서 우리 삶에서 참된 선택을 할 수 있게 할 것이다. 그러한 선택을 통해서 우리는 허황된 꿈을 좇으며 생을 낭비하는 것이 아니라, 자유 의지를 통해 삶을 우리가 원하는 것으로 바꿀 수 있는 힘을 갖는다.

틱낫한의 지혜의 말씀은 우리의 자세 개선에 경이롭고 기적적인 효과를 줄 수 있을 것이다.

"미소 짓고, 숨 쉬고, 천천히 가라."

제15장

삶의 균형 회복하기

"옳고 그름을 넘어선 그곳에서 나는 그대를 만나리."
_잘랄루딘 루미(Jalaluddin Rumi, 신비주의 사상가·시인)

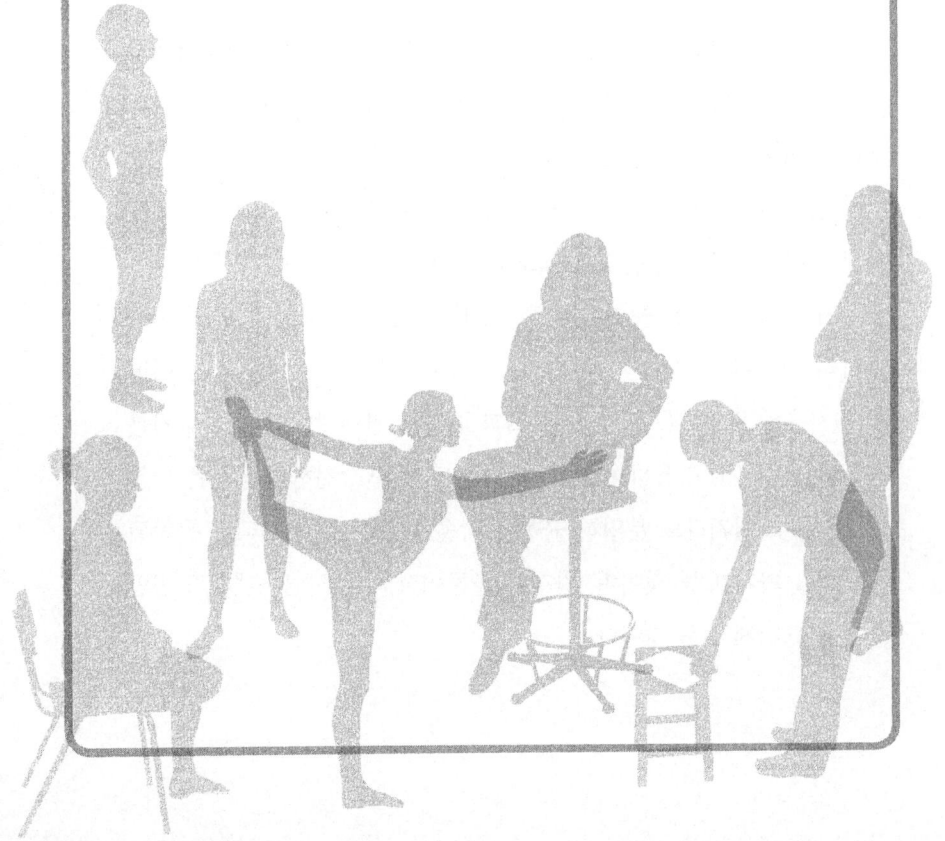

자세의 문제가 단지 육체적인 것이 아니라 존재의 핵심과 관련이 있는 것이라는 사실을 이해했기를 바란다. 자세는 건강, 감정, 삶에 대한 태도에 영향을 준다. 자세는 자신이 어떤 사람인지를 그대로 반영한다. 아니면 적어도 자신이 어떤 사람인지 인식할 수 있게 해 준다. 그리고 다른 사람들이 자신을 어떻게 보고 어떻게 대할지에도 직접적인 영향을 미친다. 자세는 자신의 정체성을 통합적으로 반영하기 때문에 자세를 개선하는 것은 앉고 서고 움직이는 방식뿐 아니라 생각하고 느끼는 방식까지 변화시킨다. 반대로 생각이 명석해지고 정서가 안정되면 분명 자세도 개선된다.

    지금까지 살펴본 것처럼 나쁜 자세는 그냥 우연히 취하게 되는 하나의 행동이 아니라, 지금까지 모든 행위를 할 때 자신의 몸을 어떻게 사용해 왔는지를 보여 주는 결과물이다. 알렉산더 테크닉의 기본 원리를 배우고 적용하며 이 책에 제시된 것을 실천하면 당신은 비록 속도는 느릴지라도 분명히 균형 감각을 회복하고, 협응되고 통합된 느낌을 가지게 될 것이며, 자신은 물론이고 다른 사람들에게도 편안함을 느끼게 해줄 것이다.

삶의 많은 측면들은 균형을 회복할 수 있다. 자세가 좋아지는 것은 단순히 건강에만 도움이 되는 것이 아니라 사회생활, 직장 생활, 대인 관계 등 생활 전체에 유익한 영향을 미친다. 로버트 루이스 스티븐슨Robert Louis Stevenson은 이렇게 말했다.

"자신이 있어야 할 곳을 찾고 자아를 실현하는 것이 인생의 유일한 목표다."

우리는 우리의 숨은 잠재력을 발견해야 한다. 자세 개선은 내적 자신감을 키워 주고, 창의적 재능을 발굴할 수 있게 해준다. 수년 동안 억압되어 한 번도 사용된 적이 없던 그 재능을 말이다.

진정으로 자세를 개선하고자 한다면, 앉거나 서 있는 동안 특정한 자세를 취하겠다는 생각에서 벗어나야 한다. 그리고 자세의 효과는 그것이 좋은 것이든 나쁜 것이든 자신의 몸 전체에 침투하여 자신이 말하고 행동하는 모든 것에 영향을 미친다는 것을 알아야 한다. 처음 만나는 사람과 인사를 할 때, 신발 끈을 묶을 때, 심지어 유리잔을 입술로 가져갈 때 등 모든 상황에서 자세는 우리와 함께한다. 자세는 생각하는 방식, 삶의 태도, 그리고 다른 사람에게 감정적으로 반응하는 방식 등 많은 것을 반영한다. 그러므로 자세를 변화시키려면 육체적·정신적·감정적으로 자신을 사용하는 방식을 변화시켜야 한다.

자세와 감정

알렉산더는 육체적·정신적·영적인 모든 것이 근육의 긴장으로 전환될 수 있다고 말한다. 즉, 과거에 입은 외상과 표현되지 않은 감정이 근육에 간직되어 우리가 취하는 고정된 자세로 나타날 수 있는 것이다. 우리가 그것을 인식하지 못한다면 억압된 무의식적 감정이 우리의 삶과 대인 관계에서 일어나는 습관적 반응으로 드러날 수 있다.

가끔 다른 사람들의 말이나 행동이 현재의 사건과는 전혀 무관한 과거의 감정을 건드릴 수 있으며, 우리의 반응이 근육의 긴장을 심화시켜 문제를 악화시키기도 한다. 특정 상황에서 비록 반응하지 않더라도, 자신을 보호하는 오래된 정신적·감정적 방식은 과도한 근육 긴장이라는 형태로 몸에 기억되어 결국 강력한 습관으로 전환되고, 자세에 나쁜 영향을 미칠 수 있다. 그렇게 되면 내부 장기, 근육, 관절에 심한 압력과 제한이 가해져서 호흡계나 순환계 같은 몸의 다른 기관들이 부담을 감수해야 하며, 결국에는 몸이 정상적으로 기능할 수 없게 되어 병에 걸리기 쉽다.

하지만 자신의 행동을 변화시키기 위해 여러 해 동안 치료를 받을 필요는 없다. 행동하기 전에 습관적이고 자동적인 반응을 자제하는 것을 배우는 것만으로도 일상생활에서의 사고방식과 행동 방식에 상당한 변화를 가져올 수 있다. 아리스토텔레스는 이렇게 말했다.

"화를 내는 것은 쉽다. 그러나 합당한 대상에게, 적절한 정도로, 제때에, 합당한 목적으로, 정당한 방식으로 화를 내기는 어렵다."

자제심을 이용하면 균형에서 벗어난 많은 감정을 통제할 수 있게 되고, 적극적으로 자신의 의식을 조절할 수 있게 된다. 억압된 감정, 경직된 사고방식, 고정된 편견으로 형성된 근육 긴장을 풀기 위해 의식적인 선택을 함으로써 더 행복하고 조화로운 삶을 살 수 있다.

이미 살펴보았듯이, 단순히 몸의 위치적 변화를 통해 자세를 개선하려고 하는 것은 지속적인 효과를 볼 수 없으며, 때로는 상황을 더 악화시킬 수도 있다. 그러나 앉고 서고 움직이는 방식을 의식한 뒤, 의식적·의도적으로 움직임을 결정하면 자신의 존재에 대한 많은 것을 알 수 있다.

사실 옳은 자세는 하나만 있는 것이 아니다. 모든 자세는 유효하다. 나쁜 자세라는 것은 현재의 상황에 적합하지 않은 습관적인 경향일 뿐이다. 어떤 자세든 잠시 취하는 것은 해롭지 않다. 무의식적으로 하루에 수백 번 반복하는 습관화된 행동 방식(자세 습관)이 자세의 문제를 유발하는 것이다. 아이들은 보통 운동장에서 발끝이나 발뒤꿈치로 걷는다. 이것은 습관적인 것이 아니고 의식적으로 행해지는 것이므로 별다른 문제를 유발하지 않는다. 그러나 만일 이런 행동을 습관적으로 하게 된다면 다리나 발에 문제를 초래할 수 있다.

자세를 변화시킨다는 것은 무언가 새로운 것을 배우는 것이 아니다. 오히려 아주 오래된 어떤 것을 재발견하는 것이다. 우리 대부분은 어린아이일 때 아름답고 우아한 자세를 가지고 있었다. 알렉산더 테크닉은 비록 수년 내지 수십 년 동안 잠재되어 있었더라도, 자유롭고 정렬된 자세가 여전히 우리 안에 있다는 것을 재발견하게 한다. 습관을 의식적으로 인식하고, 더 이상 우리에게 유익하지 않은 습관들을 보다 유익하고 자연스러운 새로운 반응 방식으로 대체하기로 의도적으로 선택하는 데 자세 개선의 진정한 의미가 있다.

알렉산더는 말했다.

"알렉산더 테크닉에서 행하는 모든 것은 자연에서 일어나는 일들과 정확히 같다. 다른 점은 그것을 의식적으로 행하는 것을 배운다는 것이다."

❝ 나는 축구를 하다가 입은 허리 부상으로 20년이 넘게 고통을 받았다. 허리에 경련이 일어나 심한 통증을 겪는 경우가 많았다. 침술과 카이로프랙틱도 해보고, 두 개의 추간판을 제거하는 수술도 받았지만, 여전히 만족스럽지 못했다. 그러다가 알렉산더 테크닉 교사를 만나게 되었다. 그는 나에게 바르게 걷고 앉는 법을 가르쳐 주었다. 그는 나의 몸 위에 있는 머리의 무게에 대해 설명해 주었고, 좋은 자세의 중요성, 그리고 자세를 의식적으로 통제하는 방법을 가르쳐 주었다. 내가 시도해 본 치료법 중 알렉산더 테크닉만 한 것이 없었다. ❞

_ 이몬 던피(Eamon Dunphy, 전 아일랜드 축구 국가대표·스포츠 기자)

현재에 존재하기

자기 발전을 위해 가장 먼저 바꾸어야 하는 것은 일상생활을 하는 동안 진정으로 현재에 존재하지 않는 경향이다. 현재의 순간에 깨어 있지 않으면서 어떻게 지금 자기가 무엇을 하고 있는지 의식할 수 있단 말인가?

알렉산더는 지금 이곳에 있지 않는 습관을 '마음의 방황 mind-wandering'이라고 불렀다. 현재에 존재하는 연습을 하게 되면 자세는 반드시 변하게 되어 있다. 아이들은 자신이 지금 하는 일에 완전히 몰입하며, 아름다운 자세를 가지고 있다. 우리도 똑같이 할 수 있다. 하지만 그러려면 약간의 연습이 필요하다.

심리학자이자 영적 교사이며 《지금 여기에 Be Here Now》의 저자인 람

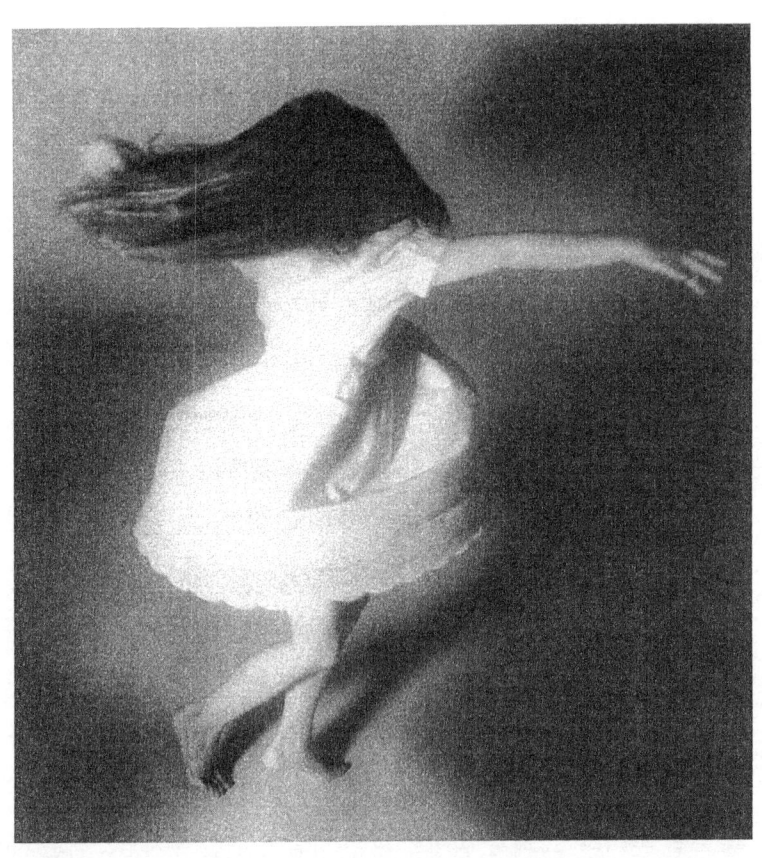

▶사진 50
좋은 자세를 갖는다는 것은 즐겁고, 물 흐르듯 편안하다. 좋은 자세란 균형감, 안정감, 자각, 움직임의 우아함, 자유로운 사고와 정서를 모두 포함한다.

다스는 '누군가가 되기 위한 훈련'에 대해 자주 이야기한다. 그는 이 훈련이 매우 어린 나이에 시작된다고 말한다. 우리는 열린 마음으로, 열린 가슴으로, 자유로운 몸으로 이 세상에 왔다. 아이일 때는 우리의 생각, 행동, 감정이 복잡하지 않고 순수했으며, 무엇을 해야 하고, 말해야 하고, 느껴야 하는지에 대한 개념이 없었다. 그러나 점점 나이가 들면서 우리의 부모님과 선생님은 우리가 특별한 사람으로 자라기를 원하게 되고, 특별한 누군가가 되게 하는 훈련을 시키기 시작한다. 우리는 이미 존재 그 자체로 특별한데, 그들은 우리에게 무엇을 말하고 행해야 하는지 가르친다. 우리는 무엇을 느껴야 하고, 어떻게 우리를 표현해야 하는지 지시받기까지 한다. 이런 훈련은 수년에 걸쳐 이루어지며, 대체로 가족이나 선생님 자신이 자라면서 배운 가치관과 이상에 기반을 두고 있다.

이러한 주입된 사회화 개발 프로그램을 거치면서 우리는 스스로 특별한 누군가가 되기를 원하게 된다. 이때 문제는 우리가 추구하는 '누군가'가 대개 진정한 자아가 아니라는 데 있다. 그것은 다른 누군가의 개념과 이론에 의해 인위적으로 만들어진 것이다. 이러한 인위적인 인성과 함께 인위적인 자세가 찾아온다. 왜냐하면 우리의 자세란 지금까지 우리가 배워 온 고정된 사고 패턴과 잘못된 존재 방식의 집합체이기 때문이다. 하지만 우리는 그것을 알아차리지 못한다. 다만 우리의 일, 우리의 관계, 우리의 삶 전반에 충만함이 없음을 느낄 뿐이다. 그래서 실제로 많은 사람이 취한 부자연스러운 자세는 스스로의 감옥이기도 하다. 우리가 진정 누구인가에 대한 잘못된 생각이 이런 결과를 빚어낸 것이다.

이를 잘 보여 주는 이야기가 있다. 한 남자가 결혼식 때 입을 정장을 맞추러 갔다. 최고의 정장을 원했기에 그는 도시에서 가장 유명한 재단사를 찾아갔다. 재단사의 이름은 줌바크Zumbach였고, 그는 몇 시간을 들여 면밀하게 치수를 재고 또 쟀다. 정장을 만드는 데 몇 주가 걸렸고, 마침내 정장이 완성되었다. 남자는 설레는 마음으로 재단사의 가게에 왔는데, 옷이 전혀 맞지 않았다. 화가 난 그는 줌바크를 불러서 이렇게 말했다.

"이 옷은 뭔가 잘못됐소. 한쪽 소매가 다른 쪽보다 훨씬 짧지 않소!"

"옷에는 이상이 없습니다. 손님이 서는 방식 그대로 만들었으니까요."

줌바크가 대답했다. 그러고는 남자의 오른쪽 어깨를 밀어 내리며 자세를 조정했다.

"이렇게 서면 옷이 완벽하게 맞을 겁니다."

하지만 남자는 여전히 이상하다는 듯 고개를 갸우뚱거렸다.

"목 뒤의 불룩한 부분은 뭐요? 이렇게 비싼 옷에 이런 것이 있으면 안 되지 않소!"

남자가 다시 불만을 터뜨렸지만, 줌바크는 자신의 주장을 되풀이했다.

"손님, 이 옷은 완벽하다고 말씀드렸잖아요. 손님이 취하는 자세 그대로라고 말입니다. 다른 어깨를 올리고 머리를 떨어뜨리면 옷이 딱 맞을 겁니다."

자세를 좀 더 조정하고 난 뒤 남자는 가게를 나왔고, 길을 가는데 한 여자가 그에게 달려와 소리쳤다.

"옷이 정말 아름답군요. 재단사 줌바크가 만든 것이 틀림없군요!"

"어떻게 그걸 아시오?"

남자가 물었다.

"줌바크처럼 특별한 재능이 있는 사람이 아니면 당신처럼 자세가 구부정하고 뒤틀린 사람에게 맞는 옷을 만들 수 없지요."

여자가 대답했다.

이처럼 자세는 어떤 자극에 대한 반응으로, 또는 자신이 처한 상황에 적응하기 위해 삶을 살아가는 과정에서 취하게 되는 모든 행동의 결과물이다. 부끄러움이나 자신감 부족 같은 감정적 요인은 어깨를 구부정하게 하거나 관절을 긴장시킬 수 있으며, 책상이나 운전석에 오래 앉아 있으면 척추가 구부정해질 수 있다.

하지만 나쁜 자세의 원인이 무엇이든 개선될 수 있다. 이러한 자세를 변화시키는 과정을 통해 겉모습의 개선, 허리나 목의 통증 치유, 호흡과 목소리 개선뿐만 아니라 생각하고 느끼고 행동하는 방식까지 분명 개선할 수 있다. 알렉산더 테크닉은 그 모든 것을 가능하게 할 뿐 아니라, 그보다 더 심오한 목적을 지닌다. 자신의 정체라고 생각하는 겉모습을 부수고 진정으로 자신이 누구인지 재발견하도록 돕는 것이 알렉산더 테크닉의 진정한 힘이다.

알렉산더 테크닉은 스스로에 대해 가지고 있던 잘못된 생각이나 과거의 상황으로부터 자신을 자유롭게 해주며, 진정한 자신의 모습을 찾고 자유롭고 창의적인 사람이 되도록 해준다. 자세를 변화시키고자 하는 욕구를 가지는 것은 진정한 자유를 찾는 여정에 발을 들여놓는 것과 같다고 할 수 있다. 이때 명심해야 할 것은 변화는 서서히 일어나므로 절대 조급해하지 말아야 하며, 조급해하면 다시 한 번 자신에 대한 감각을 상실하게 된다는 것이다.

삶을 위한 철학

당신이 자신을 사용하는 방식을 개선하기 위한 노력을 하게 되면 앉고 서고 움직이는 방식을 더 의식하게 될 뿐만 아니라 시각, 청각, 촉각, 미각, 후각, 균형 감각이 향상됨에 따라 주변의 세상에 대해 더 잘 인식할 수 있게 될 것이다. 당신은 행동하기 전에 멈추는 것이 유별난 것이 아니라 자연스럽고 정상적인 것임을 알게 될 것이며, 이러한 습관은 일상생활을 해나가는 데 더 많은 선택을 부여할 것이다. 많은 사람이 알렉산더 테크닉을 통해 자세를 개선하면서 삶에 유용한 철학을 발견하여 활력을 얻었다고 말한다. 《도덕경 Tao Te Ching》에는 이런 말이 있다.

"당신이 누구인지에서 자유로워질 때 당신은 자신이 되고자 하는 존재가 되며, 당신이 가진 것에서 자유로워질 때 당신은 자신에게 필요한 것을 얻게 된다."

목표를 이루려고 애쓰다가 결국 그것을 포기했는데, 아무것도 애쓰지 않자 그 목표가 이루어진 경험이 있는가? 자세도 이와 비슷하다. 자세를 개선하려고 애쓰는 것을 멈추고, 그저 긴장, 습관, 생각을 풀어 주면, 새로운 존재 방식이 저절로 형성된다.

변화는 이처럼 다양한 방면에서 일어난다. 예를 들면, 자신의 일을 항상 싫어하던 사람이 갑자기 자신감을 얻어 그동안 계속 원하던 일을 하게 되는 경우도 있고, 항상 원하던 어떤 일을 하기로 마음먹지만 절대 이루지 못하는 경우도 있다. 자세 개선은 사람들에게 자신감과 자존감을 갖게 해준다.

에크하르트 톨레의 《NOW A New Earth》의 한 부분을 인용해 보겠다.

우리는 인간 존재다. 이는 무엇을 의미하는가?
삶을 산다는 것은 통제의 문제가 아니라
인간과 존재 사이의 균형을 발견하는 것이다.

어머니, 아버지, 남편, 부인, 젊은이, 늙은이, 자신의 역할, 완수해야 할 직무, 그 모든 것이 인간 차원에 속한다.

그것은 모두 나름의 의미가 있고 존중받아야 한다.
그러나 그 자체만으로는 충만한, 진정으로 의미 있는
관계나 삶이 되기에는 충분하지 않다.

인간 자체만으로는 결코 충분하지 않다.
아무리 열심히 노력해도,
자신이 무엇을 성취해도,

그러나 존재가 있다.

의식이 조용히 깨어 있는 상태에서 발견되는 존재

의식은 본질이다.

인간은 형태가 있으며, 존재는 형태가 없다.

인간과 존재는 분리된 것이 아니고 서로 얽혀 있다.

알렉산더 테크닉은 '존재'가 자신이 행하는 모든 것에 작용하도록 해주는 매우 실용적인 방법이다. 이렇게 함으로써 우리는 모든 사람과 모든 것이 실질적으로 존재하는 유일한 장소인 현재라는 마법의 영역으로 들어갈 수 있다. 그렇게 되면 당신은 당신의 존재가 얼마나 특별한지 깨닫게 될 것이고, 당신의 삶을 지배하는 과거에 대한 후회와 미래에 대한 두려움을 방지할 수 있을 것이다.

새로운 존재 상태는 아무런 노력을 하지 않아도 자세에 자연스럽게 반영될 것이다. 자세를 개선하면 육체적 상태나 움직임이 개선될 뿐만 아니라 생기 있고 자유롭고 위대한 존재가 무엇을 의미하는지, 그 진정한 경이로움을 재발견할 수 있다. 당신이 해야 할 것은 자신을 붙잡고 있는 습관을 놓아 버리는 일뿐이며, 그러면 당신은 현재의 순간으로 들어가, 의식적 선택을 통한 자기 발견의 놀라운 여정을 즐길 수 있게 될 것이다.

■ 역자 후기

알렉산더 테크닉은 초월적인 정신세계를 추구하기 위해 고차원적 신념을 요구하지 않으며, 인간의 육체에 숨겨진 신비로운 통로를 열려고 고행하지도 않는다. 단지, 본래 품고 있던 자연스러움을 되찾게 할 뿐이다. 또한 특정 가치관으로 말미암아 자신에게 강요해 오던 것들이 오히려 본성에 대한 오류임을 여실히 알게 한다. 몸의 경험을 통해 정확하게 자기 현실을 직시하게끔 하는 이토록 쉬운 방법도 사실 드물다. 나는 이런 점에 끌리게 되었다.

우리 존재가 삶이라는 경험의 장에 들어와 몸, 마음, 영혼이 분리됨 없이 자신을 바라보며 삶의 의미를 통찰해 가기까지 얼마나 많은 어려움이 뒤따르는가? 우리에게는 언제나 치유의 과정이 필요하며, 자신을 변화시키기 위한 올바른 지침을 곁에 두기를 바란다. 그러나 우리의 삶은 너무도 바쁘고 해야 할 의무들로 가득 차 있어 자신도 모르게 숨을 헐떡이게 된다. 정보화 시대에 쉽게 접하는 성자들의 말씀은 머리로는 이해가 가지만, 오히려 높은 기준을 만들어 논쟁하거나 고상한 장식품이 되기 쉽다. 이렇게 비우지도 채우지도 못하는 어정쩡한 현대인들이 어떻게 하면 지금의 삶을 사랑하고, 있는 그대로 받아들이며, 조금씩이라도 모순으로부터 벗어날 수 있을까?

알렉산더는 이렇게 가르친다. 우선 자신의 머리를 바르게 세워 놓으라고, 그리고 숨을 편히 쉬고, 방황하던 마음을 지금 여기에 내려 놓으라고 그렇게 자신의 온 존재를 몸과 함께 느끼라고 말이다. 그러면 신기하게도 하나씩 저절로 이루어져 간다. 마치 잘못 끼운 단추를 처음부터 다시 끼우는 것과 같다. 어린아이도 할 수 있는 쉽고 단순한 작업을 시작한다. 앉고 일어서고 걷는 동작 속에 이렇게 큰 뜻이 숨겨 들어 있다는 것을 욕심꾸러기들은 발견하지 못한다.

알렉산더 테크닉은 우리의 몸이 진정 모든 것을 알고 있음을, 자신이 경험할 수 있는 가장 가까운 우주임을 확인시켜 준다. 그리고 몸에 대한 자신의 생각이 얼마나 잘못되었는지부터 가르치고 새로운 경험을 선택하게 한다. 그럴수록 철없는 마음의 게임에 빠질 빈틈은 저절로 사라져 간다. 알렉산더 테크닉이 '현대의 선禪'이라 불리는 이유는 이 때문이다.

리처드 브레넌은 명료하고 강렬한 메시지를 통해 2012년 우리의 현주소를 알려 주고 있다. 나는 전율을 느꼈다. 교육계와 의료계가 씻어 내야 할 묵은 때를 낱낱이 서술하는 바람에 부끄러웠다. 우리가 우리 자녀들에게 도대체 무슨 짓을 하고 있던 것인지 당혹스럽기까지 했다. 이 책은 현실에 대한 뼈아픈 충고를 던져 주며, 스스로를 다시 한 번 돌아보게 한다. 자녀의 가정 교육에는 예절 교육이나 사회 질서 교육만 있는 것이 아니며, 자세 교육이 전인성을 형성하는 핵심적인 두뇌 학습이며 신체 훈련임을 망각하고 있었던 것이다. 누구도 어떻게 해야 하는지 알려 준 바 없어, 그저 자신이 잘못 익힌 자세 교육을 답습하려는 부모들의 막막함을 저자는 너무도 잘 알고 있는 듯하다.

누군가 자신을 자제하는 능력이 인류 진화의 열쇠가 될 것이라 했다. 습관을 자제하고 새로운 경험을 선택하는 것이 잠든 뇌를 일깨우는 가장 현실적인 방법이라는 데 신경과학자들은 동의할 것이다. 그렇다면 어떻게 이미 적응되어 버린 스트레스 반응을 통제할 것인가? 이것을 푸는 것이 현대 의학자들의 가장 어려운 숙제다.

우리 아이들의 미래와 현대 문명인들이 나아갈 길은 쌓여 가고 있는 무서운 습관을 새로운 경험으로 전환시키는 '자기의 사용법use of the self'에 달려 있다.

알렉산더 테크닉은 역자에게도 전인치유의 원리와 전인교육의 기초가 무엇인지 명확히 알게 해주었다. 어떻게 중추신경계에 반복적인 스트레스가 가해지고, 1차 호흡 메커니즘(뇌척수액 순환)이 회복되지 못해 2차 호흡 메커니즘(기체 교환)에 영향을 미치며, 중요한 3차 호흡 메커니즘(에너지대사)에까지 악순환이 반복되면서 전신에 다양한 증상이 발현되는지 이해할 수 있었으며, 인체의 신비한 생리 기전과 병리 과정을 이해할 수 있는 실마리와 그 해결책을 알 수 있었다. 나로서는 기존 의학 지식으로는 이해할 수 없었던 몸과 마음의 수수께끼가 풀리는 느낌이다. 진정 감사할 따름이다.

앞으로도 백희숙 선생님과 함께 한국에 알렉산더 테크닉을 보급하기 위해 모든 열정을 쏟을 것이다. 올해 3년간의 지도교사 양성 과정을 마치고 한국 첫 공식 알렉산더 테크닉 교사가 된 고상근, 민금옥, 윤정희, 정용설, 유성순, 신호철, 전경희, 박두이, 홍석 선생님과 함께 이 책의 출판을 자축하고 싶다.

공역자 최현묵

■ 감사의 글

  이 책을 출판하는 데 많은 도움을 준 사람들에게 감사의 인사를 하고 싶다. 제일 먼저, 나의 아내 캐롤라인Caroline에게 매우 깊은 감사를 전한다. 캐롤라인은 원고를 읽고 많은 조언을 해주었으며, 사진 작업과 컴퓨터 작업에 큰 도움이 되어 주었다. 알렉산더 테크닉 교사이며 의사인 미리엄 홀은 귀중한 시간을 할애해 이 책을 여러 번 읽고 흥미로운 의견을 제시해 주었다. 추천의 글을 써준 키런 토빈에게 감사를 드리며, 이 책을 만드는 데 여러 방식으로 도움을 준 알렉산더 테크닉 교사들에게도 감사드리고 싶다. 이 책에 수록된 사진을 찍어 준 브래드 앤더슨Brad Anderson, 모델이 되어 준 시아란 브레넌Ciaran Brennan · 라오이스 브레넌Laoise Brennan · 미하엘라 볼게무트Michaela Wohlgemuth, 사진에 많은 도움을 준 줄리아 브라운Julia Brown, 알렉산더와 진 피셔의 사진을 찾고 필로소퍼 스톤사The Philosophers Stone로부터 사용 허락을 받아 준 폴 쿡Paul Cook과 제러미 챈스Jeremy Chance에게 감사의 인사를 드린다. 계획의 초안을 도와준 수잔 미어스Susan Mears, 마지막까지 수고해 준 편집자 앨리슨 볼러스Alison Bolus, 왓킨스 출판사Watkins Publishing와 이 책을 출판해 준 마이클 만Michael Mann, 페니 스토파Penny Stopa, 제리 골디Jerry Goldie 등 수고를 아끼지 않은 모든 분들께 감사드린다.

■ 부록

만성·재발성 요통에 대한 알렉산더 테크닉 수업, 운동 요법, 마사지 치료법ATEAM의 무작위 적용 실험

이 실험은 2001년 11월부터 2008년 8월까지 영국 보건국NHS과 의료연구원Medical Research Council의 주도로 실시되었다. 이 실험으로 만성 요통 환자에게 알렉산더 테크닉이 장기적인 효과를 주었음이 확실히 밝혀졌다. 579명의 환자를 대상으로 한 이 연구는 사우샘프턴 대학의 폴 리틀Paul Little 교수와 브리스틀 대학의 데비 샤프Debbie Sharp 교수가 주축이 되어 진행되었으며, GP(일반의) 연구진에 의해 반복 실험되었다.

이 실험은 알렉산더 테크닉 수업, 전통 마사지, 유산소 운동 요법의 효과를 평가하는 것이었으며, 환자의 절반은 일반적인 유산소 운동법을 쉬는 기간 동안에도 실행하게 했다.

실험 결과, 공인된 알렉산더 테크닉 교사로부터 개인 교습을 받은 요통 환자에게 장기적 효과가 있음이 밝혀졌다. 이것으로 지난 몇 년간 이 기술에 대한 의료계의 이해와 허용도가 상당히 높아졌고, 많은 의료인이 자신의 환자에게 알렉산더 테크닉을 권고하고 있다.

실험자의 소감

1990년에 경추 디스크 상해를 입은 이후 지속적으로 척추에 문제가 생겼다. 2002년에는 기계적 경부 통증과 요통에 시달렸고, 팔로 전달되는 반사 능력이 현격히 떨어지고 신경통이 자주 발생했다. 네 명의 신경외과 전문의로부터 치료를 받았는데, 그들 모두 수술을 권했다. 나는 '복합부위 통증 증후군complex regional pain syndrome'으로 오른팔을 거의 쓸 수 없었으며, 참을 수 없는 통증으로 목도 전혀 움직일 수 없었다.

알렉산더 테크닉 수업을 15회 정도 받으면서 몸이 상당히 좋아지는 것을 느낄 수 있었다. 이후 4년 동안 정기적으로 수업을 받았다. 2003년에는 목과 팔의 통증이 모두 사라졌다. 훌륭한 알렉산더 테크닉 교사에게 수업을 받게 된 것은 나의 삶을 다시 발견하는 계기가 되었다. 이렇게 단순한 원리를 적용한 것만으로 나의 오래된 통증을 없앨 수 있었다는 것이 무척 놀랍다.

알렉산더 테크닉은 근육의 긴장을 완화시키며, 정상적인 운동 시스템에 가해지는 압박을 경감시킨다. 1차 보건 의료 차원에서 교육이 된다면 보다 경제적일 것이다. 이런 실험 결과에 대단히 만족한다.

— 닉 만 Nick Mann, GP

실험에 대한 자세한 내용은 〈영국 의학 저널〉 웹사이트를 참고하라.
www.bmj.com/content/337/bmj.a884.full

■ **용어의 이해**

감각인식오류 faulty sensory appreciation
똑바로 서 있다고 느끼지만 사실은 뒤로 기울어져 있는 것처럼 자신이 하고 있는 것에 대해 전혀 다르게 지각하는 것.

공포 반사 fear reflex
두려움에 의해 자극되어 나타나는 신체적 반응에 대한 알렉산더의 표현. 어떤 두려움은 과도한 근육 긴장을 유발한다. 이것이 자주 발생하면 습관으로 발전하게 된다. 목을 과도하게 수축시켜 머리가 뒤로 젖혀지면서 척추를 누르게 되어 목과 척추의 문제를 야기하는 것이 좋은 예다.

긴장 tension
불필요한 근육 활동. 어느 정도는 필요하지만, 너무 많으면 건강한 삶에 방해가 된다.

마음의 방황 mind-wandering
현재의 순간에서 떠나 생각이 돌아다니고 있는 상태. 주의 산만한 상태.

목적의식 end-gaining
지나치게 목적에 집착하는 것. 달성하려는 목적을 이루는 진행 과정을 생각하지 않고 목적만을 생각하는 것.

사용 use
자세를 만드는 것보다 더 넓은 의미로, 육체적·정신적·감정적인 모든 활동을 이루어 내는 방법을 말한다.

습관 / 습관적 행동 habit / habitual action
스스로 통제하기 어려운 행동이나 생각으로, 우리가 의식하지 못하는 사이에 이루어진다.

심리-육체 통일성 psycho-physical unity
마음과 감정 그리고 육체는 하나다. 그것들은 분리된 것이 아니며, 자신 안에 서로 다른 단면을 이루고 있을 뿐이다.

운동감각 kinesthetic sense
자신의 몸이 공간상에 어떻게 존재하고 있는지를 알려 주는 감각. 근육의 운동 상태와 진행하고 있는 움직임을 느낀다.

의식적 조절 conscious control
알렉산더 테크닉을 배우고 적용하는 주된 목표. 습관적이고 고정적인 반응이 아닌, 알아차림과 자유로운 선택을 통해 자신의 행위에 대해 명료한 선택을 할 수 있도록 존재하고 있는 상태.

자세 posture
자신을 사용하는 방식. 육체적인 것뿐만 아니라 정신적이고 감정적인 측면도 포함한다.

자신 self
인간 존재 전체. 육체적 · 정신적 · 감정적 · 영적인 모든 측면을 포함하며, 전체로서의 분리됨 없는 하나를 말한다.

자유로운 선택 free choice
무의식적인 습관을 자각함으로써 습관적 반응에 대해 다른 선택을 하는 것.

자제심 inhibition
습관을 삼가고, 다른 반응을 선택하는 것.

중추 컨트롤 primary control
머리와 목 그리고 다른 모든 신체 부위와의 역동적 관계. 동작과 자세 협응에 도움을 준다.

지시어 direction
자신의 마음이 몸에게 주는 정신적 명령.

진행 과정 means whereby
자제심, 지시어와 함께 자신이 하고 있는 행동에 주의를 기울이는 것. 자신의 행동이 어떻게 진행되는지 계속 지켜보는 것.

활동 중의 생각 thinking in activity
어떤 행동을 취하든지 자제심과 지시어를 사용한다.

현재에 존재하기 / 깨어 있기 being present / attentive
마음이 과거나 미래로 떠돌지 않고 오직 현재의 순간에 존재하며, 자신의 행동에 주의 집중하고 있는 상태.

■ 참고문헌

알렉산더 테크닉을 이해하는 기본서

Brennan, Richard, *The Alexander Technique Manual*, Little Brown, 1996
Brennan, Richard, *The Alexander Technique Workbook*, Anova, 2011
Brennan, Richard, *The Alexander Technique – New Perspectives*, Chrysalis Books, 2001
Brennan, Richard, *Mind and Body Stress Relief with the Alexander Technique*, Thorsons, 1996
Chance, Jeremy, *The Alexander Technique*, Thorsons, 1998
Gelb, Michael, *Body Learning*, Aurum Press, 1981
Nicholls, Carolyn, *Body, Breath and Being*, D & B Publishing, 2008
Park, Glen, *The Art of Changing*, Ashgrove Press, 1989
Stevens, Chris, *The Alexander Technique*, Optima, 1987

알렉산더 테크닉에 관한 심화서

Barlow, Marjorie, *An Examined Life*, Mornum Time Press, 2002
Barlow, Wilfred, *The Alexander Principle*, Gollancz, 1973
Carrington, Walter, *Thinking Aloud*, Mornum Time Press, 1994
Conable, Barbara and William, *How to Learn the Alexander Technique*, Andover Press, 1991
Heirich, Jane, *Voice and the Alexander Technique*, Mornum Time Press, 2004
Macdonald, Patrick, *The Alexander Technique as I See It*, Sussex Academic Press, 1989
Maisel, Edward, *The Resurrection of the Body*, Shambala, 1969
Pierce Jones, Frank, *Body Awareness in Action/The Freedom to Change*, Shocken Books, 1976
Vineyard, Missy, *How You Stand, How You Move, How You Live*, Morlowe and Company, 2007

Westfeldt, Lulie, *F. Matthias Alexander: The Man and his Work*, Centerline Press, 1964

F. M. 알렉산더의 저서

The Use of the Self, Gollancz, 1985
The Universal Constant in Living, Centerline Press, 1986
Man's Supreme Inheritance, Centerline Press, 1988
Constructive Conscious Control of the Individual, Gollancz, 1987

그 밖의 관련 도서

Bacci, Ingrid, *The Art of Effortless Living*, Perigee Books, 2002
Bacci, Ingrid, *Effortless Pain Relief*, Simon & Schuster, 2005
Doidge, Norman, *The Brain that Changes Itself*, Penguin Books, 2007
Herrigel, Eugen, *Zen in the Art of Archery*, Arkana, 1953
Liedloff, Jean, *The Continuum Concept*, Penguin Books, 1975
Tolle, Eckhart, *A New Earth*, Penguin Books, 2005

■ 알렉산더 테크닉 관련 사이트

- 리처드 브레넌 웹사이트
  www.alexander.ie
  www.alexandertechniqueireland.com

- 경사 방석, 경사 조절 의자에 관한 자세한 정보
  www.alexander.ie/shop.html

- 알렉산더 테크닉적 관점에서 디자인한 신발에 관한 자세한 정보
  www.vivobarefoot.com
  www.terraplana.com/vivobarefoot_benefits.php

- 〈디렉션 저널(Direction Journal)〉 웹사이트
  – 알렉산더 테크닉 교사와 학생들을 위한 기사와 정보를 실은 잡지. 웹사이트에 방문하면 무료 오디오, 기사, 척추 문제에 관한 인터뷰 등을 이용할 수 있다.
  www.directionjournal.com

- 영국 알렉산더 테크닉 협회(STAT) 웹사이트
  – 알렉산더 테크닉 최초의 협회이며 가장 오래된 협회다. 영국과 아일랜드 지역은 물론이고 기타 나라의 교사 리스트를 볼 수 있다.
  www.stat.org.uk

- 남아프리카 알렉산더 테크닉 협회(SASTAT)
  www.alexandertechnique.org.za

- 네덜란드 알렉산더 테크닉 협회(NeVLAT)
  www.alexandertechniek.nl

- 노르웨이 알렉산더 테크닉 협회(NFLAT)
  www.alexanderteknikk.no

- 뉴질랜드 알렉산더 테크닉 협회(ATTSNZ)
  www.alexandertechnique.org.nz

- 덴마크 알렉산더 테크닉 협회(DELAT)
  www.dflat.dk

- 독일 알렉산더 테크닉 협회(ATVD)
  www.alexander-technik.org

- 미국 알렉산더 테크닉 협회(AmSAT)
  www.alexandertech.org

- 벨기에 알렉산더 테크닉 협회(AEFMAT)
  www.fmalexandertech.be

- 브라질 알렉산더 테크닉 협회(ABTA)
  www.abtalexander.com.br

- 스위스 알렉산더 테크닉 협회(SVLAT/ASPTA)
  www.alexandertechnik.ch

- 스페인 알렉산더 테크닉 협회(APTAE)
  www.aptae.net

- 아일랜드 알렉산더 테크닉 협회(ISATT)
  www.isatt.ie
  www.stat.org.uk

- 오스트레일리아 알렉산더 테크닉 협회(AuSTAT)
  www.austat.org.au

- 이스라엘 알렉산더 테크닉 협회
  www.alexander.org.il

- 캐나다 알렉산더 테크닉 협회(CanSTAT)
  www.canstat.ca

- 프랑스 알렉산더 테크닉 협회(APTA)
  www.techniquealexander.info

- 핀란드 알렉산더 테크닉 협회(FINSTAT)
  www.finstat.fi

- 기타 관련 웹사이트
  www.alexandertechnique.org
  www.alexandertechnique.com
  www.ati-net.com
  www.atcongress.com
  www.alexandertechniqueworldwide.com
  www.mouritz.co.uk
  www.mtpress.com
  www.alexanderbooks.co.uk
  www.bodymap.org
  www.posturepage.com
  www.davidreedmedia.co.uk

*알렉산더 테크닉 강좌 안내

- *개인교습 주 1~2회(60분), 맞춤식 집중 교육, 개인 문제점 해결
- *1일 세미나 1일 8시간, 알렉산더 테크닉의 기초적 이해와 체험
- *7주 워크숍 주 1회, 2시간 30분, 실기와 이론, 핵심 원리 이해
- *기업 연수 업무 능력 향상, 스트레스 관리, 사무 환경과 인체 공학
- *지도자 과정 3년(1,600시간), 교사 양성, 유망 전문직
- *교육 내용
  - 자세, 동작 : 호흡, 눕기, 앉기, 서기, 걷기, 전문 동작
  - 의식 훈련 : 말하기, 바라보기, 집중하기, 관찰하기, 깨어 있기
  - 자기 관리 : 통증, 습관, 목소리, 학업, 건강 관리

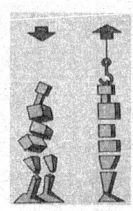

Change your posture
Change your life

*알렉산더 테크닉 AT 엣지(경사 방석)

골반과 척추의 비틀림을 예방하고 척추의 정상적인 만곡을 만들어 주어 앉은 자세를 편안하게 유지해 줍니다.

이용 용도: 바닥에서의 가부좌 자세, 책받침, 사무실 의자, 학교 의자, 자동차 의자, 누웠을 때 허리 받침(누웠을 때는 두 개를 맞대어 허리 밑에 받치면 도움이 됩니다.)

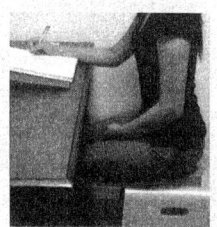 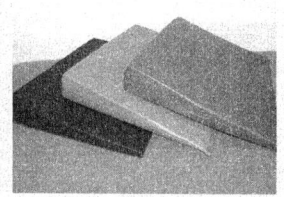

*가격: 25,000원(택배비 포함)
*주문처: 010-8301-9071(담당: 김선희)

Korean Alexander Technique Association
한국 알렉산더 테크닉 협회
서울 3호선 대청역 3번 출구 대표전화:010-6713-0092